「粗食」のきほん

~ごはんと味噌汁だけ、あればいい~

佐藤初女
幕内秀夫
冨田ただすけ

ブックマン社

この本ができるまで ——編集部より

今朝、あなたは何を食べましたか。お昼はどうでしょう。夜は何を食べる予定ですか。

日本の食文化は世界一豊かであると言われています。海に囲まれ、山々に恵まれ、山からは栄養豊富な水が川となって日本の大地を縦横無尽に流れます。その豊かな自然が育む魚や野菜、おいしい水、米。また、四季が生み出すさらなる自然の恵みは、日本を世界一の食材の宝庫にしています。

しかし、私たち日本人は、普段、どのような食事をしているでしょうか。日本人の食の欧米化が問題視されてからもう数十年が経ちます。しかし、未だに日本人の米離れは改善せず、それどころか、事態は悪化の一途をたどっています。もう、今となっては「日本人のふつうの食事」というものが、一体どんなものだったのかさえ、知らない若い人もいるかもしれません。

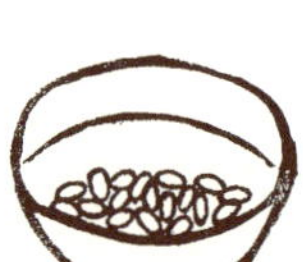

さらに巷のテレビや雑誌、本、インターネットなどには、根拠の定かでないあやしい食の情報が溢れています。「何を食べれば病気にならないか」「これを食べれば美しくなれる」「長生きする食事」、また、糖質制限食やマクロビオティックなどの「極端に偏った食事」「商業主義に踊らされた食材」などの情報によって、我々日本人が蝕まれているといっても過言ではありません。

そんな病的な日本を尻目に、ふと世界を見渡せば、各国で日本食のレストランが開店し評判となるほど、空前の日本食ブームが起こっています。日本食の調理ができる人材は世界各国で引っ張りだこになっているのです。

なぜ、こんなにも日本食がブームとなっているのか。その理由は、「素材の味を生かした日本の食事は味が繊細でおいしい」「日本食に通じているとおしゃれだ」「日本食レストランのサービスが良い」などが挙げられるのですが、実はそんなことよりも日本食の「ヘルシー」さが、この世界的ブームの根幹を支えています。

病気にならないため、美しくなるため、長生きするために、世界は日本食を支持しているのです。

しかし、肝心の日本人は、商業主義に侵された食の情報に目を奪われて、本当に大切なことを見失っています。

「日本人が昔から食べていたふつうの食事をすれば、心身ともに健やかでいられる」ということが、忘れさられているのです。

では、「日本人のふつうの食事」とは何なのか。日本人がずっと昔から食してきたものは何か。日本の食事の原点である「粗食」、その「きほん」はどこにあるのか。それを突きつめた結果、「粗食のきほん」、それは「ごはんと味噌汁」にあると考え、本書を企画するに至りました。

まず、第1章〜第3章では、『粗食のすすめ』の著者であり、昔ながらの日本の食事である「粗食」を提唱する幕内秀夫氏と、「食は命」を信条に、心に苦しみを抱えて訪ねてきた人たちに心を込めた食事をふるまい、悩みを分かち合う活動をされている佐藤初女さんに対談をお願いしました。

そして、第4章では、若者を中心に幅広い層に人気の和食料理サイト『白ごはん.com』を主宰され、若手料理研究家として注目されている冨田ただすけ氏に、旬の食材を使ったごはんや季節のお味噌汁のレシピを考案していただきました。

私たち編集部がこの本で伝えたかったのは、「私たち日本人には、昔ながらのシンプルな日本の食事が一番合っている。そして、なんら特別なことはしなくても、丁寧に作られたごはんと味噌汁を食しているだけで、健康な心と体を手に入れることができる」ということ。

ごはんも味噌汁も、日本人が本能で選び取ってきた食事です。日本人の心と体にとって必要なものを十分にとれる食事が、ごはんと味噌汁の組み合わせなのです。

日本人が、豊かな心と健康な体を保ち続けるために、健やかないのちを育むために、本当に大切な物は何なのか。この本を道しるべにして考えていただければ幸いです。

平成25年秋　編集部

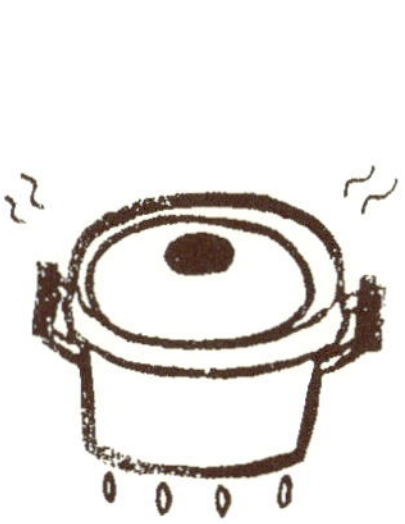

粗食のきほん●目次

この本ができるまで――編集部より……2
著者紹介　幕内秀夫　佐藤初女　冨田ただすけ……10

第1章　ごはんのお話……13

1 ごはんがおいしい。それだけで日本人は満足できます……14
2 「面倒くさい」を口にすると、すべてが壊れてしまいます……24
3 お米にも命がありますから、研《と》がずにやさしく洗います……28
4 お米が炊き上がろうとする力を助けてあげる気持ちで……31
5 お米一粒一粒が呼吸できるように、やさしくむすびます……36
6 おいしいと感じるところが、あなたにとっての塩加減です……39
7 手間をかけた梅干しは、滋味、健康、自然の恵みをくれます……44
8 黒豆おこわのレシピは、出会いの中で頂戴しました……49

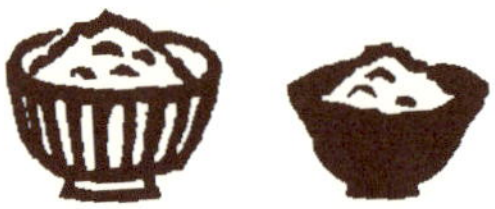

第2章　味噌汁のお話……57
1　手作りお味噌は難しくありません。挑戦してみてはいかが?……58
2　海にいたときのように膨らんだら、ちょうどよいおだしです……64
3　ごはん、味噌汁、常備菜。心と体に良い食事は難しくない……70
4　食材の持ち味を生かすコツは、おいしいお料理作りに大切です……76
第3章　食べることは生きること……81
1　マクロビは大っきらい。お料理に心が入っていないから……82
2　赤ちゃんと小さな子どもは、おいしいものを知っています……88
3　作る姿を見せ、手伝わせ、食べさせて教える「食は命」……93
4　私たちを生かしてくれる食材に、感謝の気持ちを持って作る……99
5　若い人が変わってきています。休んでなんていられません……105
6　食べたいものを食べ、食を基本に生活すると元気でいられるの……110
7　「食」は本当に大切なことを気付かせてくれます……116

第4章　料理編……121

春のごはん……122

❶筍《たけのこ》ごはん　❷鯛めし　❸豆ごはん　❹桜えび入り
豆ごはん　❺蛤《はまぐり》ごはん　❻春の菜飯《なめし》
❼春のかやくごはん　❽めかぶごはん　❾貝柱ごはん
①海苔の佃煮　②ふきのとう味噌　③あさりの佃煮

春の味噌汁……134

❶あさりとスナップえんどうの味噌汁
❷春キャベツ、豆腐、油揚げの味噌汁
❸クレソンと厚揚げの味噌汁
❹わらびと油揚げの味噌汁
❺新じゃがと根三つ葉の味噌汁
❻かぶ、三つ葉、油揚げの味噌汁
❼菜の花と板麩《いたぶ》の味噌汁　❽沢《さわ》煮《に》椀風味噌汁
❾筍《たけのこ》の姫皮《ひめかわ》の味噌汁　❿新たまねぎと
スナップえんどうの味噌汁　⓫空豆と新ごぼうの味噌汁
⓬芽キャベツと溶き卵の味噌汁

夏のごはん……146

❶枝豆ごはん　❷とうもろこしごはん
❸青しそごはん　❹みょうがの炊き込みごはん
❺鮎《あゆ》ごはん　❻夏のかやくごはん
❼鰯《いわし》のかば焼き丼　❽鯵《あじ》の干物ごはん
❾ちりめんじゃこと梅の混ぜごはん　❿新生姜ごはん
⓫夏の薬味たっぷり納豆丼　①焼き味噌

夏の味噌汁……158

❶なすと新ごぼうの味噌汁
❷豆腐、わかめ、みょうがのせん切りの味噌汁
❸ゴーヤ、豆もやし、厚揚げの味噌汁
❹モロヘイヤ、豆腐、オクラの味噌汁
❺ズッキーニと溶き卵の味噌汁　❻焼きなすの味噌汁
❼アスパラと新ごぼうの味噌汁
❽かぼちゃと甘長《あまなが》唐辛子の味噌汁
❾モロッコいんげんと溶き卵の味噌汁
❿そうめんと夏の薬味野菜の味噌汁
⓫もずくの味噌汁　⓬鰯《いわし》のつみれの味噌汁

秋のごはん……170

❶舞茸《まいたけ》ごはん　❷栗ごはん　❸銀杏《ぎんなん》ごはん
❹落花生ごはん　❺むかごごはん　❻秋のかやくごはん
❼秋刀魚《さんま》ごはん　❽松茸ごはん　❾なめこおろし丼
❿鮭と銀杏《ぎんなん》の炊き込みごはん
①なめたけ　②昆布の佃煮

秋の味噌汁……182

❶なめこと豆腐の味噌汁
❷きのこづくしの味噌汁
❸みょうがと蓮根の味噌汁
❹鶏だんごと小松菜の味噌汁
❺長芋と白ねぎの味噌汁
❻具だくさん豚汁
❼大根、小松菜、油揚げの味噌汁
❽カワハギの味噌汁
❾里芋の味噌汁　❿鯖《さば》のあら汁
⓫山芋だんごの味噌汁
⓬かぼちゃのほうとう風味噌汁

冬のごはん……194

❶さつまいもごはん　❷ねぎごはん　❸冬の菜飯《なめし》
❹ゆり根ごはん　❺冬のかやくごはん　❻ひじきごはん
❼鶏ごぼう飯　❽里芋ごはん　❾牡蠣《かき》ごはん
❿切干大根ごはん　⓫麦とろごはん
⓬せりと油揚げの混ぜごはん

冬の味噌汁……206

❶かぶと厚揚げの味噌汁　❷白菜と厚揚げの味噌汁
❸大根と油揚げの味噌汁　❹かぶと春菊の味噌汁
❺よもぎ麩、大根、京人参の味噌汁
❻せり、わかめ、油揚げの味噌汁　❼豆腐、ほうれん草、
椎茸の味噌汁　❽ほうれん草と落とし卵の味噌汁
❾鮭の粕汁《かすじる》　❿焼き餅と椎茸、ほうれん草の味噌汁
⓫牡蠣《かき》とごぼうの味噌汁　⓬しじみの味噌汁

本書で使用している4種類のだしのレシピ……218
初女さんのこだわり……220
青い鳥は身近にいる――あとがき……222

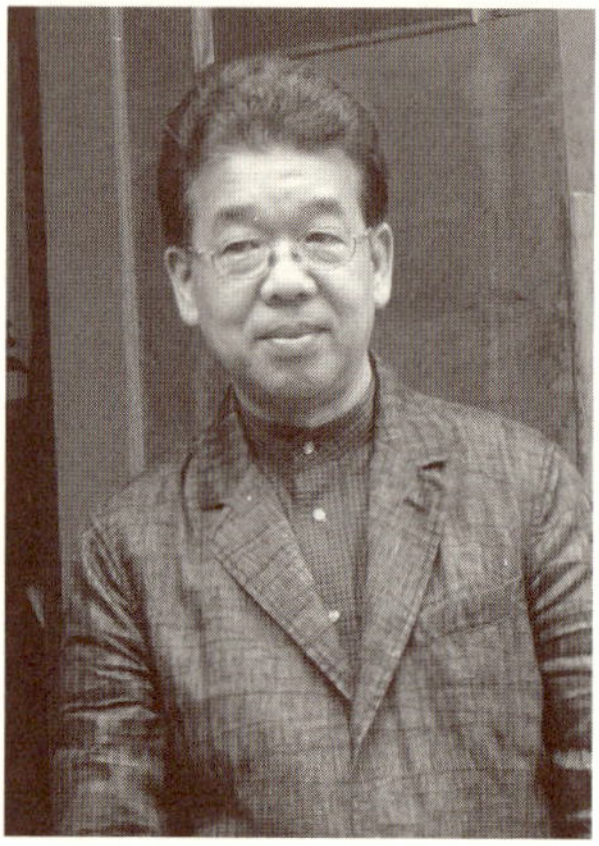

幕内秀夫（まくうちひでお）

フーズ&ヘルス研究所代表、
学校給食と子どもの健康を
考える会主宰

1953年茨城県土浦市生まれ。東京農業大学栄養学科卒業。管理栄養士。専門学校で栄養教育に携わるが、欧米へ右へならえの教育に疑問をもち退職。

日本列島を歩いての縦断や横断を重ねた末に「FOODは風土」を提唱。山梨県の長寿村棡《ゆずり》原《はら》を知り、伝統食と健康に関わる研究を行う。帯津三敬病院において、約20年にわたり食事相談を担当。現在は、フーズ&ヘルス研究所代表、学校給食と子どもの健康を考える会代表を務め、「学校給食の週5日完全米飯化」を目指して全国各地で講演会を行う傍ら、プロスポーツ選手の個人指導、社員食堂の改革、保育園、幼稚園の給食改善のアドバイスなどを続けている。

『粗食のすすめ』（新潮文庫）、『じょうぶな子どもを作る基本食』（講談社）、『変な給食』（ブックマン社）、『子どもが野菜嫌いで何が悪い!』（バジリコ）、『東海道五十三次「食」ウォーキング』（講談社プラスアルファ新書）『「粗食」で10歳若返る』（三笠書房）など多数の著書がある。

1921年青森県青森市生まれ。小学校教員を経て、1979年に弘前染色工房を主宰。教会やガールスカウト、老人ホーム訪問などでの奉仕活動を続ける中で、1983年に弘前の自宅を開放し「弘前イスキア」を開設。1992年には「大自然の中に、心病める人の憩いの場をつくりたい」という思いから、岩木山麓に「森のイスキア」を開き、救いを求めてイスキアを訪ねてくる人々に、手作りの食事と宿泊施設を提供し寄り添う活動を続ける。

その長年の活動は、1995年に龍村仁監督のドキュメンタリー映画、『地球交響曲〈ガイアシンフォニー〉第二番』で、ダライ・ラマと共に紹介され、多くの人々に感動を与えた。日本善行会賞、ミキ女性大賞、ソロプチミスト女性ボランティア賞、弘前市シルバー卍賞、第48回東奥賞受賞。

現在もイスキアでの活動を続けながら、食と命をテーマに国内外で講演活動やおむすび講習会を行い、多忙な毎日を送っている。『おむすびの祈り』『いのちの森の台所』(集英社文庫)など著書多数。

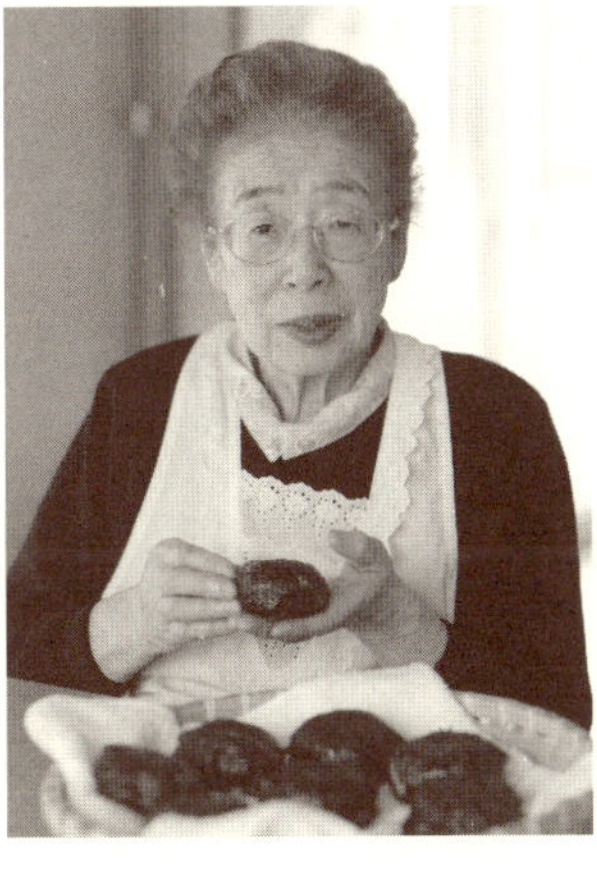

佐藤初女(さとうはつめ)

森のイスキア主宰

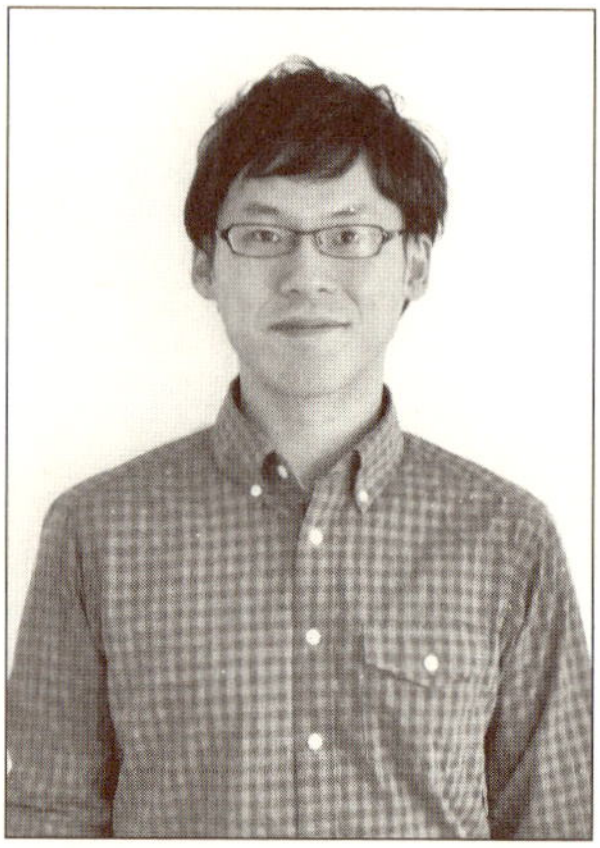

冨田ただすけ（とみたただすけ）

料理研究家

１９８０年山口県下関市生まれ。愛知県在住。名古屋の南山大学卒業後、中食の食品メーカー「ロック・フィールド」に就職。その後、大阪阿部野の辻調理師専門学校に入り勉強後、茶懐石も扱う名古屋の日本料理店『金毘羅』（現在は閉店）で修業。次に食品加工メーカー「寿がきや食品」に入社し研究開発の職に従事。加工食品でできる限り安全でおいしいものを食卓に届ける仕事に情熱を傾ける。

　食品開発の仕事を続けながら、〝いちばん丁寧な和食レシピサイト〟を目指すＨＰ『白ごはん・ｃｏｍ』を立ち上げ、Ａｌｌ Ａｂｏｕｔの『シンプル和食レシピ』のガイドを務める。２０１０年に『白ごはん・ｃｏｍ』（バジリコ）を上梓。「体にしみ込んで、記憶に残る温かい料理」こそ、忙しい中でも家族のために作ってほしいと、「料理を伝える」活動を広げ、２０１３年に料理研究家として独立。２０１３年５月より週刊誌『ＡＥＲＡ』にて「しあわせの白ごはん」の連載開始。名古屋を中心に、不定期で〝だし取り〟〝鍋炊きご飯〟などのワークショップも行う。

第1章 ごはんのお話

1　ごはんがおいしい。それだけで日本人は満足できます――

幕内　佐藤初女《はつめ》さん、お久しぶりです。僕は初女さんとは、もう十年以上のお付き合いになりますね。今日は久しぶりに、〈弘前《ひろさき》イスキア〉にお伺いできて嬉しく思っています。

弘前駅からタクシーで林檎畑の中を通り、どんどん森が深くなり、一時間弱でしょうか。岩木山《いわきやま》の麓まで来ると、まったく都会とは空気が違いますね。

初女　遠くからわざわざありがとうございます。何もないけど、お昼ごはんを用意しました。どうぞ、食べながらお話ししましょう。

幕内　ありがとうございます。遠慮なくいただきます。

前回、イスキアにお邪魔したときは、周りにはたくさんのトウモロコシが実っていたので、夏だったと思います。たくさんの方が宿泊していました。若い女性も多かった。イスキアというのは、イタリアの小さな火山島の名前から由来していると、そのときにお話を伺いました。

初女　そうなの。ナポリにある逸話なの。一人の青年があるとき生きる気力を失って、たどり着いたのがイスキアという美しくて静寂な島だった。その島で、青年は癒され、生きる活力を取り戻したというの。そこから名前をもらいました。これは偶然あとから知ったのだけど、そのナポリのイスキアと、ここ弘前はほとんど緯度が一緒なんですって。

幕内　それは不思議なお話ですね。確かにここは、森の匂いと静寂に包まれて、癒しの効果は抜群ですね。おとぎの国を訪れたような気分になる。

初女　この弘前イスキアには、全国から女性がたくさんいらっしゃいます。さまざまな悩みを抱えた女性がね。家族のことや、将来のことに悩んで、死にたいほど辛くなってイスキアのドアを叩く人もいるの。私は特別なことは何もしない。ごはんを作って、一緒に食べて、お話を聞くだけです。それだけなのだけど、ここを帰られるときには皆さん、「胸のつかえがすーっとおりました」と言ってくれるの。

幕内　僕は初女さんがいつも仰る、「特別なことは何もしない」という言葉が大好きです。「ただ、ふつうに食事をするだけで、元気になる方がたくさんいるんですよ」というお話です。「食」をめぐって、この国は、ふつうがふつうではなくなっている方が増えているんだと、最近あらためて感じるのです。僕のところにも、食に関する悩みの相談が日々あります。その大半が、若い女性です。自分が何を食べていいのか、もしくは、自分の子どもに何を食べさせていいのか、わからなくなっているんです。ダイエットや過度の健康食信仰、また、子どもだったときの母親との関係性の問題から、「当たり前」に、「ふつう」に食べるということがわからなくなっている女性が多い。真面目な女性ほど、考えすぎてしまう傾向にありますね。

初女　そうなの。「おいしい」って感じることが一番の栄養になるんだけど、栄養価のことばかり考えてしまって、肝心の「おいしい」という気持ちを忘れている人が多いんです。その気持ちを、ここで取り戻してもらうの。

幕内　僕は、「学校給食と子どもの健康を考える会」を主宰して十四年になります。この講演会でも毎回話をしますが、平成十七年に「食育基本法」という食生活に関する法律が制定されました。子どもたちに、わが国の正しい食の知識と望ましい食習慣をつけさせるというもので、国は多額の予算をこのキャンペーンに使いました。その法律も影響して、さまざまなメディアが、「食生活」に関する情報を以前にも増して世の中に溢れさせました。僕はこの、国を挙げての「食育キャンペーン」が、日本人から「ふつう」「当たり前」という感覚を奪ったと思っています。一番その感覚を奪われているのが学校給食です。たとえば、ポテトチップスやドーナツを給食の献立に出す小学校が増えています。そうした学校の栄養士さんは必ず、「手作りのポテチとドーナツ」で食育を実践しています、と仰る。手作りだから安心で、愛情もこもっていますと。だけど、日本のふつうの食卓に、おかずとしてポテチは出ません。

初女　難しく考えすぎてしまう人が確かに多いようね。

幕内　そうなんです。次々と出てくる目新しい情報に心を奪われて、「きほん」を忘れているんです。そこで、「ふつうの食事とは何か？」を、あらためて初女さんにお伺いしたいと思います。

食事をする際、日本人は、「ごはんだよ」「ごはんができたわよ」と周りに声をかけますね。そのお母さんの一声で、家族が食卓に集まるのが日本の原風景です。このような言葉が使われ始めたのは、庶民がある程度、「米」で空腹を満たせられるようになった江戸時代頃からと言われています。食事をするということは、イコール、〝ごはん〟を食べることだったのです。

初女　昔は朝、昼、晩と、どこの家でもごはんを炊いていたから。

幕内　現在の食生活は「欧米化」されたと言います。確かに、日本人が食べるものの中に、肉や牛乳、乳製品などが増えています。しかし、現在の食生活の最大の問題は、「日本人が主食のごはんをきちんと食べなくなった」ことです。私のところに食事相談にくる一人暮らしの女性に聞くと、「朝はヨーグルト、昼はコンビニのサンドイッチ、夜は自宅でパスタを作る」という人がたくさんいます。ごはんを炊いて食べるのは、月に数回しかない。僕はせめて、コンビニのおむすびでもいいから、もう少しお米を食べなさいと最低限のアドバイスをしていく。

そうした女性が、もしこの弘前イスキアを訪れて、初女さんの作るおいしいごはん、あるいは、おむすびを食べたなら、「私、今まで何をしていたんだろう」と瞬間的に何かに気付く人も多いんじゃないでしょうか。初女さんは、何よりもごはんがおいしいことが大切だと、ずっと言い続けておられます。僕の何十年も前から。

初女　ごはんは私たちに不思議なほどの力を与えてくれますね。私はごはんを食べると頭が働きますし、元気が出てくる。そう感じたことのある方はたくさんいるでしょう。

日本人の食生活の欧米化が進んでパン食の人が増えているようだけど、日本人の体に一番合うのは、ごはんを中心にして、季節の野菜や魚などをいただく食事。それが日本人の食の基本だと思いますよ。中でも、やはり一番大切なのはごはん。どんなにおいしい副菜が、卓袱《ちゃぶ》台《だい》に所狭しと並んでいても、ごはんがおいしく炊けてなければ、そのときの食事はおいしくない。でもね、ごはんさえおいしければ、十分に満足してもらえる。だって幕内さん、この国はもともと、「瑞穂《みずほ》の国」と呼ばれていたのよ。

幕内　瑞穂というのはいい言葉ですよね。瑞々《みずみず》しい稲穂が育つ国、という意味の遥か昔から伝わる言葉です。日本には、「瑞穂」「みずほ」と付く地名が全国にありますからね。そういう文化を伝えるのが本当の食育じゃないのかな、と僕は思うんですが。

日本では旅館に宿泊したとき、たくさんの料理が出てきますね。お刺身、煮物、焼き物、揚げ物と豪勢な皿が出たあとで、たいていは、白いごはんと味噌汁、漬け物でしめる。全国どこに出かけても、白いごはんを用意していない日本旅館はないはずです。どんなに刺身や天ぷらが旨かろうが、最後のごはんがまずいとがっかりしてしまいます。まるで、紅白歌合戦でプロの歌に聞き惚れていたのに、最後（トリ）に、カラオケが大好きなおじさんの歌を聞かされているようなものだと思うことがあります。

初女　ふふふ。それはそうね。それに、ごはんは一番私たちの力のもとになるのと同時に、一番やさしい食べ物でもあると思うの。私の古い知り合いで、胃に負担をかけたくないからと、パン食で通した方がいました。確かにパンの方が、すっと消化しそうだものね。でも、七十歳を過ぎて体力が落ち、ある日お医者様から「ごはんを食べなさい」と言われたそう。イスキアにはがんの患者さんや、重い病気を患った方も来られる。それぞれの方の体の状況をみながらだけど、私はたいていふつうのお食事を出します。よほどのことがないかぎり、お粥とかにはしないの。苦しいときほど、ふつうに炊いたごはんが一番、私たちの力となると思っているから。

幕内　なるほど。私も、今まで多くの本で書いてきたことですが、食事相談を受けてきた乳がんの女性の、およそ八割の人が朝食にごはんではなくて、パンを食べていたという事実があります。残念ながら、まだその理由は医学的に解明されていませんが、これは事実なんです。パン食はバターやマーガリンを塗ったり、副食がヨーグルトになったりと、どうしてもごはん食よりも油脂類が増えてしまう。それが病気の要因のひとつになったのではと考えます。

初女　もう、大変昔のことだけど、私が息子を妊娠した当時にお世話になった、津軽で女の子を五人育てた床屋さんのお母ちゃんは、知識でなく経験から、「子どもが消化不良を起こしてぐったりしたときにごはんを与えると、不思議と子どもは食べる。そして食べると元気が出てくる。それが穀力（ごくぢから）です」と教えてくれました。

幕内　病気になりやすい人には、穀力が必要なのかもしれません。初女さんが何度も講演に来られている、帯津三敬病院（埼玉県川越市・帯津良一名誉院長）で、僕はがん患者さんの食事相談を二十数年してきました。たくさんの患者さんを診てきましたが、がんが進行すると、徐々に食欲は落ちてきます。抗がん剤の副作用で食べられなくなるということももちろんある。そんなとき、患者さんが肉や魚を食べられなくなってもあまり慌てません。しかしごはんが食べられなくなると、まずいなと思います。無意識だとは思いますが、お見舞いに来られたご家族が、患者さんのごはんを残す姿を目にすると病室全体が暗くなります。
ごはんは命そのものだと感じます。初女さんもそう仰いますね。「おむすびを作るときは、ごはんの一粒一粒が呼吸ができるようにと思ってむすびます」と。この言葉に、僕は命を感じる。

初女　そうです。硬くむすんではいけません。私のおむすびが世間さまに広まったのは、龍村仁《たつむらじん》監督の映画『地球交響曲〈ガイアシンフォニー〉第二番』がきっかけですが、その映画の中で、私のおむすびを食べた青年が自殺を思いとどまったお話が出てきます。お米の一粒一粒が呼吸できるようにむすんだおむすびには、命が宿ってくれるんだと思います。その命の力が、あの青年に伝わってくれたと思うの。こういったことを経験するにつけ、ごはんをきちんと食べていれば病気になどならないのではないかと思うくらい。
最近、「これを食べれば病気にならない」「健康になるにはあれを食べよう」などという極端なことがはやったりするけど、そういった食事は病気への恐怖や生へのこだわりが強くなりすぎて、かえって体に良くないと思う。

幕内　確かにそうです。最近、僕は「情報過食症」という言葉を使うことがあります。食べ物の食べ過ぎではなく、情報の食べ過ぎです。「果物には生きた酵素が多く含まれるから健康に良い」と、ごはんも食べずに果物を主食のように食べている人もいて。そういう人が、今度は、「果物は果糖が多いから、食べ過ぎると肥満になる」と言って果物を一切食べなくなる。そういった色々な情報に右往左往する人が増えました。中には「太りたくない」と、こんにゃくの入ったごはんを食べる人もいます。何が「ふつう」の食事なのかわからなくなっている。

特に最近、恐ろしいとさえ思うのが、巷で流行している「糖質制限ダイエット」。糖質さえ食べなければ、好きなものを好きなだけ食べても太らないというダイエット方法です。菓子パンや砂糖の多いお菓子やジュースをやめなさいと言うのならいいのですが、ごはんさえ食べないことが勧められています。このダイエット法を真に受けて主食をやめ、肉ばかりしこたま食べている女性も増えているようです。こんなダイエットが続くわけがない。偏った食事を続けることで病気になる人がさらに増えるのではないかと思っています。肥満の大人が何をしようが自由ですが、一番心配しているのは、このような流行、喧騒が思春期の女の子の耳にも届いていること。電車の中で小学生の女の子が、「ごはんを食べないとやせるのよ」と話しているのを聞いて、背筋が寒くなったことがあります。女性としてもっとも大事な時期を迎える子どもたちにも影響が及んでいると思うと、非常に恐いことだと思いますね。

初女　私は子どものころから食べることが大好きでした。でも、食の大切さを身をもって知ったのは、女学生時代に病気になったとき。肺結核になったんです。自分でもびっくりするほど血を吐いて。喀血《かっけつ》を繰り返しながら、十七年も病気と闘う日々でした。おいしくもない薬を飲んで、それが本当に体に良いのか疑い始め、飲むのをやめた。そして注射や薬の代わりにおいしい食事をしてみたら、そのひと口がすーっと体を駆け巡って、細胞が生き返ったように感じたの。ごはんがおいしく感じたそのときに、これは、病気が治ったなと自分でわかりました。もう三十代半ばになっていました。健康であることと、ごはんがおいしいと感じることは、なんと幸せなことなのでしょう、そして、ごはんを食べて思う存分働けるということは、なんと素晴らしいことなのでしょうと、そのときに実感しました。それ以上は望むべくもないのです。

私は、三食きちんとごはんを食べることで、心も体も健やかになると思っています。そうすれば、辛いことや苦しいことにも立ち向かっていけるようになる。お腹が満たされれば心が安定し、ちょっとやそっとのことで心が折れたり、腹を立てたりすることがなくなる。おいしいごはんがあるということは、日本人にとってはとても大事なことです。

幕内　少年の嫌な犯罪が増えています。そんなニュースを見ると、初女さんが言うように、「この子たちは、きちんと食事をしているのだろうか」「ごはんを食べているのだろうか」と思います。実際、学校給食などでもパンや菓子パンを出すのをやめて、週五日の給食をすべてごはん給食にしたら、子どもたちが落ち着きを取り戻し、非行や少年犯罪が減った長野県上田市真田町《さなだまち》の話もある。食事は毎日のこと。精神面にも大きな影響を与えている可能性は小さくないと感じます。

2 「面倒くさい」を口にすると、すべてが壊れてしまいます――

幕内　僕は、初めてイスキアにお邪魔したときに、初女さんの作られたおむすびをいただきました。本当においしかった。海苔にすっぽりと包まれた丸いおむすびの中に、初女さんの手作りの梅干しが入ったものです。講演などに行くと、「初女さんの作ったおむすびが食べたい」「作り方を教えて欲しい」という方が多いのではないでしょうか。

初女　私のおむすびを知った方々から、「初女さんのおむすびは、どこのお米を使っていますか」とよく聞かれるの。でも、イスキアでは、お米の産地や種類を決めているわけでなく、ありがたいことに、全国の方々が送ってくださったものや、ご近所で購入したものを使っているから、産地も種類もその時々で変わるの。

幕内　銘柄にこだわらない。それは、私が提唱している「粗食」でも同じことが言えます。「どこどこのでないと作れない」「この銘柄でないとおいしくできない」という人は、先ほども申し上げた「情報過食症」に侵されている。

初女　そう、自分で買うときは、どんな食材も、地元でとれたものであることは意識するけれど。銘柄よりも、新鮮なものであるかどうかが大事ね。だけど、無洗米というものは使いません。あれは、手間を省けるから、ということから売れているんでしょう?　私はそういう気持ちがイヤ。時間がかかっても、苦しくても、正しくやりたい。

今は精米機の性能が良いから、私はお米を洗いすぎないようにしているの。もう「研《と》ぐ」という言葉を使っていないくらい。今のお米はゴシゴシと力を入れて研ぐということはしなくてよいので、面倒くさがらずにいて欲しい。

幕内　そうですね。僕は茨城県の土浦《つちうら》生まれで、家はせんべい屋だったから、大きな精米機でたくさんの米を精米していました。当時は、金網の上で何回も米をころがして糠《ぬか》を取っていたので、今のようにきれいには糠を落とせなかった。だから、精米して時間をおくと、米についた糠が酸化してしまい、まずく感じます。そのため包丁を「研ぐ」のと同じようにゴシゴシと糠を落とす必要があった。でも今は、初女さんのお話の通り、研がなくてもおいしい。

初女　私もね、「面倒くさい」と思うことはありますよ。でもそれを口には出さないの。

幕内　食にも言霊《ことだま》はありますね。

初女　そう、感情は自然とわき起こるものだから、抑え込んではいけない。ただただそれを素直に感じていればよいと思います。でも、そのあとに、「それはいけない！」と考え直し、私が正しいと思うやり方をするようにしているの。

幕内　僕たちはついつい「面倒だから」「楽をしたい」という言葉を使ってしまいます。外食をするのも、「たまにはおいしいものを食べたい」という気持ちならばいいけれど、「楽をしたい」というだけでは、外食そのものがつまらなくなってしまう。まずはそういったことを、口に出さないところからしないといけないんですね。

初女　「手間をかける」というのは「心をかける」ということ。料理では、手間を惜しまず、心をかけていくと、食材が愛おしいものに変わる。

野菜を洗うときはできるだけやさしくします。水道の水をザーッと流して野菜にあててもきちんと洗えていない。まずはボウルに水をためて洗い、その水をとりかえてまた洗うと、葉も傷まず汚れもきれいに落ちる。お米もボウルを使って、すすぎの水もボウルの端から静かに入れる。お米は一粒も流さぬように心を配ります。欧米の文化からきたフードプロセッサーや皮むき器は、時間は短縮できても余計な力がかかるから、野菜の水分が出すぎたり、皮をむきすぎたりして心が痛むの。

幕内　確かに、言われてみればその通りです。野菜などの素材を洗う際、あるいは料理をするとき、ボウルに水を張ることをしなくなっています。水道からいくらでも水が出るようになってからでしょうね。水を粗末にするだけではなく、素材を傷めてしまう可能性がある。僕たちは色々なことを忘れてしまっていると思いますね。

初女　私たちは食材の命をいただいているので、その命をできるだけ生かすことに心をかける。料理に手間をかけて、心をかけると、それは食べる人に必ず伝わります。子育てと同じですね。皆さんには、どうか一度、手間をかけてお料理をして欲しいです。今まで見えなかった世界が見えてくると思います。すると、必ずおいしいものができるから、お料理が楽しくなり、人と一緒に食べることが楽しくなるの。

「面倒くさい」と言っては、食事はインスタントのもので済ませる、道具は使い捨てのもので間に合わせる、手を使わずに機械任せにする。そうしたことを続けてしまうと、それは、「食」ばかりでなく、子育てや人間関係、ひいては環境問題にまで影響してしまうと思っています。

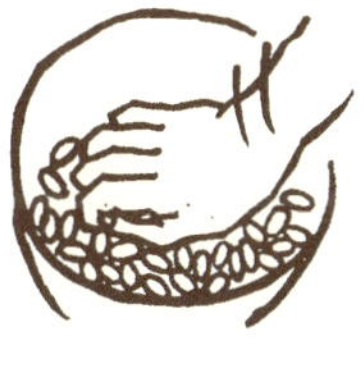

3　お米にも命がありますから、研《と》がずにやさしく洗います——

幕内　ごはんを炊くときは、どのような点に注意しているのでしょうか。

初女　先ほども申しましたが、私は、お米を「研ぐ」という言葉は使わなくなったの。お米をゴシゴシと力を込めて研ぐと割れてしまう。一粒一粒が命ですから、お米が嫌がらないように、痛くないようにしたほうが良い。精米機も昔より良くなっていますから、お米をやさしく扱うことのほうが大事です。

洗い方はね、ボウルにお水とお米を入れたら、とってもやわらかく水道水を出して、そこにお祈りするように両手を合わせて、そして手のひらでお米をすくうようにする。そのお米を軽くこすり合わせながら、やわらかく流れている水道水にサッとふれるくらいにして、ボウルに戻してすすぎます。四〜五回同じようにして、水が透き通る手前で終わりにする。お米は一粒も流さないように、そーっと水切りをしてください。

幕内　汚れた水を米が吸収してしまうので、サッとやることが大事なんですね。

初女　そうです。「イスキアのごはんは、お鍋で炊いているのですか」と皆さんからよく聞かれるのだけど、私はいつも、「ふつうの炊飯器ですよ」と。ふつうの炊飯器でも、おいしいごはんは炊ける。おいしさの違いは、機械の性能ではないんです。

幕内　今、炊飯器はたくさん新製品が出てきていて、それぞれ性能を競っています。もちろん、その差はあるのだと思いますが、利用する私たちがもっと根本的な、お米の扱い方を知らなければ、機械の性能だけを追い求めても、おいしいごはんは炊けないということですね。

初女　お米を炊くときには水の分量に本当に気を配りますよ。ほんのちょっとのことが影響するから。毎日炊いている私でも分量を決めるのにしばらく時間がかかる。そのときそのときの状況によって、二ミリ、三ミリというわずかな量で決まるの。毎回、ちょっとずつ変えてる。それは、新米か古米かでも変わるし、季節にもよる。そのときの、その場所の室温でも変わる。講演でごはんを使うとき、講演先で炊いておいてもらうと、ごはんはできているのだけど、おむすびにふさわしいごはんができていないの。だから私は飛行機で一便くらい早く行って、自分でごはんの水加減を見て炊いているの。一昨日はね、ある生命保険会社での講演だった。そのときも、私が水加減を見てから炊いたので、いいごはんができました。

幕内　それは大変なことですね。でも、それを面倒だと思ってはいけないんですね。面倒だと思っているようでは、おいしいおむすびなどできない。昔の川柳に、「新所帯　強飯《こわめし》ができ粥ができ」というのがあるそうです。若い妻の初々しささえ感じる句ですが（笑）。炊飯ジャーがなく竈《かまど》で炊いていた時代はそれくらい、水加減というのは難しかったのでしょう。
おいしくごはんを炊くということは、本当に色々な要素がからんでくるのですね。そういう意味では、僕自身も含めて、おいしいおかずのためには手間もお金もかけるのに、もっとも大切なごはんはおろそかにしているということですね。

初女　お米を炊くというのは、そのくらいデリケートなものなのね。だからごはんを毎日同じように炊ける人は大きい人、大人（たいじん）だと思いますよ。

幕内　以前に、高齢の方から「料理屋や寿司屋さんにはごはんを炊く専門の人がいた」という話を聞いたことがあります。昔は、米を文字通り研いでいたわけですから、その職人さんは右腕が太いのでわかったと言います。ごはんを炊くだけで、他の料理は作らないという話でした。初女さんのお話を伺っていると、専門の職人さんがいたというのも頷けます。

4 お米が炊き上がろうとする力を助けてあげる気持ちで――

幕内　それでは次に、初女さんのごはんの炊き方を教えてください。

初女　お米を炊く水加減は難しいのだけど、その加減は、何度もやってみて経験を積んで覚えるしかないの。毎回毎回、お米の状態を見てから水の量を決めれば、毎回同じようなごはんが炊けるようになる。でも、炊飯器の目盛り頼みでいると、その日の部屋の室温やお米の具合で、お米の吸水率が違うから、ごはんの硬さや炊き上がりの具合が違ってきちゃう。

幕内　「数字」頼みになると、とりあえず食べられるごはんを炊くことはできます。芯のないごはんは炊けても、それではおいしいごはんは炊けないということ。炊飯器の「目盛り」は「取りあえず目盛り」と呼ぶべきですね。

初女　その水分量の決め方ですが、まず、炊飯器のお米の量よりも少し多めに水を入れ、三十分ほど浸けておく。そうすると、お米が水分を含んで白くなってきます。その粒を少し手に取って、目をこらしてお米の色を見て吸水率を見る。ここで米粒が半分くらい白くなっているようなら、もう少し水に浸けておく。もしこの段階で十割、まっ白になっていれば水を減らします。だいたい七割程度の白さで炊くほうが、お米の炊き上がろうとする力を引き出すことができると思っています。

まっ白になるまで、たとえば一晩浸けておくという方もいるけど、そこまでにしてしまうとお米が力を出さなくても炊ける。私は、お米が力を出して炊き上がるほうが元気なごはんができ上がると考えています。この加減は、すぐにできるものではないの。それでも毎回、お米の状態を見てから炊くことを続けていれば、少しずつお米のことがわかるようになりますね。

幕内　「元気なごはん」ですか！　以前にイスキアでおいしいおむすびをいただいた際、僕はむすび方や具のことばかりお伺いした気がします。でも、お米の炊き方によって、ごはんそのものが違っていたのですね。ごはんがおいしくなければ、おいしいおむずびなどできない。恥ずかしながら、僕もごはんを炊くときに、お米の状態をきちんと見たことはありませんでした。

初女　水分の量というのは、ごはんだけでなく、すべてのお料理のおいしさを決めるの。だからなるべく食材から出る余計な水分を減らすことを心がけて、下ごしらえをしています。その下ごしらえのときの手間を省くと、料理の風味を損ねてしまう。手を抜くことはできません。

幕内　日本には、ごはんをおいしく「炊く」という知恵が伝わってきました。古代、日本に米が伝わってきた当初は、米は煮て食べていたと考えられているんです。おそらくお粥やおじやに近いものだったのでしょう。次第に米を蒸すようになった。全国の古墳などから出土している「甑（こしき）」という土器で蒸していて。蒸すと、やや硬めになりますから、もち米を蒸したものを「お強《こわ》」というのはその名残りですね。

そのあと、米を「炊く」方法が考え出されました。一説には日本人が最初に炊いたといわれていますが、実際のところは誰もわかりません。たぶん、最初は偶然にできたのでしょう。「炊く」というのは、米の食べ方の歴史を根底から変える大発見だと思います。

「炊く」という調理方法はきわめて特殊なんです。電気炊飯器の中で行われていることは、最初、湯気を出しながらぐずぐずと煮て、そのあとに蒸《ふ》かし、最後に焼く。この、最後に焼くということで水分を飛ばしているから、べちゃべちゃにならない。この三つの工程を行うことを、いわゆる「炊く」と言っているのです。考えれば考えるほど、よくぞこんな方法を発見したものだと思いますよ。日本人は、その「コツ」を伝えようと、「はじめちょろちょろ　中ぱっぱ　赤子泣いても蓋とるな」という言葉を考えたのでしょう。たぶん、地方によってさまざまな伝え方があったのだと思います。

初女　私が子どものころは、もちろん竈に薪《まき》を入れて炊いていました。どこの家もそう。

幕内　そして、昭和三十年代に世紀の大発明、電気炊飯器（当時は電気釜）が誕生しました。当時、冷蔵庫、掃除機と並んで「三種の神器」と呼ばれましたよね。「台所革命」と言われましたが、米食民族の日本人にとって、電気炊飯器は冷蔵庫や掃除機とはレベルの違う大発明だったと私は思っています。冷蔵庫や掃除機は外国で発明されていますが、電気炊飯器は日本で発明されたもの。まさに、米食民族ならではの叡智《えいち》があってこその発明ですよ。電気炊飯器の発明には大きな功がありました。何しろ、よほど間違った使い方をしなければ、誰でも簡単にごはんが炊けるようになったのはとても大きなこと。

しかし、別な見方をすれば、誰でも「説明書」の通りに使えばそこそこのごはんが炊けるようになった。べちゃべちゃにもならなければ芯も残らない、それなりのごはんが炊ける。そのことによって、「おいしいごはんを炊く知恵」の伝承が消えてしまったのではないでしょうか。

初女　でも私は、ごはんの炊き方や、だしの取り方など、誰かに教わった記憶がないの。たぶん、母や祖母のしていることを見ているうちに、自然と身についていったと思う。普段食べている料理の味は自然に覚えてしまうし、調理をしている姿を見たあとに、その料理を味わっていれば、「ああいうふうにすれば、この味が出るんだ」ということはわかる。

幕内　昔からよく言う「習うより慣れろ」というのはそのことなんですね。現代の生活の中では、そのような機会が減っていると思いますね。また、祖母や母の、食事を作る姿を見ることの大切さを、誰からも言われることはありませんでした。自然と見て覚えたはずです。

昭和三十年代ごろ、「主婦の台所からの開放」が叫ばれたことがあります。そのあたりから日本の家庭の食事が変わってきたように思います。そして、もうひとつの原因が「減塩運動」。祖母や母が作ってきた食事や料理は、たいがい「塩」「味噌」「醤油」を使うものがほとんどです。それが急に「塩分を減らせ」の大合唱が始まったのですから、祖母や母から学ぶことはなくなってしまいました。そこから、祖母や母から教わった料理ではなく、テレビや雑誌で紹介されたハイカラな料理のほうがいいと考える人が増えたのではないでしょうか。

初女　私が自分で作るときも、料理を味で覚えてるから、味見をしながら、「だしがうすいかな」「お醤油が足りないかな」などと、味を思い出しながら作る。母から子へ、代々伝わっていく「母の味」とはこういうことを言うのね。料理を作るときは、その過程をお子さんに見せながら、できるときにはお子さんと一緒に作ることはとても大事。

幕内　今の人はそれを見て育っていないから、「数字」に頼る料理になってしまったんですね。

5 お米一粒一粒が呼吸できるように、やさしくむすびます――

幕内　では、初女さんのおむすびの作り方を教えてください。

初女　イスキアにいらした方で、おむすびを食べたい、作り方を教えてと言う方も多いので、そのときには作り方を見せてさし上げることもあります。講演会でも、おむすび教室を開くこともしょっちゅう。「おむすびをおいしく作るにはどうすればいいですか」って質問も必ずあるんだけど、「ごはんの一粒一粒が呼吸できるようにやさしく圧をかけます」と答えてる。

若いころ、私はおむすびを作るのが大の苦手でした。私の姪っ子が泊まりに来ていたときに、お弁当におむすびを作って欲しいと言われて持たせたら、帰ってきた姪に、「あんなにかたくむすんだら、おむすびがおいしくなくなるよ」と注意された。それからは、やわらかくなるように気をつけてむすんでいたのだけど、ある方から、おむすびのコツを教わってからは大変おいしいおむすびをむすべるようになったの。それから、うれしくなって何度も作るようになった。

幕内　確かに初女さんの作ったおむすびは全然違います。

初女　お料理がおいしくなるかならないかは、先ほどお話ししたように水分の量が大切だけど、それはおむすびも同じ。その方から教わったおむすびの作り方も、お水をできるだけ使わない作り方。これはよく驚かれるけど、私のおむすびの特徴は、むすぶときに手にお水をつけるのは最初の一回だけ。二個目からは塩だけでむすぶ。

おむすびを作るときは、まず、濡れふきんでまな板をふいておくの。炊きたてのごはんは熱くてむすべないから、一度お椀にふわりとごはんを入れ、逆さにして、まな板にごはんの山を並べて。五つほど小山を作ると、ちょうどよくごはんが冷めてくるから。そして、そのごはんの山の真ん中にちょんと穴をあけて、具を入れていく。

おむすびの具は、青森市のあたりでは塩鮭だけど、ここ、弘前では梅干しが多いわね。梅干しのおむすびは、みんなが「食べたい」って言ってくれるから作っているのだけど。私の作る梅干しは大きいの。だから一個の梅干しを種を取って、三つくらいにちぎって入れてる。梅干しを押し込むようにしてはだめなの。ごはんでそっと包み込むように握ります。

幕内　濡れふきんを使う、というのが大事なのかもしれないですね。今、家庭によっては、そもそもふきんがないということも多い。洗濯や殺菌の手間を省くために、キッチンペーパーなどで代用している。だからおむすびも、ラップの上に置いてしまい、水分量も違ってくる。

初女　むすぶときはね、手に少し水をつけてから塩をつけて、たなごころ（手のひら）でむすぶ。このとき気をつけるのは、お米の一粒一粒が呼吸できるように、やさしくむすぶこと。手の指を使ったり、ギュッとむすんでしまっては、おいしくできない。

幕内　青森では初女さんのおむすびのようにどこでも丸いのですか。

初女　いえ、私が上手に三角形にむすべないだけ。何度やっても丸になってしまうの（笑）。
おむすびを包む海苔は、おむすびの大きさにあわせて正方形に切っておくの。海苔を巻くときには、手を水で洗ったらよく拭いて。こういった細かいことに気を配るのは、おいしいものを作るときにとても大切。海苔はおむすびの上からかぶせて、四隅が互い違いになるようにして包む。おむすび全体を海苔で覆うの。最後には、もう一度海苔の上からむすんででき上がり。
でき上がったおむすびは、タオルを敷いた笊《ざる》にのせ、乾燥しないように、またその上からタオルをかけておく。持ち歩くときも、ラップやアルミホイルでなく、タオルに包むと、おむすびが呼吸できるし、熱と水分でべちゃべちゃになったりしない。

幕内　僕の愛用の弁当箱は秋田杉の曲げわっぱで、木が蒸気を吸うからごはんがべちゃべちゃにならず非常においしい。それと同じだ。タオルを使うんですか。いいことをお聞きしました。

6 おいしいと感じるところが、あなたにとっての塩加減です——

初女　講演では必ず「塩」についての質問が出ます。「『減塩』しなくていいのですか」と。最近は、お子さんに対しても塩を制限しているお母さんがいると聞いて驚いてしまって。そういう質問には、「食べてみておいしいと思えるところが『適塩』です」と答えてる。何パーセント、何グラム、ということではなく、自分で食べてみて決めるのが一番。

塩が悪者になって、もう二一～三十年くらいになる？　塩が悪いと広まると、なんでも「減塩、減塩」となった。でもね、体から排出される水はすべてに塩分が入っているでしょ、涙でも鼻水でも。それでさらに減塩なんかしてしまったら、体がなまってしまう。塩は体にとって欠かせないものですから、健康な人が無理に減らす必要はないんです。

幕内「食べてみておいしいと思えるところが適塩です」という言葉には、まったく同感です。毎朝、味噌汁のことで喧嘩している夫婦の話を聞いたことがあります。奥様は高血圧を心配して、毎朝塩分を計算して味噌汁を作るそうです。その結果、非常に薄い味噌汁になっていて、ご主人は、「こんな水みたいな味噌汁はまずくて飲めない」と文句を言う。奥様は

「健康のために塩分を計算して作ってるのに理解してくれない」と揉めているんです。

「塩分」は「塩梅《あんばい》」と言うくらいですから、非常に微妙なものだと思います。「いい塩梅」と言うことがありますが、それは、「いい加減」になっているという意味。初女さんが指摘するように、真夏、たくさん汗をかいた日は、塩分の多い味噌汁をおいしく感じます。逆に塩辛いものを食べたあとの味噌汁は、薄いほうがおいしく感じます。味噌汁の味で、自分が摂取する塩分の「適量」を測っているということになる。

初女　塩は命のもと。料理の本に書いてある通りではなくて、そのときどきの体の声を聞いて加減したほうがいいの。

幕内　ですから、味噌汁に入れる味噌の量は、日々変わってくる可能性があります。味を見るということは、体の声を聞くことを無意識にやっているわけで、にもかかわらず、毎朝、味噌汁の味噌は〇グラムと決めてしまうということは、その奥様は味を見ていないのです。それだけではなく、ご主人の「薄くて水のようだ」という声も無視している。一体、誰のための「〇グラム」なのかということになります。味噌汁は毎日のことですから、喧嘩になってもおかしくないと思いますね。

冷静に考えてみればわかるはずなんです。たとえば、塩分のまったくない蕎麦やラーメンを食べることを想像してみればいい。おいしくないので、食べられたものではありません。「塩分が不足している」と体が教えてくれているのです。逆に「海水は飲まないように注意しましょう」などと言われなくても、塩辛くて誰も飲みません。初女さんが言うように、「おいしくないから」飲めないんです。特別な病気でもない限り、おいしく感じる塩味にすればいいんです。ところで、初女さんは、おむすびに使う塩はどのようなものを使ってるんですか。

初女　私が使う塩は、海の塩。塩は体を作る大切なものだから、良いものを使って下さい。以前に人からいただいた塩で漬け物を漬けたことがあるのだけど、科学的なものが入っている輸入の塩だったみたいで、おいしく漬からなかったの。お塩はおむすびや、梅干し、お味噌など、食材の味を引き立てるもの。おいしいお料理を作るためにも、塩には気を配っています。

幕内　海の塩ということはつまり、最近の精製塩ではなく、昔ながらの「にがり」が適度に残った塩ですね。少し前は入手するのが難しかったのですが、今は全国にたくさんのおいしい塩があります。

初女　私は講演などで、「減塩したほうがいいか」「ごはんは太らないか」などの質問を受けたときは、すべて自分の体験を話すようにしている。たとえばどこかで「塩が悪い」と聞いてしまったら、経験的に自分で何かを感じ取ったわけでないのに、それだけで悪いものと思ってしまう。そういう方は多いね。

幕内　その通りですね。自分で考えないで「テレビでこう言っていた」「新聞にこう書いてあった」、そういう人が増えたと感じます。そういう人は、いつまでも「ふつう」の食事が何なのか、わからない。

初女　この前、私が漬け物を漬けて出てきた水を捨てていたら、高校二年の孫が、「おばあちゃん、何してるの?」と寄ってきた。だから、「水を捨ててるんだよ」と。「どうして捨てるの?」と聞いてくるので、「この水が多くなってくると、漬け物が酸っぱくなってダメになってしまうから、おいしく食べられるように水を捨てるんだよ。これ、浸透作用って言うのよ」と教えたら、「ああ、習った習った」と。「あんた、知ってたんだね」と私が感心していると、「習っただけでよく知らない」って。もう、そんなことばっかり。頭では知っていても、体験していない。それでは本当のことはわからない。だから私の講演で、そういった質問が出たときには、自らの体験を話します。そうすると、皆さん、ちゃんと納得してくれる。

幕内　そうでしょうね。「何に書いてあった」「誰が言っていた」というのと違って、体験から生まれてくる言葉は相手に届きますね。

初女　おいしいと思えないような、「減塩」をしたお料理を食べることが体に良いとは私には思えないの。私が病気になったときに感じたのは、〝何かを食べて「おいしい」と思うことは、体がそれを欲している〟ということ。だから、普段から自分の体の声を聞くようにして、自分が欲するものを食べるようにする。欲するということは体が必要としているということ。「おいしい」と思えた、そのことが心と体を良い方向に導いてくれます。

幕内　今は、あまりにも、「体」が教えてくれることを無視しすぎています。食や医療に関することは特に。塩分何グラム、何パーセントなどというのはまったくもってよけいなお世話なんです。その意味で、テレビの料理番組の影響は大きい。どんな料理を作るときも、必ず計量カップ、軽量スプーンで測ります。あれを見ていると、料理ではなく「化学の実験」。そのような番組を見続けて、なんでも計量しなければならないと勘違いした方も多いと思います。自分の感覚を信じなくなった人が増えた背景には、テレビの影響もあると思います。計量というのはひとつの目安であって、最終的には味を見ることを大切にしないといけないですね。

7 手間をかけた梅干しは、滋味、健康、自然の恵みをくれます――

幕内　前回、イスキアにお邪魔したときは、ちょうど梅干しを漬けている最中で、いい色の立派な梅干しが笊《ざる》に並んでいましたね。初女さんの梅干しの漬け方を教えてください。

初女　おむすびと同じくらい、よく梅干しの作り方も教えて欲しいと電話や手紙がくるんです。でも、これには答えられないの。だって、梅は地域で種類が違うし、先方さまの今の梅の状態もわからないでしょ。作る時期やお天気もあるし、その場所の状況が電話ではわからないわけです。たとえ、質問に答えられたとしても、その方がその通りできるわけではないから、事情をお話しして断っています。それは、電話や手紙ではなく、お会いしたときも同じで、どなたかと会うたびに聞かれるのですが、お答えできないの。

幕内　梅干しに限らず、漬け物全般にも言えることでしょうね。僕は少し前まで、毎年、大量のキムチを漬けていました。近所にも評判が良くて、毎年楽しみに待ってくださる人もいたんです。もっとも、おいしいから好評だったのか、タダだから好評だったのかはわかりませんが（笑）。

数年前の冬、韓国で講演がありました。場所が農村だったので農家に行くと、ちょうどキムチを漬けている最中でした。僕も一緒に漬けながら、漬け方を教わってきました。せっかくなので、材料の「量」もきちんとメモして帰ってきました。それを見ながら自宅で漬けたのですが、全然うまく漬からなくて。韓国で食べたものとはまったく違うんです。それ以来、自信をなくして漬けなくなってしまいました。

今なら初女さんの言葉の意味がわかります。韓国で漬けたときは、日本とは比べものにならないくらい寒くて。白菜も日本と同じものなのかわかりません。唐辛子などは明らかに違います。結局、自己流で作っていたときの方が、上手に漬けられていたのでしょう。自己流と言っても、何年も漬けていたのですから、自分なりに工夫していたのかもしれません。それなりに日本でおいしく漬かる漬け方をしていたのでしょう。それなのに、気候も、もしかしたら材料も違っていたのに、韓国の漬け方をそのまま日本でやろうとした。それが間違いだったということなのでしょう。

梅干しの漬け方を教えられないというのはそういうことですね。

初女　塩加減にしても、毎年同じ塩加減でないんですよ。それは、なめてみて決める。ある年に、梅干しが大変すっぱかった。それまではそんなことなかったんですよ。だから、漬けるときに砂糖とはちみつを入れたの。それを二回入れても何も変わらない。どういうことだろうと考えたら、何でものが腐るときにすっぱくなるでしょ。塩分が足りない場合にすっぱくなる。だから、砂糖でなく、塩が足りなかったからすっぱいんだろうと気付いて塩を足したの。そしたらいい具合に酸味が止まって。だから、「梅何キロに、塩何グラムですか」って聞かれるんですが、まずは味を見るように勧めてる。

梅干しの漬け方には、本当に色々な方法があります。味も色々。今は「減塩、減塩」と言って、塩を少なくするために、砂糖やハチミツ、おかかや酢などを入れたりしているし、保存料を入れるものもあるのではないですか。でも私は塩だけ。海水からとった自然の塩は甘く、深い味わいを生み出してくれますよ。だから必ず良い塩を使って下さい。

幕内　漬け物なども塩分を減らすとすぐにすっぱくなる。そうなると、早く食べないと悪くなってしまいます。日本の夏は蒸し暑いですから、このような国で、発酵食品の減塩をしたら、あっという間に腐敗します。だから、「保存料」「防腐剤」などが増える。当然の結果です。そもそも漬け物は、塩分によって発酵させる日本の素晴らしい保存食であるはずなのに、塩を減らして「保存料」「防腐剤」を入れて腐らせないようにしているなんて、本末転倒もいいところ。

僕も甘い梅干しは食べたくありません。そんな梅干しがスーパーに増えたのは、減塩運動の影響か、あるいは、おいしい梅干しを漬けられる人が減ったために、砂糖やハチミツの甘さでごまかすようになったこともあると思います。あの甘い梅干しでは、ごはんは進みませんね。

初女　お塩の量や比率などはお答えできないですけど、基本の作り方なら今までもお伝えしています。梅はまず、一昼夜真水にさらしてあくを抜く。そして、紫蘇《しそ》の葉を入れた塩水に、二～三日から一週間漬ける。塩水に漬けた梅がしんなりしたら、塩水から上げて干します。

土用《どよう》干しと言うのだけど、干すときは、梅雨が明けるのを待って、お天気の良い日に干します。朝日が昇るころに塩水の樽から梅を出して、大きな笊の上に重ならないように丁寧に並べる。梅全体に日光があたるように、日光の向きに合わせて、笊を置く場所を動かしたり、梅の上下をひっくり返したりして、日が沈むころにはまた樽に戻します。雨の日にはそのまま樽に入れておく。

これを私は、お天気を気にしながら十日ほど繰り返します。「三日三晩干す」と一般的には言うのだけど、私は十日くらい干しますよ。梅にふっくらとしたシワが寄れば、塩と梅がなじみ、ちょうど良い状態になったということ。そうなったら、梅を樽に戻して、ここで新しい紫蘇を入れて再び漬けると、梅にきれいな赤色がつきます。漬けてからだいたい一ヵ月で食べられるけど、梅の味は、時間が経てば経つほど熟成して深くなる。お日様の力や風の力を吸収した梅干しは、昔からの伝統的な保存食。健康にも良いのは当たり前ね。

幕内　僕の家でも毎年、梅干しは漬けています。ていねいに炊いたごはんと、ていねいに漬けた梅干しでおいしいおむすびが作られるということですね。どうやってむすべばいいのかを聞いただけでは、本当においしいおむすびはできないということですね。

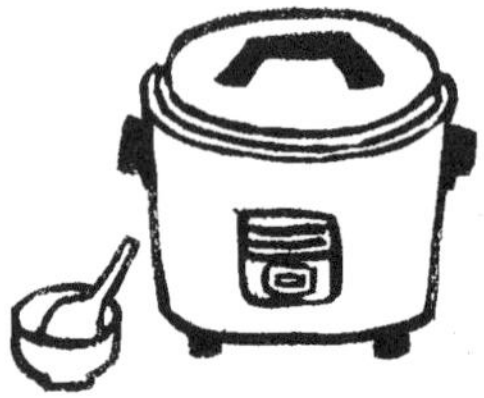

8 黒豆おこわのレシピは、出会いの中で頂戴しました――

初女　イスキアでは、おむすびを求められることも多いけど、今日はたまたま黒豆があったので、黒豆おこわをお出ししました。なかなか作る人がいないらしいんだけど、私は始終、このおこわを作ってるんです。皆さんが喜ぶから。

幕内　先ほどいただいた黒豆のおこわ、非常においしかったです。青豆ごはんは何度も食べたことがありますが、黒豆のおこわは初めて食べました。豆の色が出て、ごはんがほんのり赤く染まるのもいいですね。これは、この地域のものですか?

初女　私がやってるだけ。京都の天橋立《あまのはしだて》、宮津市《みやづし》ってあるでしょ。その天橋立に『北野屋《きたのや》』さんというホテルがある。そこの女将さんが、私が出ている映画も観てない、本を読んでもいない、ただ、息子さんがおむすびが好きだから、「おいしいおむすびを作りたい。おいしいおむすびを食べさせたい」ということでイスキアにいらしたんですよ。そういう出会いをしてから、今までお付き合いをしていまして。その方が宮津だから、黒豆をくれるの。

幕内　宮津は私も行ったことがありますが、丹波が近いですからね。あの近辺はいい黒豆ができるところです。今、黒豆があるから、このおこわを作ろうとアイデアが浮かんだんですか。

初女　そう。今日のお昼に間に合わせようと思えば、やっぱり四時起きして。まあ、毎日四時起きだけどね。四時半とか。

幕内　すみません。今日も早く起きていただいたんですね。

僕が働いていた帯津三敬病院の帯津名誉院長も四時ごろには起きると言います。何か仕事をなす人は、早起きの人が多いですね。四時ごろに起きて、身支度をして、まずはお米を洗うんですね。

初女　お米や豆は夕べから準備をしていて。ほら、このお豆、皮がむけたりしてないでしょ。食べた人はみんな、あれは最初に煮てるんでないかと思うみたいだけど、煮てないの。

幕内　煮ないで一緒に炊くんですか。

初女　煮ないで、そのものを焙《ほう》じるの。

幕内　焙じるというのは、今の若い人はわからないかもしれない。鍋で水分を飛ばすようにして火を通すんですね。

初女　そう。そうすると、豆が割れて、細いひびが入ってくる。それが三本くらい見えたら、そのあたりで焙じるのをやめないと、皮がはげちゃう。そこへ熱湯を入れるの。炊くごはんの量に合わせて熱湯を入れる。お湯の量が多いと、色が薄くなってしまうから注意しないと。この黒豆おこわは、どなたもすごーく喜ぶの。私は、結婚していく人のはなむけに、赤飯と黒豆おこわの作り方を教えるようにしてる。そうすれば、子どもを育てる間に何回も作るようになる。その子どもも作り方を覚えてくれる。

幕内　このおこわは、全部もち米？

初女　そう。『北野屋』さんの息子さんは、おむすびが好きだったんだけど、うちの黒豆おこわを食べてくれたら、それも好きになってね。大学卒業してから一週間、イスキアに泊まりがけで研修しに来てくれたの。そのときに黒豆おこわも覚えたわけ。

幕内　作り方を教わったわけですね。

初女　その息子さんは太鼓をやっていて、その道へ進むらしいんだけど、あるとき、坂東玉三郎さんが踊りにその太鼓を入れることになって。それで、関係者の方々が大勢が集まるときに、その息子さんに白羽の矢が立った。そこで黒豆おこわを作ることになったんですって。そうしたら、皆さんが、それをとても気に入られて、そういった催し物があるときには、いつも彼が黒豆のおこわを炊くことになったそうですよ。

幕内　玉三郎さんも気に入ってくださったんだ。

初女　多くの人が私に、「これは誰に教わったんですか？　お母さんですか？　おばあさんですか？」って聞くんです。もちろん、母や祖母の台所の様子は見ているし、聞いているけれども、私は「多くは出会いの中で頂戴してます」って答えるの。

ほとんどが出会いの中で、いただいているね。でも、誰かと出会ったときに、ただ座って聞いていると時間と共に流されちゃうけど、心と心を通わせると何かが残りますもんね。それで、「出会いは未来を拓《ひら》く」って言葉が私の中から出てきて、今、それも皆さんにお話ししたりしています。

幕内　先ほどからお話を伺っていると、「床屋のお母ちゃん」「小学生」など、色々な人から初女さんが何かしらを学んでいるのがわかります。失礼ですが、初女さんのお歳になってもまだ学ばれようとしている。「出会いは未来を拓く」というのはそういうことなんでしょうね。見習わなければなりません。

炊き込みごはんというのは、元々は「糧《かて》めし」と言って、米が貴重だった時代に、いもや雑穀、豆類、野菜などを入れて、量を増やして炊いたのが始まりだと思います。だから、全国には無数の種類の炊き込みごはんがありますね。また、その際に味をつけることもあるから、おかずもいらないということで普及したんだと思いますよ。黒豆おこわ以外に初女さんが作られる炊き込みごはんには、どんなものがありますか。

初女　ごはんは色々工夫してる。たとえば、秋になると栗の大きいのが売ってるでしょ、それに緑茶を入れる。で、秋を想う。

幕内　栗とお茶の葉を一緒に?

初女　うん、お茶の葉も最初から入れると伸びてしまうから、炊き上がったときに茶筒の中の最後に残った細かいのを入れるの。

幕内　粉ですね。

初女　そう。でも、それだけじゃなく、必ず煎茶の茶葉を入れる。ちょっと葉っぱがわかるくらいがおいしい。

幕内　きのこごはんは？

初女　始終やります。さっきの黒豆おこわみたいに、みんなが楽しみにしてるからね。冬は五目ごはんですね。しいたけ、たけのこ、鶏肉。材料は先に醤油やみりんで煮て、全部味付けをしてから炊き上がったごはんに入れて混ぜる。最初からは入れない。それから私はよく錦《きん》松梅《しょうばい》を使う。五目ごはんの下地みたいにするんだけど、それも、炊き上がったごはんに混ぜる。混ぜるときには木の寿司桶を使う。均等に混ぜられるからね。

幕内　あとはどんなごはんを？

初女　春などはたけのこが一番多いね。この辺ではあまり採れないけど、送られてくる孟宗《もうそう》竹《ちく》でね。

幕内　北はたけのこ、採れないですもんね。

初女　あと、そこに直立の木が見えるでしょ。ブナの林なの。その林がうちと隣り合わせで、その水がこっちに流れてくるから、ここの山菜は特別においしい。ふきのとうが大きいの。「ばっけ」って言うのだけど。

幕内　津軽には「ばっけ味噌」というのがありますね。たしか、あれはふきのとうですね。豆ごはんは作らないんですか。グリーンピースとか。

初女　やる、大好き。えんどう豆でしょ。えんどう豆も、炊くときには最初から入れない。ハリがなくなるから。

幕内　夏はどうですか。

初女　夏は塩鮭なんかでさっぱりと食べることが多いわね。

幕内　やはり、夏はさっぱりしたごはんがおいしいですから、炊き込みごはんを作るとしても、あっさりした味になりますね。ちらし寿司や手巻き寿司など酢飯を食べたいと思うことが多くなりますよね。

初女　あまりお料理をしてこなかった方も、一度自分で料理を作って欲しい。そのときに、食材を命あるものとして丁寧に扱う。すると調理の仕方もおのずと変わってくるから、おいしくできる。おいしい食事をしていると、心が満たされて、体も生まれ変わりますしね。

幕内　その中でも、主食のごはんをおいしくするということが、もっとも大事になるわけですね。日本の食事の最大の特徴は、ごはんがおいしいことです。塩むすびだけでもおいしく食べられる。それには農家の人たちが長い間米作りにかけてきた努力と、そして、忘れてはいけないのは、飲用に耐える水が豊富にあるということ。おいしい米と水があるから、おいしいごはんが炊ける。もし、米や水がおいしくなかったら、私たちは朝からチャーハンやパエリア、あるいはカレーライスのような食べ方をしていたのです。

せっかく、米をおいしく炊ける日本に生まれたわけですから、自分のライフスタイルの中でできることからでいいので、食事を作る際に、まず最初に主食であるごはんをおいしく食べるということから、始めていけばいいのだと思います。

第2章 味噌汁のお話

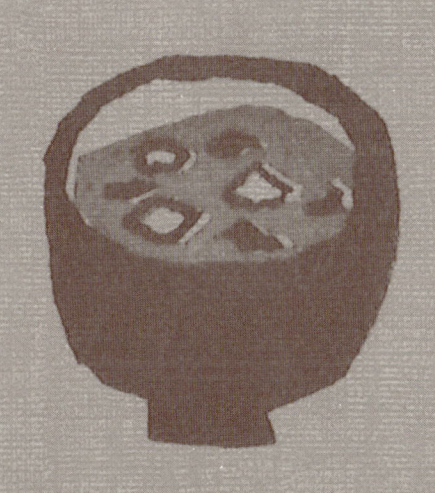

1 手作りお味噌は難しくありません。挑戦してみてはいかが?――

初女 ごはんの力はもちろんだけど、おつゆも、体が弱っているときなど、だしをきちんと取って作ったものを飲むと、栄養分が体に染みわたっていくのがよくわかりますよ。

幕内 本当ですね。きちんと取っただしは心が洗われます。特に疲れたときに感じます。

初女 イスキアでは、お味噌も手作り。味噌の作り方も講習会などでずいぶん広めました。昔のままの分量でやってるから好まれると思うの。それを「減塩」とか言って塩を少なくしたりしてるでしょ。だから、味噌を「冷蔵庫に入れなさい」なんていうことになる。味噌を冷蔵庫に入れるなんて考えられないことだけど。私の昔のままのやり方というのは、麹、塩、豆を同じ分量で作るということ。お塩は減らさない。そこはずっと崩してない。

幕内 そうですよね。味噌はもともと保存食ですから、冷蔵庫に入れなければならないものではない。冷蔵庫に入れなければ腐ってしまうようなら、昔の人たちの味噌はみんなダメになっていたということになってしまいます。たしか、初女さんの地元の「津軽味噌」なども三年間、熟成させたものが多かったはずです。それが可能なだけの塩が使われていたということ。

僕は若いお母さん方に対して話をする機会が多いのですが、市販の味噌を買う場合にも「減塩味噌」だけは買わないように言います。減塩したら味噌の発酵は早まります。別の見方をすれば、充分に熟成していないということです。したがって、減塩と謳っているものに旨い味噌はありませんね。白味噌などは別ですが。

初女　私がお味噌を作るようになったのは、二十数年前。あるときに手作り味噌を持ってきて下さった方がいて、とてもおいしかった。「難しいんでしょ」と聞くと、「ちっとも難しくないから初女さんも作ってみたら?」と勧めるから作ってみたんです。それからは、ずっと手作り。私の味噌は、小さな子どもが食べて「おいしい」と言ってくれたので合格だと思ってますよ。

幕内　子どもの味覚は鋭いですからね。大人だと、旨味調味料がたくさん使われている味噌汁をすでに外食などで何度も飲んでいる。そうなると、そういう味噌汁に慣れてしまっていて、味噌そのもののおいしさがわからなくなっている可能性がありますからね。

初女　だから、お味噌も、子どもたちと一緒に作ったりすると、子どもたちは「おいしい!」

って目を輝かせる。そして、違う味噌を買ってきて味噌汁を作ったりすると、わかるって。「今日の味噌違うよー」って言うそうですよ。手でこねる作業は、子どもたちの力も借りてみればいいんですよ。

幕内　僕の家でも味噌は作っています。多少不出来でも、市販のものよりははるかに旨い。家庭で作る場合は「利潤」を考えなくていいわけですから、材料などもきちんと選べることも大きい。市販品で、同等の材料を使ったおいしい味噌を選ぼうとすると、高価になってしまいますね。

初女　私のお味噌の作り方をお伝えしますね。最初は、一晩水に浸した大豆をひたひたより少し多い水で、差し水をしながら煮る。大豆が指で押して潰れるくらいになるまでね。そうなるまでに、一〜二日はかかりますね。そうして煮た大豆に、塩と米麹を混ぜ合わせて手でこねる。こねたら、甕《かめ》に入れて、焼酎をしみ込ませたさらしをかけて涼しいところにおいておく。それだけでいいんです。そのまま一年くらい置いておけばいいだけ。

　うちで仕込んだ味噌は、お味噌汁だけでなく、ふき味噌、にらの黄身あえ、ふろふき大根など、いろんなお料理に使いますよ。味噌は年に一度、まとめて作っておけば一年中使えるわけ。そんなに難しいことじゃないのよ。寝かせておけば、味噌はできるんだから。

幕内　味噌は味噌汁だけではなく、色々な料理に使えるのも良い点ですね。使い勝手がいい。だから、今でも日本中にそれぞれの地方の味噌が残ってるんですね。

初女　お味噌汁は、飲んだときにすうっと全身にしみ込んでいくでしょ。だから、疲れている人や病気の人に効きますよ。それに、悩みを持ってイスキアにいらした方は、お食事をして「おいしい」と思ったときに、ぽつりぽつりと皆さん、お話を始める。緊張がほどけていくんでしょうね。

幕内　わかる気がします。僕は元プロ野球選手で四八歳まで現役を貫かれた工藤公康《くどうきみやす》さんと付き合いがあるんですが、現役投手時代、試合に出場して疲れて帰ってきたときに、奥様がだし汁を飲ませてくれたそうです。体に良いだけではなく、精神的に、リラックスできるんでしょうね。それを思い出しました。これも食事相談の仕事をしている中で気づいたことなんですが、乳がん患者さんは、お味噌汁をふだん飲んでいない人が多い。これと同じことを国立がん研究センター研究所も発表しています。パン食が増えたから、当たり前といえば当たり前ですが。初女さんは、お味噌汁は朝晩作っているんですか。

初女　たいてい朝は作ります。朝と夜と……。朝、起きたときに、おだしの香りやお味噌汁を作るときの湯気で目が覚めたら、こんなに豊かな一日の始まりはないんじゃないかと思うの。今の人たちは、忙しいと言っては、こういうことをしない人が多いけど。

幕内　「ある朝の　かなしき夢のさめぎはに　鼻に入り来し　味噌を煮る香よ」

これは石川啄木の詩です。なんとなく、寒い東北の朝の光景が目に浮かんできますね。啄木は岩手、初女さんは青森。東北に生まれ育った人間の共通性を感じます。僕も、味噌汁のおいしさをより実感するのは冬ですから、そう考えたのですが。

初女　「お料理をする心」っていうのは、その人の生き方だと思うのね。ただ食べものを作るのではなく、「おいしい」と感じてもらえるものを作るために、目を配ったり、手間をかける、心をかける。そういったことが、その人の生き方に現れてくる。簡単に済ませようとしたら、それも生き方に現れると思ってるの。そして、心をかけて作られた料理は、人を変える。食事は本当に大きな力を持っているんですよ。

幕内　それは初女さんがイスキアを続けてこられてきた実感なんでしょうね。

初女　だから、今のお母さんは忙しいかもしれないけど、まずは、ごはんとお味噌汁だけ、せめてそれだけでも、「おいしく作ろう」という気持ちを出して、ちょっとだけ心をかけたものを作ってもらいたい。子どもはそれだけでも変わっていく。イスキアに来られる方も、「おいしい」と体で感じることで、少しずつ心の扉が開き、悩みや苦しみが吐き出されるようです。それに、自分で気持ちを込めて作ったものからは、どんなものよりもおいしさと幸せを感じますよ。

幕内　そうですね。おかずは日々変わる可能性がありますが、ごはんと汁物、味噌汁はほぼ毎日のことですから、そこだけでもきちんとすることが大切ですね。逆に、毎日のことですから、多くの人があまり考えないで、済ませてしまっているということかもしれないですね。

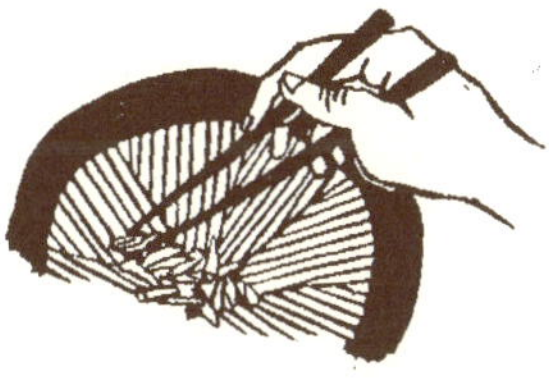

2 海にいたときのように膨らんだら、ちょうどよいおだしです――

幕内　だしは何を使っているんですか。

初女　私がお伝えしているのは、昆布。そして、焼き干し。焼き干しがなければ煮干し。うどんとか、濃いだしが欲しいときは鰹節。うちの鰹節は四国から送られてきます。だしを取るとき、若い人は「だしを取るのは何分?」とか、「何グラム?」とかそういうことばっかりやるでしょ。私は味を見るのを大事にしていて、「どこまでも味を見て」って言ってますよ。

幕内　作ってみて「味」を覚えるということですね。最初はわかりにくくても、繰り返していけばわかるようになりますからね。

初女　うん、味を見て足りないものを入れていくとか。あと、味を見るときは、頻繁に見る。私が娘時代に、コックさんだった人が教えてくれたんだけど、「『名コックは三十回味を見る』って言葉があるくらい、味が大事なんだよ」って言われて。私もそれが一番良いと思ってます。

幕内　「数字」ではなく、舌で覚えるという。舌で味を覚えることが大切ですね。

初女　昆布なんかも若い人は選び方を知らないでしょ。見るだけでおいしい昆布かまずい昆布かが本当はわかるんだけど。塩のいっぱいついているのは良くないのね。海によって違うから。はい、これが京都の昆布。味見てください。

幕内　ああ、本当だ。味わうと昆布のよい香りがしてきますね。

初女　だしの昆布の見方で、「食べてみる」というのもいい。そのまま食べてもおいしいし、ふりかけにしてもおいしい。高級なものでなくていいの、食べてみておいしければ。

幕内　朝と晩、そのたびにだしは取っていますか。

スタッフの女性　昆布と煮干しで。焼き干しはちょっと高いから、ふだんは煮干しの頭と腹わたを取ってやってます。（焼き干しを差し出しながら）これが焼き干しですね。

初女　ちょっとかじってみると、味の違いがわかりますよ。

スタッフの女性　高いんですよ、これ、百グラム千円とかするんです。

幕内　僕、昨夜は弘前市内に泊まったんです。津軽蕎麦を食べました。津軽蕎麦は蕎麦粉に大豆の粉を混ぜるというので、どんなものか興味があって食べてみたんです。温かい蕎麦だったのですが、麺ではなく、だしのおいしさにびっくりしました。思わず、「このだし何ですか」と聞いてしまいました。それが「焼き干し」だったんです。

　僕は家では岩手産の煮干しを使っていたんです。その煮干しはかなり旨いと思っていましたが、「焼き干し」にはびっくりしました。もっとも蕎麦つゆですから、だしだけで旨かったのかはわかりませんが。

「津軽ラーメン」というのも旨いと聞いたことがあります。食べた人は「スープが旨い」と言います。僕は食べたことはないのですが、どうも、そのだしも「焼き干し」のような気がしてきました。

　焼き干しは、きれいにわたが取れているのですね。昔から高いんですか。

スタッフの女性　昔から高いんです。頭も腹わたも全部きれいに取って、串に刺して焼いてるんですよ。だからおいしい。

幕内　煮干しの頭も腹わたも取ってある焼き干しというのは、日本全国の中でも、ここ青森で初めて見ました！　わたを取るって、小さい魚ですから手間がかかりますね。それだったら、ある程度高価になるのも仕方ないですね。

スタッフの女性　すごく手間ですよ。だから、焼き干しは、人件費がかかっているんじゃないですかね。市場に行けば売っていますよ。

初女　だしを取るとき、この焼き干しや煮干しや昆布がどのようになればいいのか、皆さんわからないんです。でも、それは簡単ですよ。これらに水を加えるでしょ。火にかけて煮るとみんな膨張して伸びてくる。その伸び加減で私は決めてる。ちょうどこれらが海にいたとき、海で生きてたときの状態にかえったときがいい状態なの。

幕内　その状態になったら取り出す。わかりやすいですね。ここでも「何分煮ればいいの？」とつい考えてしまいがちですが。

初女　うん、海にいたときのように膨らんでくるから。そのときにはだしが出ている。

幕内　焼き干しも具として食べますか。

初女　食べてもいいんだけどね。

スタッフの女性　毎回毎回は食べられないですね。でも私はたまには食べますよ。

初女　だしを取ったあとの昆布も、食べやすい大きさに切って、だしと醤油と少しのお酒でやわらかく煮て、最後に少し七味唐辛子を混ぜると簡単でおいしいおかずになりますよ。

幕内　だしの材料の昆布、煮干し、鰹節、すべて常備菜にして食べることができますね。

初女　夏に食欲が落ちるようなときは、だしに醤油をちょっと入れて、そうめんのおつゆにします。夏はよくやりますね。私の母も、体調がすぐれないときは、私の作ったおだしを欲しがって。だしをきちんと取ったおつゆは栄養分が体に浸透していくのがわかるくらいで、薬よりも回復を促すと思います。

幕内　夏になるとお吸いものが食べたくなるのと同じ話ですね。そこにそうめんを入れて食べることもありますね。おそらく、汗をかいて塩分が排出されているので、血液に近い塩分濃度のものをとることで疲れがとれるのでしょう。

初女　私は皆さんに、体に沁み込むような、おいしいものをたくさん食べて欲しい。女性なら、その経験は母親になったときにも生かされるし、強い体と心を持った子どもが育つ。それがまた孫にも受け継がれて。大人になっても母親を感じられる思い出というのは、食事から作られるものです。

幕内　僕の尊敬する小児科の真弓定夫《まゆみさだお》先生（東京都武蔵野市吉祥寺の真弓小児科医院院長）も同じことを言っています。「袋に入ったインスタント食品ばかり食べさせていると、子どものお袋の味が『袋の味』になってしまう」。うまいことを言うものだと思いました。確かにそう思います。

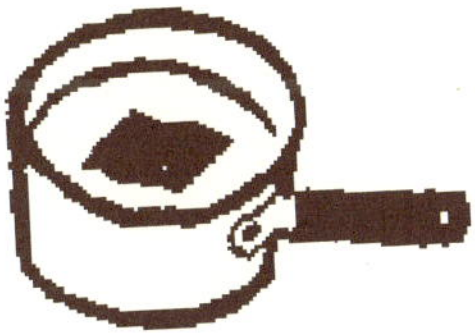

3 ごはん、味噌汁、常備菜。心と体に良い食事は難しくない――

幕内　たしか、初女さんの好きな味噌汁の具は「お豆腐とわかめ」と本に書いてありましたね。

初女　そう。今朝は「津軽のお豆腐」って思ったの。お豆腐は薄切りにするのが私のやりかた。つるっとして口当たりが良くなる。わかめは水で戻したら、食べやすい大きさに切っておく。

幕内　豆腐が持つ旨味を感じられるわけですね。

初女　お豆腐を味噌汁に入れるとき、切ってすぐ入れるとお豆腐から水が出るんです。それが味噌汁の味を壊すから、切ったものをいったんお水に入れるわけ。そうすると白い水が出てくる。そして笊《ざる》に上げて水気を切るのね。そうしたひと手間を加えてから入れると、お味噌汁の味が変わらない。わかめも切ってから一度水に入れる。

食材を切るときは、食材に命があると思いながら手を動かす。こんなふうにしたら、お野菜が痛いかな、とか。食材を〝生かす〟こと。食材の命が生かされるように、心を込めながら、慈《いつく》しみながら調理をする。

幕内　他には、味噌汁にはどんな具を入れますか。

初女　お大根でも何でも。お大根は、その大根の状態によって切り方が変わるの。繊維を切るようにするときもあるし、いちょう切りのときもあるし。具は一色だけでなく、三色ぐらい入るとお互いに味を出すから。一つの味だけでなくね。だしはだしで味があって、その他に入れた具のだしが出る。じゃがいもなんか、味噌汁に入れるとすごく味が出ますね。

幕内　じゃがいもの水分は？

初女　じゃがいもはそのまま入れてしまうの。お豆腐のように水は出ないし、それがだしになるから。とても甘みのある、おいしいおつゆになる。

幕内　確かにじゃがいもの味噌汁は特有のおいしさが出ますね。他にはどんな具を？

初女　あとは、しじみ。青森には十三湖《じゅうさんこ》とか小川原湖《おがわらこ》とか、おいしいしじみがとれる産地があるから。あさりなんかはこのあたりではとれないので、しじみが多いね。

幕内　僕も味噌汁ならしじみが大好きです。他に、具の選び方でこだわっていることはありますか。

初女　その季節にとれるもの、その土地でとれるもの。特にその土地でとれるものを食べることは大切。新鮮なものに栄養があるから。そういう食材も、水分が多いもの少ないもの、堅いもの、やわらかいものと、その日によって状態が違う。だからその食材を生かす料理を考えなくてはいけないの。

幕内　味噌はどのように入れますか。

初女　これも特別なことはしていませんね。温めただしに味噌をこしながら溶き入れ、味を見ながら味噌の量を加減します。味噌こしには麹が残るから、これも栄養があるのでお味噌汁に加えて。そのあとに、お豆腐とわかめを加えてまた味見。じゃがいもなど、だしを出したいお野菜は、だしと一緒に煮て、お野菜が食べごろになったところでお味噌を入れる。味を確かめたら、再び温めて煮立つ寸前に火を止めて、熱いうちにお椀によそいます。

幕内 お豆腐とわかめは煮ないで、お野菜はだしを取るために煮ていくと。

初女 そう。火加減のちょっとした心遣いでおいしくなって、栄養も十分にとれるから。

幕内 ただ、忙しい今のお母さんたちが、どうしたら初女さんの提唱するような調理をすることができるんでしょうか。何かコツなどはありませんか。

初女 講演会でも、「忙しくて、お料理ができないのです」というお話はいつも聞いていて。でも私は、忙しくても何か一つは作れるものがあると思っています。「忙しいからできない」と言えば、それですべては終わってしまう。でも、心持ちひとつ、「この忙しい中、何ができるだろうか」と考えていると、何かのきっかけで、道が開けるものなの。

幕内 「忙しい」を理由に諦めないということでしょうか。

初女 今すぐ食べようとするものを、急いで一から作らなくちゃいけないとなると、気持ちも焦るし、自分もお腹が空いているから雑になって、粗末なものにもなる。でも、佃煮や煮付けが冷蔵庫に入っていれば、まずはそれを家族に出しておいて、そのあとに落ち着いてもう一品焼いたり煮たりできます。だから、少し時間があったときに、日持ちのする常備菜などを作っておく。余った野菜が出たときに塩をふって浅漬けにしておく。煮物を作るなら少し多めに作っておいて次の日の分にする。小さなおかずが二～三品あれば、あとは、ごはん、味噌汁、そしてメインのおかずを一品だけ作れば済みます。

あと、朝が一番忙しいでしょうから、下ごしらえだけでも夜にしておく。夜のうちに、お味噌汁に入れる具を準備しておく。忙しい朝におかずは作れませんから、常備菜を作っておいたりして、朝は野菜を湯がくだけにしておくとか。

幕内　確かにそうですね。初女さんが言われるような食事で充分なんですよね。若いお母さんたちに、食事作りを「面倒」「難しい」と思わせてしまったのは、栄養教育の影響が大きいです。「バランスのとれた食生活をしましょう」と言うのは簡単です。しかし、それを実践しようとしたら、「朝からごはんに味噌汁、野菜、肉か魚、大豆製品、できればそこに牛乳か乳製品もつけましょう」、ということになる。お抱えのコックさんでもいないとできないような「提案」をしてきた栄養教育が、食事を難しくしたのです。「バランス」とは何なのか？　僕は初女さんが言われたような食事が、本当の意味でのバランスのとれた食生活だと思いますね。本物の食生活は決して難しくないんです。

初女　そう、心と体に良い食事は難しくない。心をかけた調理をしようとすればいいだけで、品数は少なくてもいいの。

幕内　旅館ではないのですから、朝に立派な料理などしなくてよいわけですよね。ごはんと味噌汁と常備菜でいいんです。

初女　だから、夜に下ごしらえをしておけば、朝は簡単。心をかけて作ったごはんと、お味噌汁と、漬け物や佃煮。それだけで朝から心がほっこりしますね。イスキアでも色々な常備菜を作ってる。漬け物や梅干しはもちろん、花豆の煮物、ふき味噌、山菜の佃煮。枝豆の塩漬けは、冬に出すと皆さん驚かれるのだけど、枝豆をさやごとゆでて塩漬けにした、青森の保存食なの。

幕内　それだけバリエーションがあれば、常備菜だけでも、食卓がにぎやかになりますね。

初女　常備菜は体にも良いし、なにしろ心が落ち着きます。

4　食材の持ち味を生かすコツは、おいしいお料理作りに大切です――

幕内　先ほどいただいた、このポテトサラダですが、これは裏ごしをされたんですか。

初女　裏ごしはしてない、潰しただけ。じゃがいもを煮て潰すでしょ。潰して味付けしたの。マヨネーズとレモンで。ふつうのものより、うちのはやわらかですよ。

幕内　え？　潰しただけですか。なめらかでクリーミーなのでびっくりしました。マヨネーズやレモンの量も味見をして決めるんですよね。

初女　そうそう、特に分量を決めているわけではないの。じゃがいもの大きさも、いつもいつも違うわけだから。自分で食べてみて決める。

幕内　それは、自分でおいしいと思ったところがおいしいと。

初女　ただ、味ではないところは、きちんと説明していますよ。たとえば、私はキャベツの炒め物のときによく説明しますけど、キャベツは最初は白っぽい色をしてるけど、あれを炒めると緑に変わる瞬間がある。それはちょっとの間なのね。色が緑になったところで炒めるのは終わり。そういうことは説明します。

　煮物なんかも、最後まで火を止めないでいると味がくどくなるから、八分目でやめて、ちょっとお休みさせてくださいって言います。たとえば、人で考えてみても、そのちょっとのお休みが、生活の中でどれほど大事か。会社の仕事でも、ちょっとお休みすることで、いいアイデアが出てきたりするでしょう。

幕内　さっきの煮物の味もちょうどよくて。椎茸に沁み込んだしょっぱさがいいですね。

初女　ごはんも、お味噌汁も、おかずも、その食材の味を生かす調理をすることが大事です。お料理の味を損ねるものは水分。今日お出ししたポテトサラダにも、玉ねぎ、キャベツ、きゅうりが入っているでしょ。これらはみんな水が出るものだから、切ったあとすぐには味付けをしないで、先にタオルのふきんに包んだの。タオルのふきんがしっとり濡れるくらいだから、混ぜたあとや食べたときに水が出ない。ふつうだったら出るんですよ。

幕内　先ほど、味噌汁に入れるお豆腐も、切ってすぐに入れずに一度水に入れると。

初女　そう、そういうところを気遣う。「にんじんの白あえ」は、少しのお水と調味料で蒸し煮にすれば水っぽくならないし、風味も壊さず栄養分も逃さない。あえ衣の豆腐もさっとゆでて水を切っておく。ゆでることでお豆腐の水分が出るから。蒸し煮のにんじんも、あえる前にタオルのふきんで余分な水を取ります。そうすると、最後に合わせたときに風味良く仕上がる。

幕内　「にんじんの白あえ」もすごく滋味深い。にんじんの生き生きとした味がします。先ほどから初女さんのお話に、タオルのふきんがよく出てきますが。

初女　私のお料理でタオルのふきんというのはよく使います。木綿のふきんでもいいのだけど、私はタオルを使ってる。野菜の水分をふき取るときに使うけれど、おむすびを包むときもタオルのふきん。温度の調節もできるの。ふつうのタオルをきれいに洗って使います。

幕内　食材の水分をタオルで取る、というのは良いですね。ふきんが家庭からなくなっていると先ほど言いましたが、年末のスーパーの景品などのもらいもので使っていないタオルなら、どこの家庭にも眠っているはずです。

初女　私は、どんなお料理でも余計な水分が出ないように、なるべく水分を減らすように考えてお料理してる。お料理がおいしくなくなるのは、食材から余分な水分が出て水っぽくなることが原因のときが多いの。でも、下ごしらえのときに手間をかけておけば、おいしいお料理ができ上がる。高い材料や、珍しいもので作るんじゃなくて、ここにあるものをおいしくするように考えてる。

幕内　「今、ここにあるものをおいしくするように考える」、いい言葉です。本来、僕たちの食生活は、「何がとれるか」で決めてきたんですね。米がとれたからごはんを主食にして、春になったらたけのこ、夏になったらきゅうり、秋になったらさつまいも、冬になったら白菜がたくさんとれたから、それを食べてきたんです。それで良かったんです。その方が、おいしいし、安い。ところが栄養教育が登場して、「何がとれるか」ではなく、「何を食べるか」が先になってしまった。「トマトはリコピンが多いから」、「キャベツはビタミンCが豊富」とか。それと同時に、一年中、旬ではない野菜が買えるようになったこともあって、冬でもトマトを食べ、夏でも白菜を食べるようになってしまった。そこから食生活はおかしくなってきたんです。栄養素ばかりに思考が向いてしまって、季節はずれの野菜を食べようとするから、おいしくない。おいしくないから調味料のおいしさで食べるようになる。その悪循環になってしまってますね。

初女　レシピとかを見て、「これがないからできない」ではなく、「これがないから、これを代わりにしてできないか」ということも考えるわけです。あとは、「今、これがあるから何を作ろう」とか。当たり前の様な話だけど、世の中が便利になってしまって、こういう考え方ができなくなっている人が多い。

幕内　都会では、何でもすぐ手に入りますからね。工夫をする必要がなくなっています。以前に、初女さんもおっしゃっていましたが、「使わないものは退化していく」という言葉通り、今は、工夫ができなくなってきています。

僕は昭和二八年生まれでして、幼いころは炊飯器も冷蔵庫も、もちろん電子レンジもありませんでした。インスタント食品も冷凍食品もほとんどありません。決して豊かな時代ではなかったですが、当時はみんな和食だったんです。お金があろうが、料理が苦手だろうが和食です。それを可能にしたのが、ごはんと味噌汁という組み合わせが和食にあったからだと思います。ごはんと味噌汁だけで、体に必要なものをある程度賄うことができる。だから、一品、二品のおかずを作るだけで済んだんです。おかずを考える前に、ごはんと味噌汁をきちんとする。それが和食の基本だと思います。

第3章

食べることは生きること

1 マクロビは大っきらい。お料理に心が入っていないから――

幕内　「白米は、白い米で『粕』（かす）だから、ごはんは玄米でなければダメ」、「玄米は百回噛んでから食べなきゃダメ」、「食材を選ぶときは『陰陽』を考えて選ばなければダメ」、「動物性食品は、血を汚すから肉も魚も卵もダメ」。あれもダメ、これもダメの食事法、マクロビオティックはどう思いますか？

初女　大っきらい（笑）。イスキアにもそういう方はいらっしゃるんですよ。でもそれが、ここから帰られるときには変わっています。

幕内　変わります？　イスキアもマクロビのお料理が出ると勘違いして来る方もいるのでは？

初女　そういう方も、うちにきて何回か食べているうちに、そういった考えも変わるようです。うちでごはんを食べて、お台所をのぞいたついでにちょっとつまんで、なんてやっているうちに、今までの食事は違うかなって感じるみたいですよ。そのうちの一人は、四十歳すぎてそういう食事を変えたら赤ちゃんができたの。その子が今五歳になって、まぁかわいいさかり。その子を見ながら、自分のその前の食生活を考えるわけでしょ。そして、やっぱり本当の食はこれなんだって思う。

幕内　マクロビをやめて不妊症が治ったと。その方のことはわかりませんが、マクロビをやっていて生理がなくなった人も多いですからね

初女　だって、その人は食べる量も少なかったんだから。

幕内　マクロビを実践している人は、スマートを通り越して、ガリガリに痩せた人が多いですね。あれだけ痩せたら生理だってなくなります。その食事を改善したら、生理もちゃんとくるようになって妊娠する人がいてもおかしくありません。

初女　食事に対して、いろいろ制限してた。制限している人は、みんな体弱いよね。

幕内　肉はおろか魚介類さえ食べない人もいますからね。野菜ばかり食べる人が多いです。それも季節に関係なく、きんぴらごぼうなど根菜ばっかりですね。

初女　うん、ごはんは食べているんだけどね。とってもちっちゃいちりめんじゃこでもダメ。

幕内　そういう人がイスキアに来たら、どう勧めるんですか。

初女　勧めない。黙って見ている。食べて、自分たちが感じるんだから。

幕内　食べなさい、とは言わない？

初女　うん。また、形のあるものを食べない人もある。野菜とかも形がなくなれば食べる。加工してあれば食べるの。その方は、それだけ家庭の中がダメになっていたんです。

夫婦二人で相談に来たんだけど、夕ごはんの時間になったから「一緒に食べませんか？」と言ったら、「食べさせてくれますか？」と。「お粗末だけどね」と応えて一緒に食べ始めた。そしたら、形のあるものを食べないというご主人が私の作った食事を全部食べたのよ。それを見た奥さんがびっくりして。そのあと、その奥さんが私に言いに来た。「夫は加工してあるものしか食べないのに、ここへ来て全部食べるなんて不思議だと思って、原因を考えました。私には優しさがなかった」って。「これから優しくするようにいたします」と言って帰ったの。

それから三〜四年経った頃に、神戸の芦屋教会に行ったとき、私に会いたいっていう人がいる、ということで会ってみたら、そのご夫婦だったの。あのときから夫婦仲も良くなって、問題になっていたことも全部解決したって。うちに来たときは保証人か何かになったとかで、財産が取られるとかそういう時期だったそうなの。でも、食を変えて生活を変えていったら良い方向に向かって、差し押さえられていた財産も全部戻ってきたって、帳面を見せてくれたの。それくらい食というのは大事なことなのね。

幕内　私も病院や診療所での食事相談を長くやってきたので、〝マクロビ離婚〟はずいぶん見てきました。まあ、「信仰」は自由だと思います。ただし、〝マクロビ教〟の人は必ず信仰を押し付けます。夫婦、家族関係がおかしくなっても無理はないと思います。

初女　そうでしょう。

幕内　食事の目的は、栄養をとるだけではないですよね。

初女　マクロビの食事なんかも、食べさせるまでの説明があるんだよね。私はあれがイヤで。食べてみてもおいしくなくて。私は、その日に食べたいものを、体が欲しているものを作ってる。食材を探したりすることもしていない。新鮮なもの、旬のものが基本。私も自然食というものを勧められて食べたりしたけど、体に良いというだけで作っていて、心が入ってない。知識とか、頭ばかりで食を考えて言っている。それは本当の実践ではないものね。そのことに気付ければいいのだけど、なかなか気付けないんです。また、せっかく気付くことができて実践までしてみるんだけど、それでもやっぱりダメ、元に戻ってしまう人もあるしね。

幕内　その通りですね。「自然食」と言いながら、「たけのこは陰性だからダメ」、「椎茸も陰性だからダメ」と。春になったらたけのこを食べるのが自然ですし、秋になったら椎茸を食べるのが自然なのに。日本は海に囲まれているんですから、旬の魚を食べるのが自然だと思います。自然条件を忘れて、「何を食べるか?」を主張するのは現代栄養学とまったく同じ。初女さんが「気付けない人がいる」と言いましたが、あのような食事を継続してしまうと、最終的には人の話を聞かなくなるという特徴があります。死ぬまで人の意見を聞かないで栄養失調で亡くなった方もいます。知人から、「なんとかならないか」と相談があったこともあります。連絡をいただいたころには、もはや人の話は一切聞かなくなっていたので、どうしようもありませんでした。その後、亡くなってしまいました。

初女さんが宮迫《みやさこ》千鶴《ちづる》さん（画家・エッセイスト）と対談した本の中で、初女さんはマクロビについて「学問で食べてる」とおっしゃってますね。私は「学問」というより、「知識」で食べていると思っています。知識でがんじがらめになって、その人たちがイスキアに来て、ふつうのごはんを食べる。そこで気付く人は気付くってことでしょうね。

初女　ある心理学の先生も、マクロビをやって病気になっていて。心理学の先生だから心理学でずっと考えてきたけど、イスキアに来て、その方が何を言ったかと言えば、「これではいけない」と。「知識でなく本物でいきたい」と。その方は、「ここへ一ヵ月私を置いてくれないか」と言うのだけど、そんなことはできないし、現職だから先生もできなくなるし。「自分は知識ばかりで実践が全然できていない。でもそれじゃあいけない」とその先生は気付いたの。でも、「そう気付いたときに、教わる人がいない」って言うの。

幕内　知識でなく心で、何を食べればいいかを教えてくれる人がいないと。

初女さんは、食事だけではなく、何についてもご自分からは言わない。ただ、おいしいものを食べてもらう。そこで、心が開いて、相手が相談してきたらお話しすると言ってましたね。考えてみれば当たり前のことですね。おいしい食事を食べて、苦虫を噛み潰したような顔をしている人はいませんよね。おいしい食事には「心」を開く可能性があるということですね。

初女　そう。食べて感じてもらうわけです。

2　赤ちゃんと小さな子どもは、おいしいものを知っています――

幕内　私は保育園や幼稚園での講演会が多いのです。熱心なお母さん方が集まってくれます。やはり、「何を食べさせてはいけないか?」という質問がとても多い。いつも、「子どもが一番わかっている。赤ちゃんはもっとわかっている」と話しています。初女さんも同じことを言われているのを知って、やはり間違っていなかったと思いました。

初女　赤ちゃんは先天的に知っているわけでしょ、生きるために。私は、赤ちゃんが一番味を知っていると思うの。離乳期の赤ちゃんでも知ってる。というのは、イヤなものは舌で出してよこすんですよ。好きなものは自分で食べるでしょ。食べてしまって、お母さんがわき見してると、体で催促してくる。そしてまた食べさせると、嫌いなものはまた出してきて、お母さんが気付く。気付ければいいけど、気が付かない人もいますね……。

幕内　そうですね。赤ちゃんはわかっています。特に体に悪いものは決して口にしませんね。たとえば、一番苦手なのは文字通り「苦い」ものです。コーヒー、タバコ、ビール、チョコレートなど。

これらの食品は微量の有毒物質が含まれているから苦いわけです。赤ちゃんは味覚が鋭いですから、これらを口にしたら吐き出します。それに比べて、私たち大人は味覚が鈍くなっているので、それらを平気で口にします。口にするだけでなく、微量の有害物質に快楽を求めてしまっている。

若いお母さん方は、なにかと「子どもが食べてくれない」と言うのですが、その子が食べないものを詳しく聞いてみると、ほとんど大人になるまで食べる必要がないものばかり。子どもは自分が何を優先して食べたら、自分の体に合っているのかわかっているから、ごはん、さつまいも、じゃがいもなど、「でんぷん」を多く含むものは、きちんと食べています。すぐにエネルギーに変わるものですね。野菜の中でも、かぼちゃなどはでんぷんが多いのでよく食べますね。子どもは自分が活動する上で必要なものの優先順位をわかっているから、食べたり、食べなかったりするんです。

それにもかかわらず、何でも食べさせようとするから、大変になってるだけですね。これも栄養教育の意味不明な「バランス論」の弊害だと思います。

初女　おいしいものなら食べるんですよ。小さな子どもはおいしいものをよく知っています。子どもは体が欲するものに、とても素直に反応するから、おいしくないものは食べないの。心をかけて、調理に意識を向けて作れば必ずおいしいものができるから。

幕内　できないと諦めないで、まずは、子どもを信じることですね。

初女　おいしいものを難しく考えてしまう方が多いのね。たとえば、皆さん、海外からのお客さんをもてなすとき、来られる方がフランス人だから、アメリカ人だからとかで、何をお出しすればいいだろうって悩むんだけど、私は、自分で食べておいしいと思うものを食べてもらえば、それでいいんだって思ってるの。「どこの国の人だから何をするってことでなくて、とにかくおいしく作ってごちそうするというのがいいんですよ」と講演会でもお話ししてる。だって本当にそうなの。みんな、何でも食べるんだもん。そうすると、心も自由になるから、自由にお話しできるしね。私の方も、海外へ行って、日本人だからって日本のものを食べているかというと、そうでない。

幕内　おいしいものは国境を越えて、心を開くきっかけになると。

初女　うん。それに、ごちそうが出てきたときに、説明する人がいるでしょ。でも私はそれはよくないと思ってる。黙っていて「これはどういうものですか」と聞かれたら答えなさいと教えている。食に言葉はいらない。話は頭で聞くけれど、食事は体で聞くから。食事は口から体に入って、私たちの体と一緒に生き続けていくことになる。大きな力になる。

たとえば、子どもが喜んで食べるからといって、既製品ばかり与えていると、お腹は満たされても心が満たされないから、それが溜まっていったときに問題が出てくる。中学生くらいでイスキアに相談に来る人の食事は、決まって手作りでない。

幕内　そうですね。先ほど、子どもが嫌う食べ物には意味があると言いました。ただし、子どもが好むからと、子ども任せにしておくと、砂糖や油を使ったお菓子やジュースばかり欲しがる可能性がある。今はそういう食品が山ほど販売されていますから。子どもの肥満が増えているのも当然です。そこだけは親がしっかりとした基準を持たないといけません。

初女さんがおっしゃる、手作りの料理とは、心をかけた料理というだけで、大げさなものを作るわけではないし、難しく考えなければできますね。

初女　そう。赤ちゃんの離乳食も、きちんとおだしを取って作る。本物の鰹節、昆布、煮干しで。そういう基本だけでも心をかけておけばいいだけ。赤ちゃんも、頷くようにして食べますよ。それに小さいころから本物の味を覚えると、大きくなってからもその味を食べたくて家に帰ってくるし、自分でも作るようになる。

幕内　離乳食は大事だと思いますね。一生の味覚を決めてしまう可能性があります。これも難しい話ではありませんね。ただし、若いお母さん方を責めるわけにはいきません。戦後の栄養教育、保健行政はたくさんの誤った指導をしてきました。その最たるものが、「ごはんは残してもいいからおかずを食べなさい」という間違った教育、そして、「減塩」指導だと思っています。

その誤った指導によって、もっとも苦しめられてきたのは乳幼児を持つ若いお母さんたちでした。「*断乳」「*人工栄養の推進」「*月齢別離乳食」「*離乳準備食（果汁・牛乳）」などですね。

無理矢理断乳させられて、赤ちゃんはおっぱいを飲みたくて泣いている。お母さんはおっぱいを飲んでもらえないから、おっぱいが張ってしまって苦しい。一時は、薬を飲んでまで「断乳」していた母親もいました。人工栄養の問題もそうです。「母乳よりも、人工栄養のほうが子どもは大きく育つ」というのも、行政の間違った指導でした。今や、「断乳」も「卒乳」と言葉が変わり、人工栄養よりも「母乳」を飲ませるような指導に変わりました。「月齢別の離乳食」も、子どもの成長に合わせながら進めることが提唱されています。「離乳準備食」として果汁なんかも勧められてきましたが、今や果汁は良くないとまで言います。

まさに、「変節」の歴史です。それに翻弄されてきたわけですから、若いお母さんたちが苦労するのも仕方がない面があると思いますね。

＊「断乳」……第二次世界大戦後、赤ちゃんへの人工栄養（粉ミルク）の普及と同時に始まった、「一歳になる前に母乳をやめなければならない」という保健指導。
＊「人工栄養の推進」……母乳よりも人工栄養（粉ミルク）の方が優れているという誤った考え方を国が指導していた。2007年に世界保健総会が「6ヵ月の完全母乳の推進と、2年以上の母乳育児の継続」を勧め、日本の保健指導も改まる。
＊「月齢別離乳食」……1ヵ月児に白湯・番茶、2ヵ月児に果汁というように、「月齢別」に離乳食を進める指導。2007年の『授乳・離乳の支援ガイド』（厚生労働省）からは、月齢ではなく、「一人一人の子どもの成長・発達が尊重される支援」が勧められている。
＊「離乳準備食（果汁・牛乳）」……母乳から離乳食までの移行期間に、「離乳準備食」として、「果汁」や「牛乳」などが勧められた。2007年の『授乳・離乳の支援ガイド』（厚生労働省）からは、「離乳準備食は必要ない」「果汁や牛乳を与えることの問題点」が指摘されている。

3 作る姿を見せ、手伝わせ、食べさせて教える「食は命」――

幕内 食事に関して、栄養だけでなく、しつけという面で厳しいお母さんが増えています。たとえば、午前一一時に子どもがお腹を減らしたとしても、食事の時間になるまで食べさせないとか。まだ手の指の力が弱い小さい子に正しい箸の持ち方を強要するとか。食事のときに一口三十回噛ませるなど。そういう、ある意味熱心すぎるお母さんを、初女さんはどうお感じになられますか。

初女 それはダメ。子どもの体の成長のためにも、子どもの望んだようにしないと。だから、ごはん前に食べ物をあげるときには、お腹一杯まであげないで、「もうごはんだからこれだけね。もうすぐできるよ」って説明する。一度あげておけば、納得して受け入れる。

何時に何をする、みたいな考え方も欧米式。時間を守って自立させるとか言って、欧米ではおしっこも我慢させた。私、それを知って涙が出たの。子どもに聞くことを知らないのかって。欧米式ってそうだったでしょ。「男の子は台所へ入ってきたらダメ、勉強しなさい」、でしょ。ちょっとでもいいから、時間も自由にさせてあげたらいいのにね。

幕内　ただただ欧米式が良いとして、日本のこれまでの良さを捨ててきた悪い歴史の一つです。

初女　「子どものことをまず受け止めて下さい」と言いたい。そうすれば、子どもの方も受け止めてくれるようになる。

幕内　子どもがすることを否定するのではなく、まず、子どもがしたいことを受け止めてみてから考えるということですね。

初女　うん、とにかく受け止める。受け止めてみて、それがいけないことであれば、受け止めたあとに話をしてあげる。でも、お母さんたちは忙しいから、最初から子どもの話も聞かないで、みんな大人の事情を押しつけてる。これは大人でも同じで、まず受け止めることがとても大切。

幕内　子どもがかわいそうだ、と思うことは他にありますか。

初女　やっぱり叱るのはヤダ。あるとき、お母さん向けの雑誌に連載をしていたんだけどね、一番最初にその連載の話が来たときに、「私がそれを書いても、今のお母さんたちに受け入れられないんじゃないか」って思ったんです。でもね、それで考えていたら気付いたんですけど、子育てっていうのは、今も昔も変わらない。理論的なことは一貫していると。だから受けましょうって思い直して、お受けしたの。そして書いたのは、「自分が育つときにどんな思いだったのかを考えて、イヤだったことはやらないように」と。で、一番先に挙げたのは、「叱らないでください」ということ。

幕内　食事に関して叱るお母さんは多いですね。

初女　始終、子どもが動くたびに叱ってるよね。

幕内　ある国、いわゆる発展途上国のレストランで見たんですが、食べ終わった子どもが店内を走っていて、でもお店のスタッフは叱らなかった。で、何をしていたかというと、子どもがけがをしないかどうかを見ていたんです。

初女　私もそれを見たの、一昨年だったかしら。長野県の南アルプスに続く土地で、大鹿村《おおしかむら》ってとこがあるの。講演依頼があってね、その趣旨に惹かれて行ってきたんです。子どもがたくさんいたんだけど、お母さんは子どものそばにはいなくて、子どもは子ども同士で遊んでるわけ。だから子どもに「あなたのお母さんはどこにいるの？」って聞いてみると、「あそこ」って遠くを指さしたの。その子どもたちは、その土地の人たちがみんなで見ているんですよ、遠くから。「ああ、こういう風にしていれば叱らないで済むんだな」と思って。学問などで知識として子どものことについて考えている人たちよりも、かえってそんな山のまた山の中での子育ての方が、子どもにとって本当に良いことをしている。まず、ああいうとき、子ども同士がふざけ合いながら遊んでいたら、都会では必ず叱る親が出てくる。

幕内　ちょっと前までの日本でも、みんな、どこでもそうだったんでしょうね。初女さんが言うように、欧米式の「育児法」や欧米模倣の「栄養教育」が入ってからおかしくなってきたんでしょうね。

初女　子どもはきちんと話せばわかるから、叱る必要はないんですよ。子どもを叱る人は、自分の思い通りにならないからと、感情で叱ってるだけ。それに、子どもは大人が教えたいと思っているようなことはしてくれない。ほとんど、大人がして欲しくないことをするもの。子どもに伝わるのは、大人の行動なのね。こちらが何も言わなくても、子どもはお母さんと同じことをするようになりますね。だから、しつけというのは、〝親の行動から覚える〟と考えてよいと思う。

幕内　食事も同じですね。大人がおいしく食べていれば子どもも食べる。大人が食事をおろそかにしていれば、子どももおろそかにしますよね。

初女　講演会でも、静かに聞いている子もいれば、そわそわしたりごそごそ動いたりする子もいる。小さいころから菓子パンやジュースを与えられていると、気持ちが不安定になるから子どもは落ち着かなくなる。でも食生活がしっかりしていれば力強くなります。

幕内　ご指摘の通りだと思いますね。大人でも、菓子パンを食事にして、甘いお菓子ばかり食べているような人は、甘いお菓子を食べないとイライラします。甘いお菓子を食べると「ほっとする」という人は少なくありません。ただし、これまでの日本は、ある程度成長してからそういうものを口にしてきたのです。でも、今の子どもたちは離乳期の赤ちゃんのときから菓子パンとジュースが与えられて、小さいころからそれが食事になっている場合もある。だから今は、精神的に不安定なお子さんも増えているように思いますね。

初女　そうしないためにも、子どもに料理を手伝わせることも大切。「今日は一緒におむすびを作りましょう」と言って、お父さんも一緒にやったら、子どもは大喜びでやり出しますよ。
ある講演会では、二歳の子どもがやりたいと言い出して、大人のやっているように、梅干しも入れたい、海苔も巻きたいと言って、ちゃんとおむすびをむすんだ。そのうれしそうなこと。

幕内　子どもに対して、「あれしろ」「こうしろ」と言う前に、きちんと食事を作る姿を見せ、きちんとした食事を食べさせる。ときには手伝わせる。言葉ではないんですね。イスキアに来る人たちに対する、初女さんの接し方そのものですね。

でも、きちんとした食事というのは、これまで初女さんが述べてきたように、凝った料理を作りなさい、というわけではない。ごはんと味噌汁をきちんとする。基本をきちんとしましょう、それだけなんですよね。

初女　「食は命」と私はいつも言ってるけど、生きていくのに一番大切なことである「食」っていうのは、お料理をしている母親の姿を見せたり、一緒に作ったりしているだけで、教えていくことができるものなんですよ。

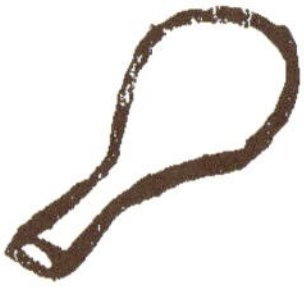

4 私たちを生かしてくれる食材に、感謝の気持ちを持って作る――

幕内　今日、こちらに来るとき、羽田空港内におむすびと味噌汁をセットで食べさせる店が出来ていました。おむすび二つぐらいと味噌汁で五百円。スターバックスのコーヒーの値段とあまり変わりませんね。立ち食いだけど、食べている人が結構いました。でも、世間では米離れはやはり進んでいて、お母さんたちは、「野菜を食べなさい」とか、「正しく箸を持ちなさい」など、しつけの方に考え方がシフトしてしまって、「ごはんを食べなさい」ではなくなってきている。どう思われますか？

初女　私もそう思いますよ。やっぱり日本人はごはんで育っているようなものですからね。私たちのときはそれが当たり前のことで、ごはんを食べなきゃいけないと信じてきましたでしょ。なんと言っても原因は、敗戦後にあるんじゃないかと思います。敗戦までは「勝つまでは」ということで、すべてを忍耐してやってきたんですけど、敗戦になってそれがストップしたわけですよね。そこへ欧米からどんどん新しい文化が入ってきて、その中で食文化もひどく影響を受けて、それがかなりの位置を占めてたんですよ。そのときに「ごはんがいけない」っていう間違った情報が広がったんですね。「ごはんを食べると頭が悪くなる」とか「胃が疲れる」とか。若い人は頭が良くなりたいもんだから、それを信じてごはんを食べなくなったのね。で、あの頃は、おかずばっかりを食べていたんですよ。ごはんを食べてると「あんたごはん食べるの?」って驚く。そんな見方なんです。それが長いこと続いたわけ。その答えが今出てる。

幕内　今では信じられない話ですが、昭和三十年代には「米食低脳論」という言葉が登場してるんですね。その元になったのは、慶応大学医学部の教授が書いた、『頭脳』という本です。「ごはんを食べる国民は遅れている。頭を良くするにはパン食がいい」という内容です。受験戦争が始まるころでしたから、非常に影響が大きかったですね。その影響は今でも残っているように思います。

初女　でも、それがいけなかったんだと気が付いてる人も多いし、そういった人が様々な方面で、ごはんの良さをみんなに伝えるようにしてますから、今ここで変わるんじゃないかと思いますね。私なんかも、おむすびが全国的に流行っているのでないかと思われるほど、おむすびの講演で日本各地を回ってるんです。また、海外に行っても同じですよ。先生の方はどうですか?　海外でごはんは。

幕内　私は初女さんほど外国に行くことがないもので。旅行では行きますけど。先日、知り合いがフィリピンに行ったんですが、フィリピン人が「朝からごはんを食べないと力が出ない」と言っていたそうです。ファストフード店にもごはんがあって、なんと、マクドナルドにもライスのメニューがある。白いライスをおむすびのようにして紙に包んで出していたそうです。

私がブータンに行ったときは、民家に泊めてもらったのですが、朝から山盛りのごはんを食べていました。そのときに食べたのは、紫米が入ったものでした。地元の方は箸を使いませんから、上手に右手で握るようにして食べていました。なので、私も同じように食べてみて。米は日本と同じ「短粒種《たんりゅうしゅ》」でしたが、それほど手にべたつきは感じられませんでしたね。粘りが少ないから箸では食べにくい。だから手で食べるようになったとも考えられますね。

初女　フィリピンのはインディカ米なの？　握られる？

幕内　フィリピンでは、握ることができるような日本米も売っていたそうですが、値段が高い。現地の人は長いお米を食べていて、比較的貧しい人は安く売っている、たぶん精米時に割れてしまったようなお米を食べているようですね。ごはんを握って食べる習慣はないそうですが、みんな白いごはんを食べるようです。

初女　日本に通じるものがあるんだろうね。私ね、バングラデシュは四回くらい行ってる。行くたびに水準は上がっていますね。

幕内　今まで世界何ヶ国に行かれていますか？

初女　何ヶ国っていうわけでもないけど、台湾、サンフランシスコ、イタリア、シンガポール、あとカナダかな、そのくらい。

幕内　全部おむすびの話を？

初女　そう。私の場合は必ず、おむすびを作るのと講演を一緒に、ということが多くなっていますね。どこの国でも同じことを話すの。そして皆さんでおいしいって言いながら食べる。だから、講演に行っても、ごはんをおいしく炊く、っていうことが一番になる。だけど、これまではみんな、「ごはんをおいしく」なんて考えることもなかった。ごはんは、ただ食べているだけだったんですね。まずは「ごはん、お米をおいしく食べる」を考えてもらうようにしている。

幕内　お母さん方がまずやらなければならないのは、ごはんをおいしく炊くこと。

初女　そうですね。そして自分がおいしく食べなきゃダメ。皆さん、本当にごはんを上手に炊けない。で、うちに来て、「ごはんがおいしい」って言うんですよ。「何で炊いてるんですか？炭ですか？」って聞くから、「電気で。炊飯器で炊いてる」と答える。すると、「特別な炊飯器ですか？　ちょっと見せてください」って言って、みんな、そこにあるその炊飯器のところまで見に来るんですよ。そして「うちと同じだ！」と。

幕内　何が違うと思われますか？

初女　まず、ごはんに対する感謝もないわけですね。感謝があれば見方も作り方も違ってくるけど、ただ食べているだけだから。食べなければ私たちは生きていけないのに、私たちは食材によって生かされてるのに、気持ちがそこまでいってない。

「食材は私たちを動かす炎みたいなものだ」ととらえること。そうすると調理する心が違ってきますからね。調理する心と私たちの生活は切り離せないくらい一体なんだけど、そこまでの考えになっていない。それから、お料理は、私たちの口を通して体に入るでしょ。そうすると、その食材の命と私たちの命が一緒になって、これからの生涯を共に生きていくんだってことをお話ししてるの。そう言うと大人も納得してくれる。

幕内　食材それぞれに命があるということ。それを体感として知ると、何を食べて良くて、何を食べちゃいけないかわかりますね。

初女　私たちは、日々、自然の命をいただいて生きてるの。そう思うと、少しでもおいしく作りたいし、おいしく食べたい。私は「命の移し替え」と言っているんだけど、調理は命と命をつなぐもの。だから食材の気持ちになって寄り添って作りたい。それは人も同じでしょ。だって人と接するとき、その人が一番望んでいることは何だろうと考えますよね。そういうふうに考えれば、感謝して、心をかけて調理をすれば食材も生かされるし、おいしいものができる。そういうふうに調理された食材は、命を生かされて、いただいた私たちも元気になれるの。「食は命」と常々私は話をしているけど、食をおろそかにすることは、命をおろそかにすることになるんです。

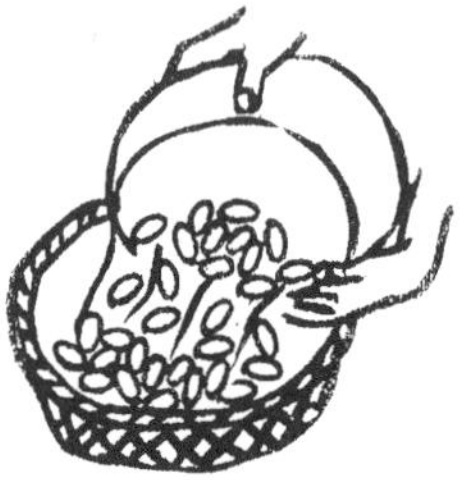

5 若い人が変わってきています。休んでなんていられません――

初女　私が弘前に移ってから今年で二十年なんですが、その当時にもおむすびの講習っていうのもありましたけど、今その講習を受ける人と、その頃に講習を受けていた人の気持ちが全く違う。今の人たちは真面目で、真剣な目で取り組んでいてね。講演に来る人も八割くらいが若い人。これには驚きますよ。

幕内　私も実感します。講演会に行っても、若い父母がたくさん来るようになっていますね。

初女　うん。ここに来てまた、二〇一一年の三月一一日のことがあってから、それが俄然はっきりと変わってきた。スタッフの人たちもびっくりしていますけどね。それに、奥さんであればご主人を連れて来る。今までは男性が少なかったんです、おむすびの講習なんて。でも増えてる。変わりつつあると思う。

幕内　若い人が増えた理由は何だと思いますか？

初女　本当にごはんが命だと思う人が増えたからだと思う。私も「食は命」ということで話してますけど、そうはいっても、これまでは「命」とまで考えるほどではなかった。

幕内　戦後、欧米流の食事になって、「ごはんは残してもいいからおかずを食べろ」とか「米を食べると頭が悪くなる」とか、ごはんを悪く言うキャンペーンがあった。だけど今の若い人は、そのキャンペーンは知らない。間違ったキャンペーンの影響を受けた六十代〜七十代の人より、そういう変な教育を受けていない若い人だからこそ、素直に聞けるというのもあるんでしょうね。

初女　今、大学なんかも変わってきていますよ。たとえば学習院女子大学は、これまではふつうの大学のように知識と学問でやってきたでしょ。でも、それではない、食の実生活から考えるべきだということに気が付いて、そちらの方に考え方が移った若い先生方が、二〇一一年の四月に立ち上げたんですよ（編注：フードコンシャスネス実行委員会）。その方々の主催で二十名くらいの実習があった。二〇一〇年は聖心女子大学、南山大学なんかも実習をやりました。そういう風にして、おむすび講習会が実施されて、どんどん変わってる。若い人たちの気持ちが変わるっていうことは、社会全体に大きく影響しますからね。

幕内　私も群馬や香川、大阪などの講演会に初女さんに来ていただきました。「初女さんの作ったおむすびを食べたい」という若い人が増えたんですね。今、年にどのくらい講演会を？

初女　一年に七十回ぐらい。

幕内　そんなに！　五日に一回ペースですか。驚きました。

初女　そうですね。一週間に二回とか。先方から呼ばれてね。まず趣意書が向こうから来るわけね。その趣意書にほだされて私が行ってるんです。こんなに思ってくれている人たちがいるのに、これは休んでられないと思って出かけるんですけどね。行ってみると、やっぱり良かったと思いますよ。その結果もはっきり出てくるから。感想文が必ず来るんです。それを読んでいると本当にありがたいなあと思って、また出かけていく（笑）。

幕内　二十年前にイスキアを作ったときより、反応が変わってきていると。

初女　変わってきている。やっぱり「命」ってことから考えるようになってますよ。

幕内　大震災や、原発問題などで、世代を超えて「命」を考える雰囲気になったんですかね。

初女　そうですね。今、幼稚園でも、幼児教育の現場で、「ごはんがだいじ」という勉強を盛んにしてる。二〇一二年の七月頃でしたか、カトリックの全国大会（日本カトリック幼稚園連盟教職員研修全国大会）に呼ばれて講演をしたんだけど、千五百人も集まったの。それだけ幼児教育で「ごはん」に力を入れてる人が増えてるんじゃない？

幕内　若い人が増えたのとつながっていて、幼児教育に携わる人たちも気付いてきたのでしょうね。先週、私は大阪の高槻《たかつき》市の幼稚園で講演でした。そしたら二〇一一年の講演の、初女さんの写真が貼ってあって。

初女　大阪市内の幼稚園でも半年くらい前にやったら、五百人くらい集まって。まだこれからですけど、横浜でも五百人くらい集まるそうです。

大阪に『キッズプラザ大阪』って子どものための博物館あるでしょ。二〇一〇年にそこが私を呼んでくれて。四歳から七歳までの子どもたちに、お米を洗うところから、ごはんをむすぶところまでやった。政府もそんなことを進めてるみたいだけど、どこまで本気かわかんない。

幕内　そうですね。どこまで本気かわかりませんね。やってみてどうでした？

初女　四歳ぐらいだと、一生懸命でも手にいっぱいついちゃし、うまくはやれない。でもお母さんたちがやっているのを見るのは大事。

幕内　お母さんがやっていれば子どももすんなりやる。それが、本当の意味での「食育」なんだと思うんです。お金なんか、かからないことが。

初女　ええ。また別のときに、おばあちゃんにあたる人が私をお家に呼んでくれた講習会で、そこの二歳の子どもが、お母さんがおむすびを作るところをじっと最後まで黙って見ていた。手を出さないで。そしてお母さんが終わるとやりたがって、最後まで作ったの。先日、「あのぼっちゃんどうなった？」って聞いたら小学四年生ぐらいだったけど、今でもやるんですって。

幕内　子どもには大きい経験ですよね。

初女　大きい。思い出が子どもを育てていってるのね。

幕内　いい言葉ですね。

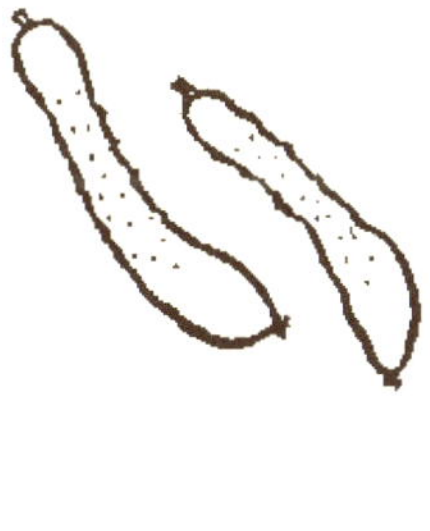

6 食べたいものを食べ、食を基本に生活すると元気でいられるの――

幕内 一年に七十回講演をこなせる元気の秘訣を伺いたいです。

初女 やっぱり感謝ですよ。講演会でお話しして家に帰る。そのとき、自分で相手に何かを与えるような感じはダメだと思う。でも、私は相手から受けることがすごく多いですね。

幕内 パワーをもらってしまう、ということですね。

初女 そう。だから、疲れてしまうからイヤだとか、こんなものやめてしまいたいとはまったく思わない。疲れることは疲れるけどね。

幕内 宿泊のときは、お着物を手に持って、講演に向かわれるんですよね。

初女 今は搭乗前に預かってもらえますしね。

幕内　初女さんは「具合の悪いときは、ごはんで治す」って本か何かで読んだんですけど。

初女　もうそんなことない（笑）。

幕内　お粥は作られます？　風邪をひいたときなどは。

初女　作らない。私、風邪もひかないの。ひいても自然に治ってる。富山の薬も置いていってくれてるけど、飲まない。もう十何年経ってるけど、一回も開いてない。

幕内　どうしてそんなにお元気なんですか。

初女　やっぱり眠ることは大事ですね。睡眠不足だと頭が回らなくなる。

幕内　四時に起きられて、寝るのは？

初女　十二時。

幕内　えっ、四時間ですか？　かなり少ないですよね？

初女　四時に目が覚めても、四時半にならなければベッドから出られない。帯津良一先生も四時に起きて四時半に病院に行くって言ってた。早く起きても、パッと起きられるもんじゃないもんね。

幕内　私も初女さんや帯津先生を見習って、五時には起きてますね。朝ごはんは何時に召し上がるんですか？

初女　七時半。お昼は十二時、夕飯は六時。

幕内　三食、ごはん食？

初女　お昼はまちまちですね。パンとか麺類のこともあります。頂き物もありますし、そのときに食べたいものを食べるの。そうね、元気の秘訣といったら、食べることと眠ること。肉を食べるときもあるし。食べたいものを食べている。「食べたい」っていうのは、体が要求してるんじゃないかと思って。

幕内　子どもも同じで、親のこだわりによって、食べさせたり食べさせなかったりするけど、体の要求が素直に出る子どもが食べたいと思うものが、体に良いもののはずですよね。

初女　そう。

幕内　買い物はどなたかにしてきてもらってから、献立を考えるんですか?

初女　献立も食べたいものを作ってる。

幕内　毎日、食べたいものを考えてから献立を決める?

初女　食べたいものを考えて。で、作りながら増やしてみたり。

幕内　今日はお魚が食べたいからお魚にしよう、と?

初女　うん。今日は玉ねぎを生のままで食べたかったから、サラダの中に入れたの。たまらなく食べたかったの。

幕内　それは、体が欲してるんですかね？

初女　そうですね。

幕内　体が弱ったとき、疲れたときの食事は？

初女　食べられるかって？　食べますとも。食べて元気になるの。

幕内　食べて、寝ると。

初女　まとまった睡眠を二回～三回とると元気になるから。やっぱり、食べたいものを食べて、寝られるときには寝る、それがいいんでないかと思う。
　あとは、講演があるから、相手に迷惑をかけないように注意しているということもある。でも、食べ物を基本にして生活していると、毎日おいしい物を食べているから、病気になりにくいのかもしれないですね。

幕内　初女さんをはじめとして、高齢で元気な方はたいがい「健康法」はないですね。健康のために、あるいは長生きするために生きている人はほとんどいない。「健康」や「生」に執着するのではなく、今を充実して生きてる方が多いように感じます。

先日、新聞に百歳になっても通勤しているサラリーマンが紹介されていました。たぶん経済的なことなどを考えたら、働く必要はないんだと思います。でも、それでも働き続ける。立派だと思いました。いつまでも「社会」から必要とされて働いている、それが健康法だと思いました。初女さんと同じだなと思いますね。

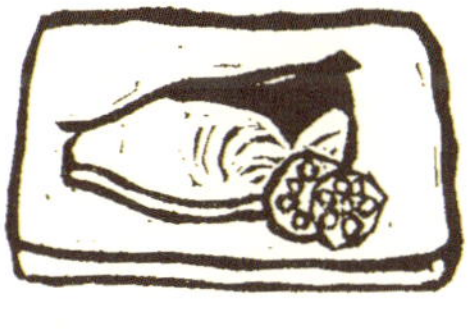

7 「食」は本当に大切なことを気付かせてくれます――

幕内 先ほどいただいた、きゅうりの漬け物は塩漬け？

初女 それは浅漬けね。この地方は保存の利くものでないと。今は交通の便も良くなったし何でも手に入りますけど、大雪になったら思うように買い物に行けないこともあるし。漬け物が家の中にあれば重宝ですから。（窓を指さし）ここらまで雪で見えなくなるんだもん。

幕内 漬け物は欠かせない。糠味噌はどのように作ってますか。

初女 糠は炒って、塩、水、何でも入れる。ビールの残ったのとか、だしを取ったあとの昆布とか。玉子の殻やにんにくも。きゅうりだって一本、朝入れれば夜食べられる。

そういえば、さっき子どもの塩分の話が出ましたけど、あるとき、小学四年生の子と二年生の男の子と女の子と一緒に、四人で取材を受けたんです。そのとき、最初に野菜の皮むきからしたの。皮をむく道具でやるのではなく、手でむく方法を教えたら、その子たち、きれいにむいたんですよ。なので、褒めて、それを漬けたの。アナウンサーに、「できあがった漬け物を食べさせるんでしょ」と聞いたら、「食べるのではなく、見せるところまでです」と言うから、「それじゃかわいそうだよ」って、漬けたのを持って行ったら、子どもが「漬け物だー、漬け物だー」って言ってとても喜んで食べた。

漬け物は、子どももすごく食べたがる。でもそれを、塩分が多いからと言って親が抑えた。塩分も体が欲していれば、与えないと。最近はお母さんが漬けないから、本物の漬け物を食べないでしょ。旦那さんだって食べないといけない。お母さんたちは「うちの主人は食べないんです」って言うけど、食べさせてない。食べさせなきゃ、健康に良くない。それでも最近は、だいぶ良くなってきたように思うけど。

幕内 若い父母の意識は、人によってかなり差があるように思いますね。極端に分かれてきているように思います。きちんと漬け物を漬ける人がいる一方で、菓子パンを食べさせてる人もいます。

初女 それから、糠味噌っていうのは、生物多様性を表していると思っている。二番の映画(『地球交響曲〈ガイアシンフォニー〉第二番』)のときに、映画の始まり、一番最初の画面はどう始まるんだろうと思ってたんですよ。そしたら最初に出てきたのは映像でなくて、言葉が出てきた。「多様な物が多様なまま共に生きる。それが生命の摂理であり、宇宙の摂理である」っていう言葉。あれがどういう意味なのか私には全然わからなかったの。いつもわからないものは龍村監督に電話して聞くんですけど、そのときこそ聞けばいいのに、なぜか聞けなかったんですよ。そしてそのまま十六年間、それを温めてたの。

そしたら数年前に、生物多様について語って欲しい、という依頼がきたんですよ。愛知県の方で地球温暖化と生物多様性についての国際会議があるので、そこで講演して欲しいと。「この会議は十年計画で進めていて、今五年経って、温暖化のほうの意識はいくぶん広まってきた。でも、生物多様性のほうは全く進んでない。そのところを今発表しなきゃダメだから、佐藤さんやってくれないか」っていうんですよ。

私は「生物多様性」なんていう言葉もわからない者が、どうして説明できるだろうかと思って、これは断らなきゃダメだなと思ってたの。そしたら、何日か考えてるうちに本部の方から手紙が来て、「なぜ、あなたにやってもらおうかと思ったのか。それは、五年経った結果を見たら、生物多様性への意識はちっとも動いていない。あなたは今までそれをやってきたから、それを話してくれ」と。私が今までにやってきたことを話すのであればできるから、「じゃあ受けましょう」と言って。そうして、講演に行き、他の方のお話を聞いてみると、「生物多様性」って、本当にそんな難しいものでないということがわかったの。毎日の生活の中にあるということが、わからなかっただけだったんです。

ちょうどその頃、私の近づきにしてる友達と、講演の帰りに東京のホテルに一緒に泊まったの。私はその友達の話も聞きたいし、私の話も聞いて欲しいと思ったから。一緒に話をしてるうちにハッと気が付いたのは、その人は糠味噌の達人なわけよ。私は糠味噌はうまくできたことがなくて、いつも問題なの。だから糠味噌のお話を聞きましょうと思って、一生懸命聞いてたの。そこで、ふっとひらめいたんです。糠味噌の床は、作るのに十二種類ぐらいのものを入れて、それを手でこねるわけです。手でこねると、糠の中の微生物が活発になる。そこに新しい野菜をつっこんで、その狭いところで野菜はひしめきあってるわけ。ひしめきあいながら、いい味を出そうとして一生懸命がんばってる。あ、これが糠味噌なんだ、「生物多様性」なんだと気付いたの。それからは糠味噌を一生懸命作って、床をみんなに分けてる。

いつも、皆さんの依頼を、受けるだろうか受けないだろうかと、考えます。断ればそこで切れるから楽なんです。でも、苦しくても受ければ、半歩でも前進する。私は楽なほうを取らないで、苦しむほうでやってる。

幕内　話ができるかどうかはわからないけど、引き受けて自分の経験をしゃべってくるってことですね。

初女　うん。「生物多様性」は全くわからなかったものね。最近は、「生物多様性」ってあちこちに書いてあるでしょ。だけど、それをただ説明すれば、ただ難しいだけ。その表し方がわかりやすくないといけない。だから、私たち人間もこの社会の中でひしめきあっているけれども、苦しみも通して自分のいいところを出すようにがんばってる。そういう風に考えれば、「生物多様性」は難しいことでないのね。

幕内　「生物多様性」という言葉を調べて話したりするのではなく、これも、あくまでも初女さんの「体験」の中から話すということなんですね。

　このたびは、お忙しい中、お時間をいただきありがとうございました。調理から、生物多様性まで、幅広いお話をしていただきました。今、地球が抱えている問題さえも、身近な食を考えることで気付くことができる。ごはん、味噌汁、漬け物と、なんてことない日本の食事が、「食は命」を感じさせるものとなっている。身近なところから変えていけば、心も健康も取り戻せて、ゆくゆくは地球が変わっていく可能性がある、ということですね。本当にありがとうございました。

第4章 料理編

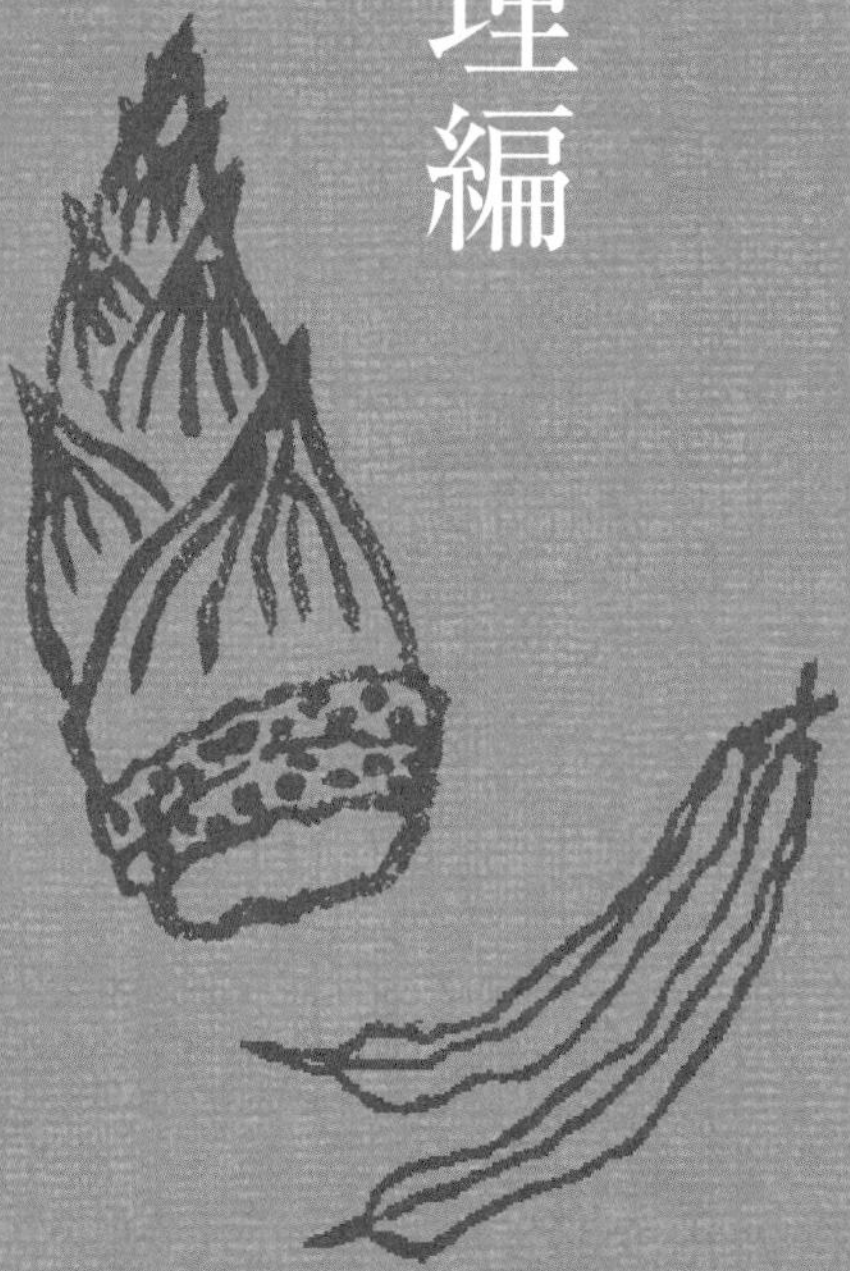

春

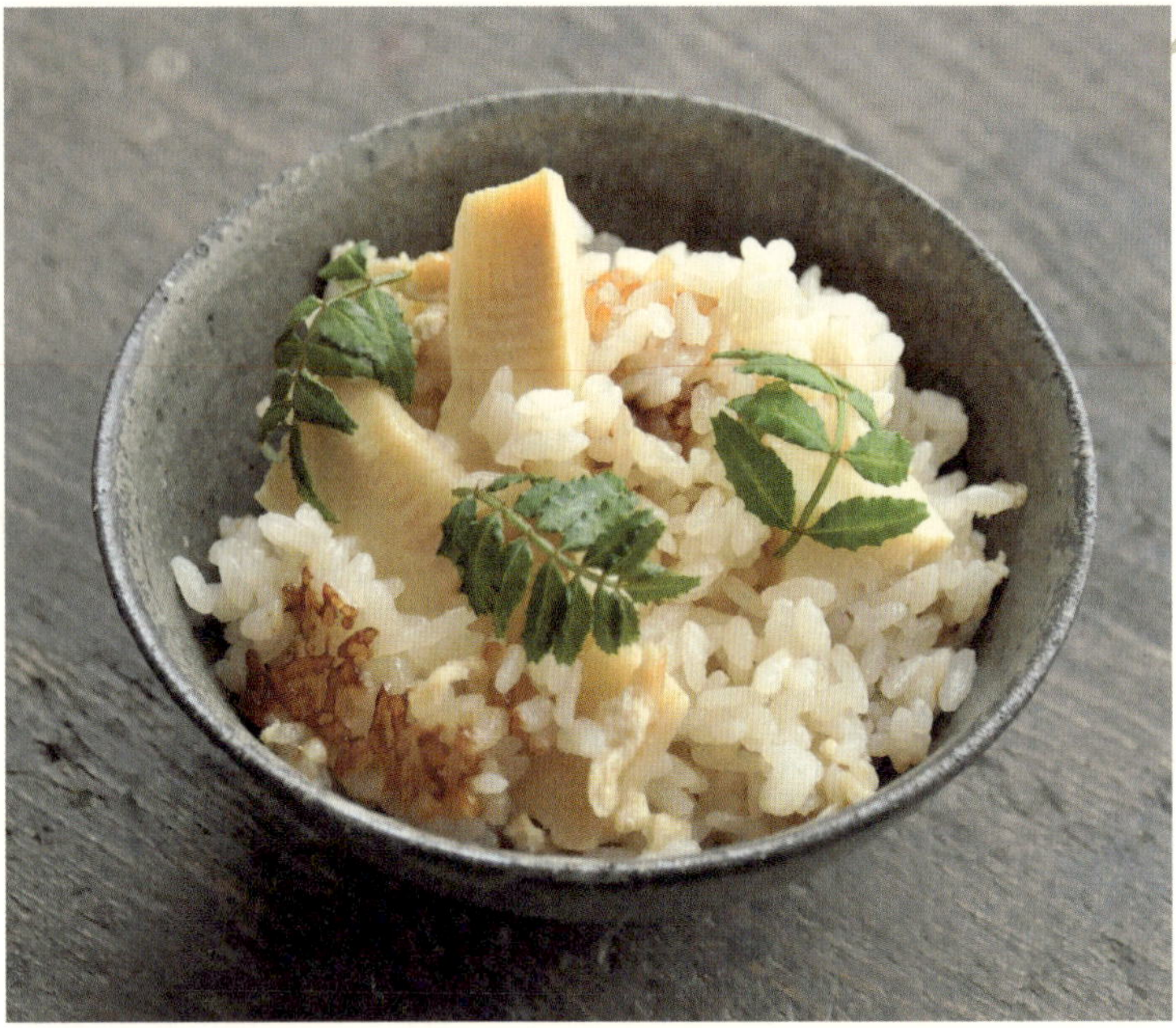

「筍《たけのこ》ごはん」

春のごはん 1

材料（2人分）
米…2合
ゆで筍（小）…1本
油揚げ…1枚
木の芽…好みで適宜
かつおと昆布のだし…約400㎖
（詳しくはP218のレシピを参照）

Ⓐ
薄口醤油…40㎖
（大さじ2と小さじ2）
みりん…40㎖
（大さじ2と小さじ2）

作り方

❶米は炊く30分から1時間ほど前に研いで、水に浸しておく。ゆで筍は食感が残るように5㎜くらいの薄切りに、油揚げは細かく刻んでみじん切りにする（上品な仕上がりにしたい場合は、みじん切りにした油揚げをざるにのせ、熱湯を回しかけて油抜きを）。

❷①の米をざる上げして水気をしっかりと切り、炊飯器に入れる。Ⓐを加えてから、手早く2合の目盛りまでだしを注ぎ、ひと混ぜする（だし400㎖は目安なので、炊飯器の目盛りを参考に、米の状態、自分の体調などに合わせる）。

❸筍と油揚げを入れて炊き、炊きあがったらさっくりと混ぜて器に盛り、（好みで）木の芽を散らす。

※旬の時期であれば、筍は水煮の加工品ではなく、香りと食感のよい、生の筍を自分でゆでてみて下さい。米糠などをつかってアク抜きを。

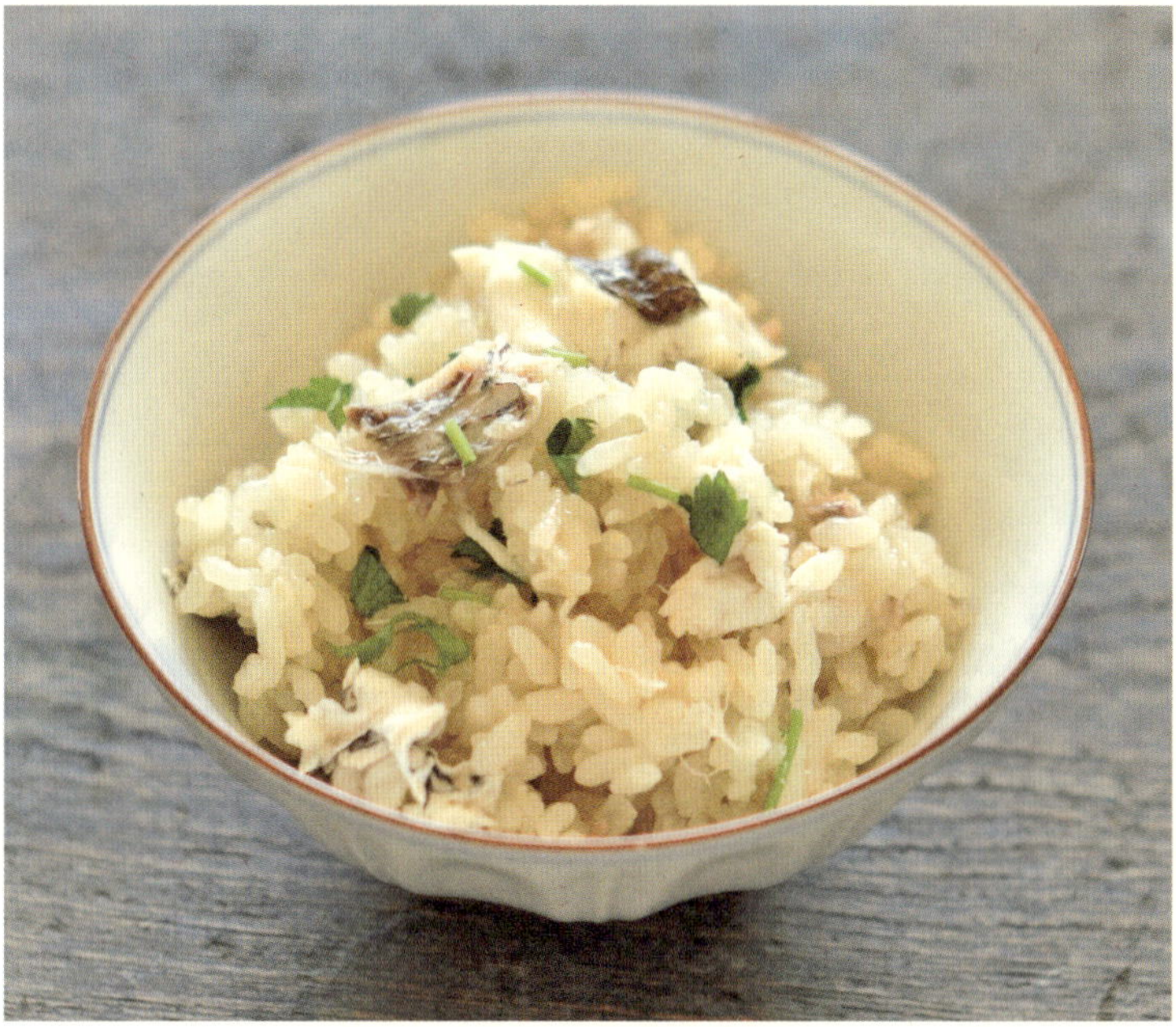

「鯛めし」

春のごはん 2

材料（2人分）
米…2合
鯛の切り身…2切れ
三つ葉…好みで少々
かつおと昆布のだし
…約400㎖（詳しくはP218のレシピを参照）

Ⓐ
薄口醤油…30㎖（大さじ2）
酒…30㎖（大さじ2）
みりん…15㎖（大さじ1）

Ⓑ
薄口醤油…40㎖（大さじ2と小さじ2）
みりん…40㎖（大さじ2と小さじ2）

作り方
❶米は炊く30分から1時間ほど前に研いで、水に浸しておく。
❷鯛の切り身は、バットもしくはポリ袋の中で、Ⓐを合わせたものに20分ほど漬け込む。
❸①の米をざる上げして水気をしっかりと切り、炊飯器に入れる。Ⓑを加えてから、手早く2合の目盛りまでだしを注ぎ、ひと混ぜする（だし400㎖は目安なので、炊飯器の目盛りを参考に、米の状態、自分の体調などに合わせる）。
❹②で漬け込んだ鯛の切り身を取り出して③の上にのせて炊く。炊きあがったら鯛の切り身だけ大きめのお皿の上などに取り出して、手で丁寧に骨を取り除いたら、ごはんに戻し入れてさっくりと混ぜて器に盛り付ける。好みで細かく刻んだ三つ葉を散らす。

「豆ごはん」

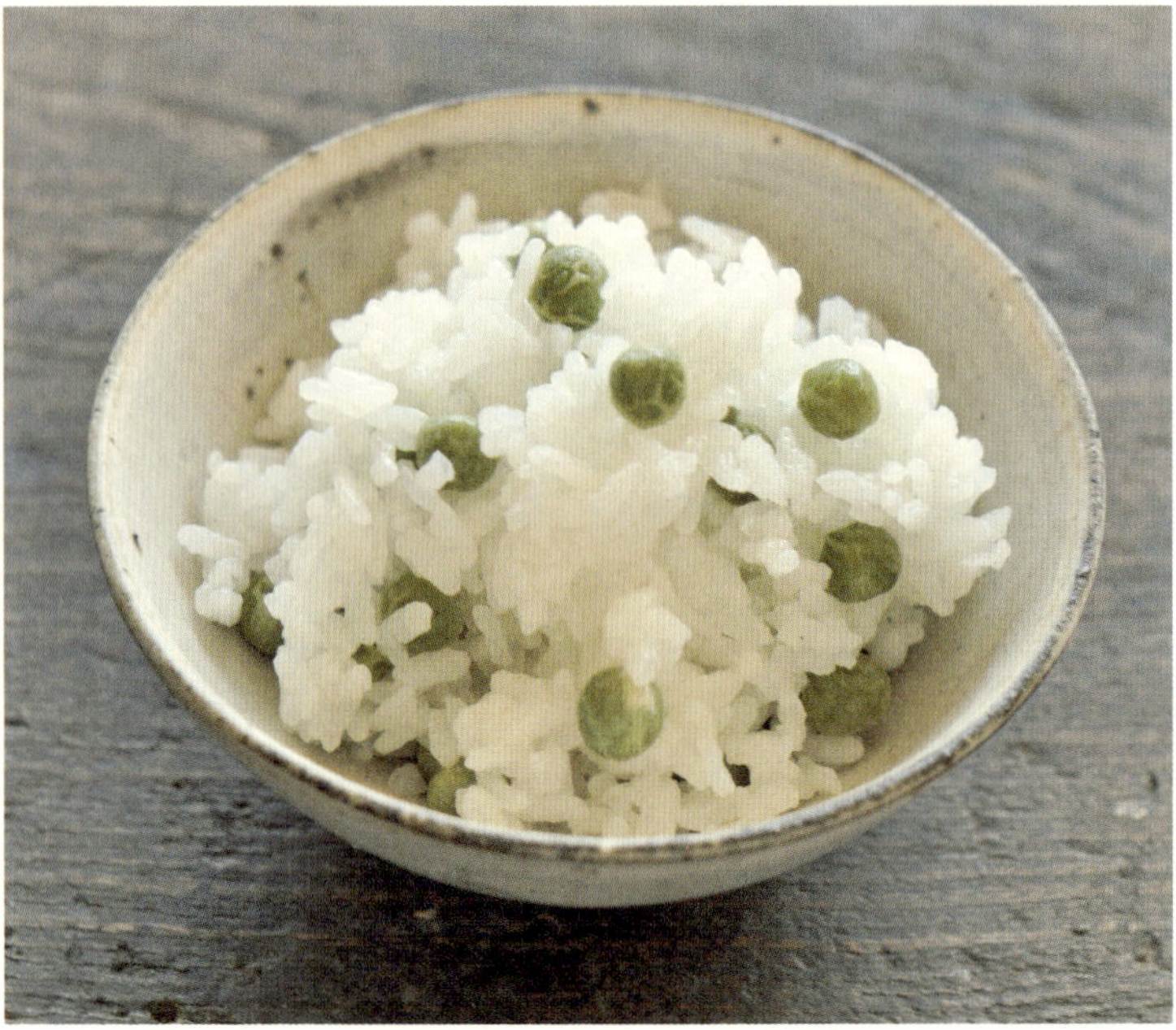

春のごはん 3

材料（2人分）
米…2合
えんどう豆（さや付き）
…150g程度
塩…小さじ1と1/3
酒…好みで適宜

作り方
❶白ごはんを炊く要領で、米を研ぎ、炊飯器の内釜の2合の目盛りまで水加減をして30分から1時間ほどおいて浸水させる。
❷さやから取り出したえんどう豆は、さっと洗ってざるに取り、水気をきっておく。
❸①の釜に小さじ1と1/3の塩を加えて、軽く混ぜて溶かし、えんどう豆をのせて炊きあげる。
❹炊きあがったら（好みで）酒をひと振りし、さっくりと全体を混ぜて器に盛り付ける。

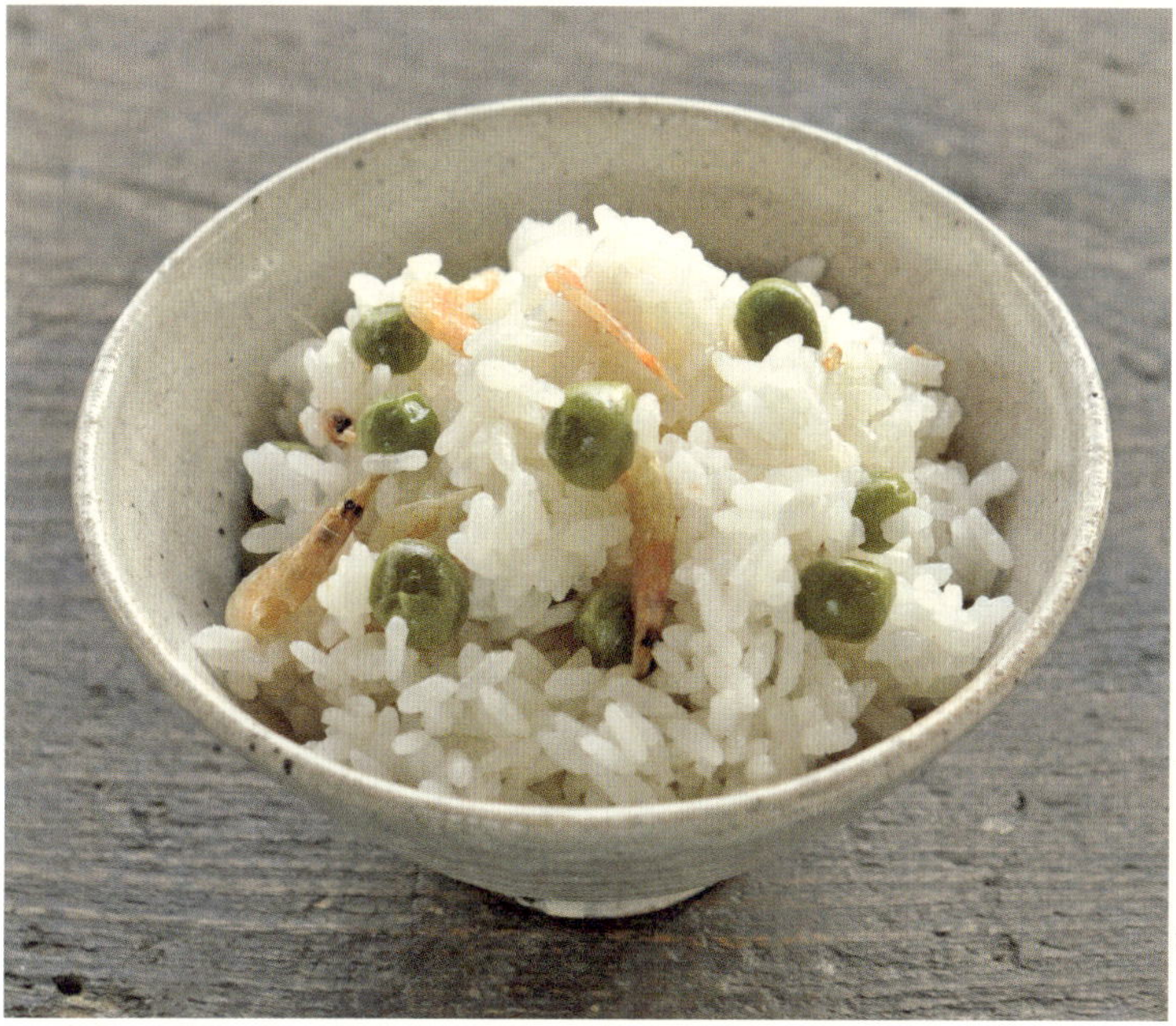

「桜えび入り豆ごはん」

春のごはん4

材料（2人分）
右ページの春のごはん3の「豆ごはん」と同じ材料
+干し桜えび…5g
塩…小さじ1
酒…好みで適宜

作り方
右ページの「豆ごはん」と同じ要領で、えんどう豆と同じタイミングで桜えびを入れる（桜えびに塩気があるため、塩の分量は右ページと異なるので注意）。

初女さんのこだわり

白ごはんの炊き方のコツはP220参照

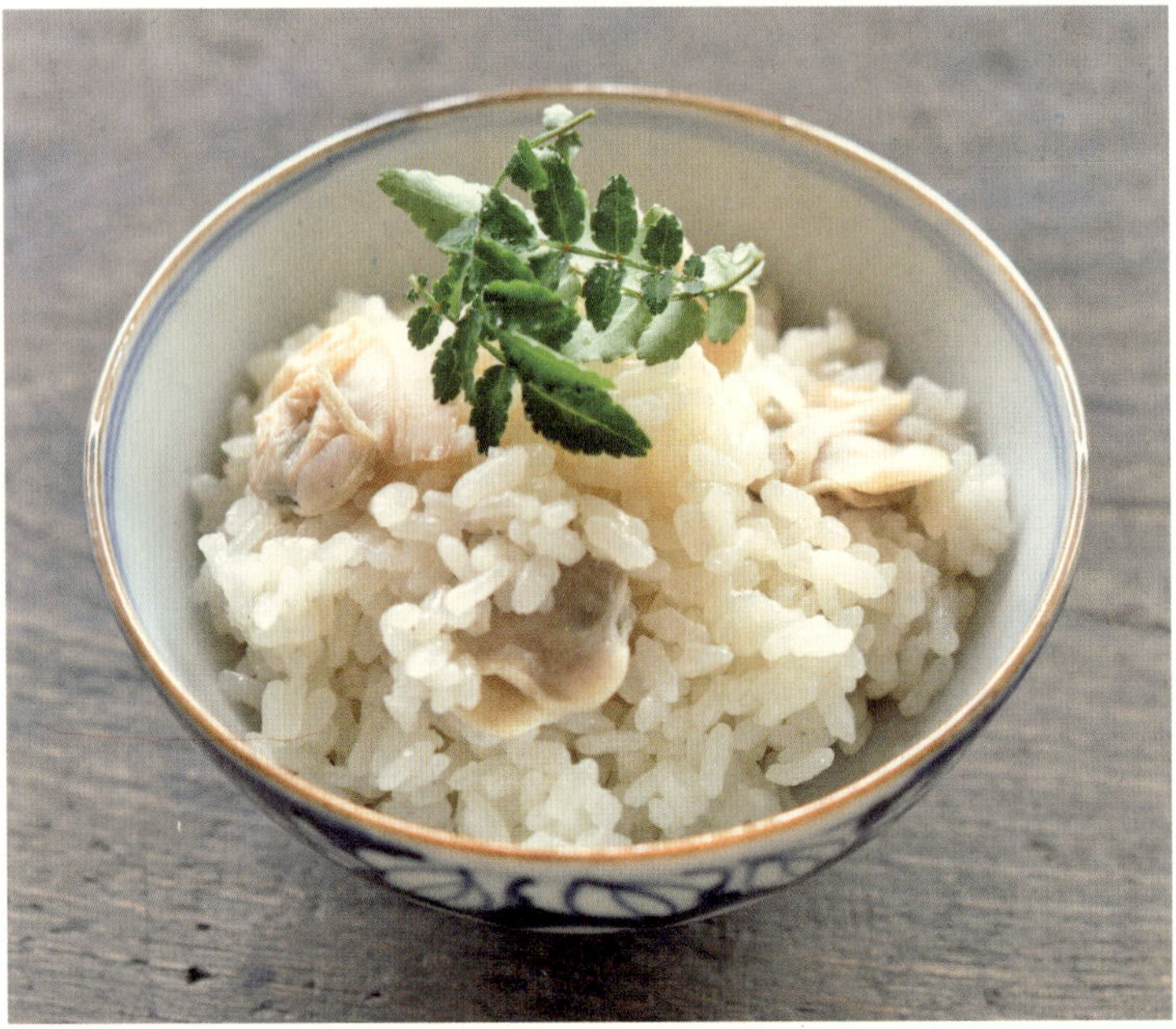

「蛤《はまぐり》ごはん」

春のごはん 5

材料（2人分）
米…2合
蛤…10個程度（殻付き）
木の芽…好みで適宜
昆布だし…300㎖＊
＊水300㎖に対して昆布5×3㎝ほどを使い、30分以上水につけておき、昆布だしを用意する
Ⓐ 薄口醤油…15㎖（大さじ1）
みりん…10㎖（小さじ2）

作り方
❶米は炊く30分から1時間ほど前に研いで、水に浸しておく。
❷蛤は砂出しをして、火にかける直前に貝同士をこすり合わせるようにしてもみ洗いする。
❸鍋に昆布だしと蛤を入れて火にかけ、途中アク取りをしながらじっくりと火を通す。蛤の口が開いたら、開いたものから順に取り出し粗熱を取っておく（蛤の身はごはんが炊きあがった後に加える。ゆで汁はとっておく）。
❹①の米をざる上げして水気をしっかりと切り、炊飯器に入れる。Ⓐを加え、③のゆで汁を注ぎ、2合の目盛りまで水を追加してひと混ぜする（ゆで汁の粗熱が取れてから合わせる）。
❺炊きあがったらごはんの上に蛤の身を広げ入れ10分蒸らす。食べる時にさっくりと全体を混ぜて器に盛り、（好みで）木の芽を散らす。

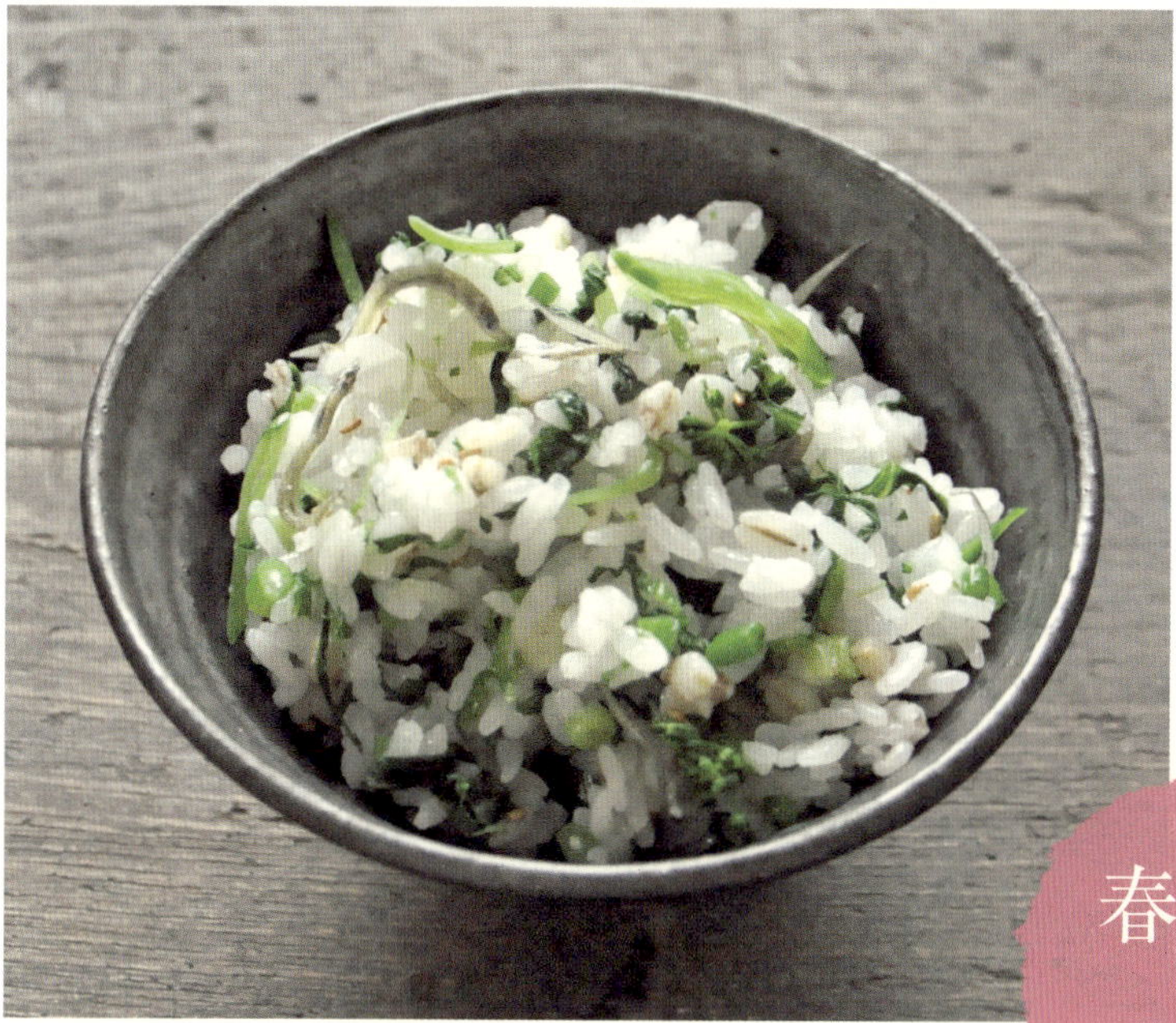

「春の菜飯《なめし》」

春のごはん 6

材料（2人分）
米…2合
菜の花…⅓束（65〜70g）
根三つ葉…⅓束＊
＊普通の糸三つ葉の場合は1束
絹さや…10枚
炒りごま（白）…大さじ1
ちりめんじゃこ…10g
塩…小さじ1
※好みで押し麦やもち麦などの雑穀を加えても

作り方
❶白ごはんを炊く要領で、米を研ぎ、炊飯器の内釜の2合の目盛りまで水加減をして30分から1時間ほどおいて水に浸しておく。
❷①の釜に小さじ1の塩を加えて、軽く混ぜて溶かし、塩味のごはんを炊く。
❸菜の花、根三つ葉、絹さやはそれぞれ1分を目安に、塩（分量外）を入れたお湯でゆでて、菜の花、根三つ葉は3㎜くらいに細かく刻み、絹さやは2㎜くらいの幅で斜め切りにする。
❹ごはんが炊きあがったら、手でしっかりと水気をしぼった③を加え、さらに、ごまとちりめんじゃこを混ぜ込み、さっくりと混ぜて器に盛り付ける。

雑穀を加える場合の作り方

「米2合を計量した後、加える雑穀と同じ分量の米をそこから抜きとってから雑穀を加える。たとえば、大さじ2の雑穀を加えるなら、米大さじ2を抜いた後に、雑穀大さじ2を加える。それから米を研いで水に浸して（雑穀を入れる場合は1時間は浸水が必要）、しっかり水気を切ってから炊飯器に移し、レシピを参考に調味料等を加えて炊く」

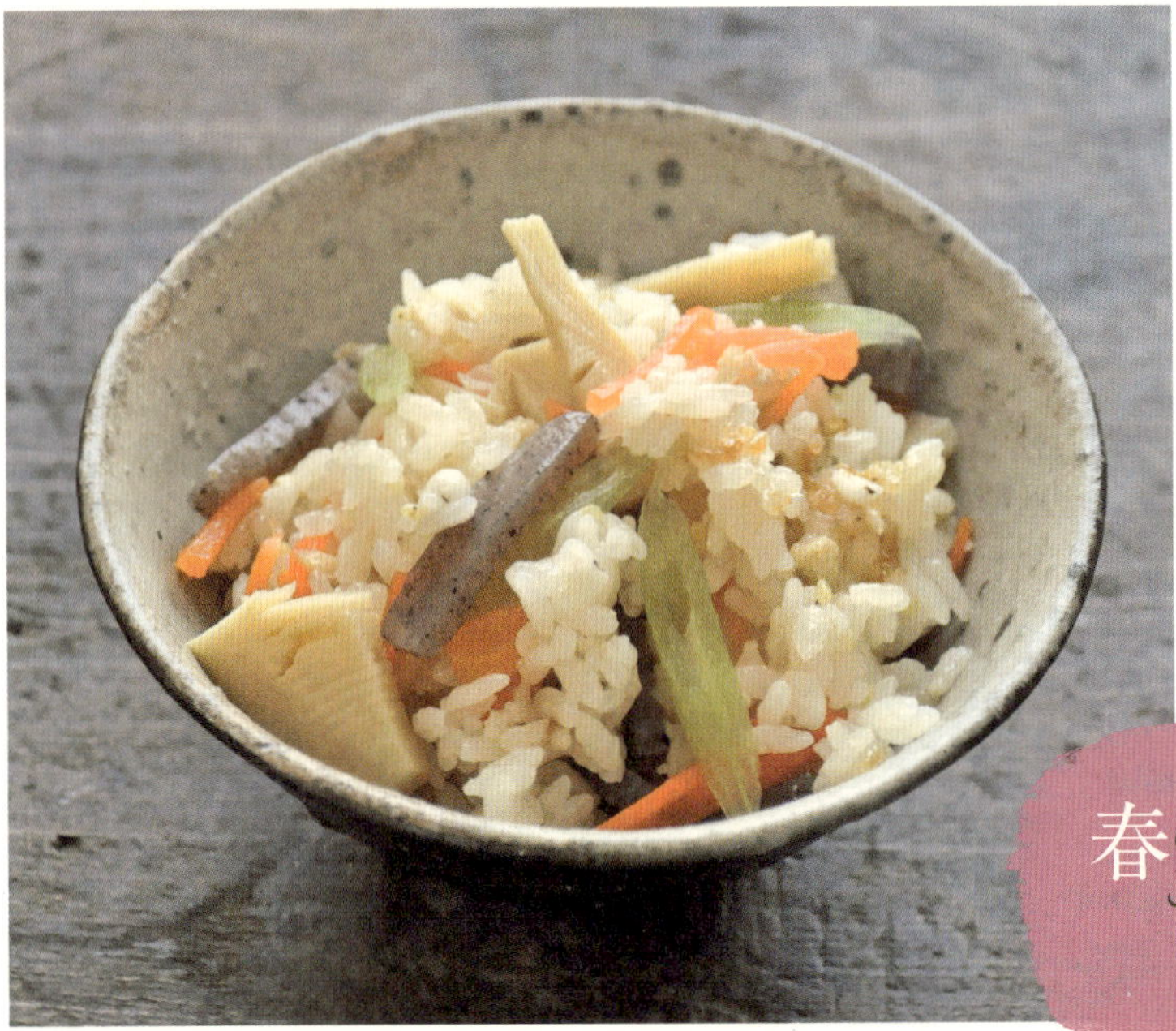

「春のかやくごはん」

春のごはん 7

材料（2人分）
米…2合
ゆで筍（小）…1本
こんにゃく…1/3枚
油揚げ…1枚
人参…1/3本
ふき…1/3本
◎塩（下処理用）…適宜
かつおと昆布のだし…約400㎖
（詳しくはP218のレシピを参照）
Ⓐ 薄口醤油…40㎖
（大さじ2と小さじ2）
みりん…40㎖（大さじ2と小さじ2）
※好みで、はと麦、あわ、ひえなどの雑穀を加えても

作り方
❶米は炊く30分から1時間前に研いで、水に浸しておく。
❷ゆで筍は薄切り、人参は皮をむいてマッチ棒程度の太さの細切り、油揚げは細かく刻んでみじん切りにする（上品な仕上がりにしたい場合は、P122の要領で油抜きを）。こんにゃくは厚みを半分にして短冊切りにし、塩もみをしてからさっと水で洗っておく。ふきは塩をまぶして板ずりし、塩のついたまま熱湯でゆでてから冷まし、薄皮をむいてから斜め切りにする。
❸①の米をざる上げして水気をしっかりと切り、炊飯器に入れる。Ⓐを加えてから、手早く2合の目盛りまでだしを注ぎ、ひと混ぜする（だし400㎖は目安なので、炊飯器の目盛りを参考に、米の状態、自分の体調などに合わせる）。
❹ふき以外の具を入れて炊き、炊きあがったらふきを加えて、さっくりと混ぜて器に盛り付ける。

雑穀を加える場合の作り方
P127を参照

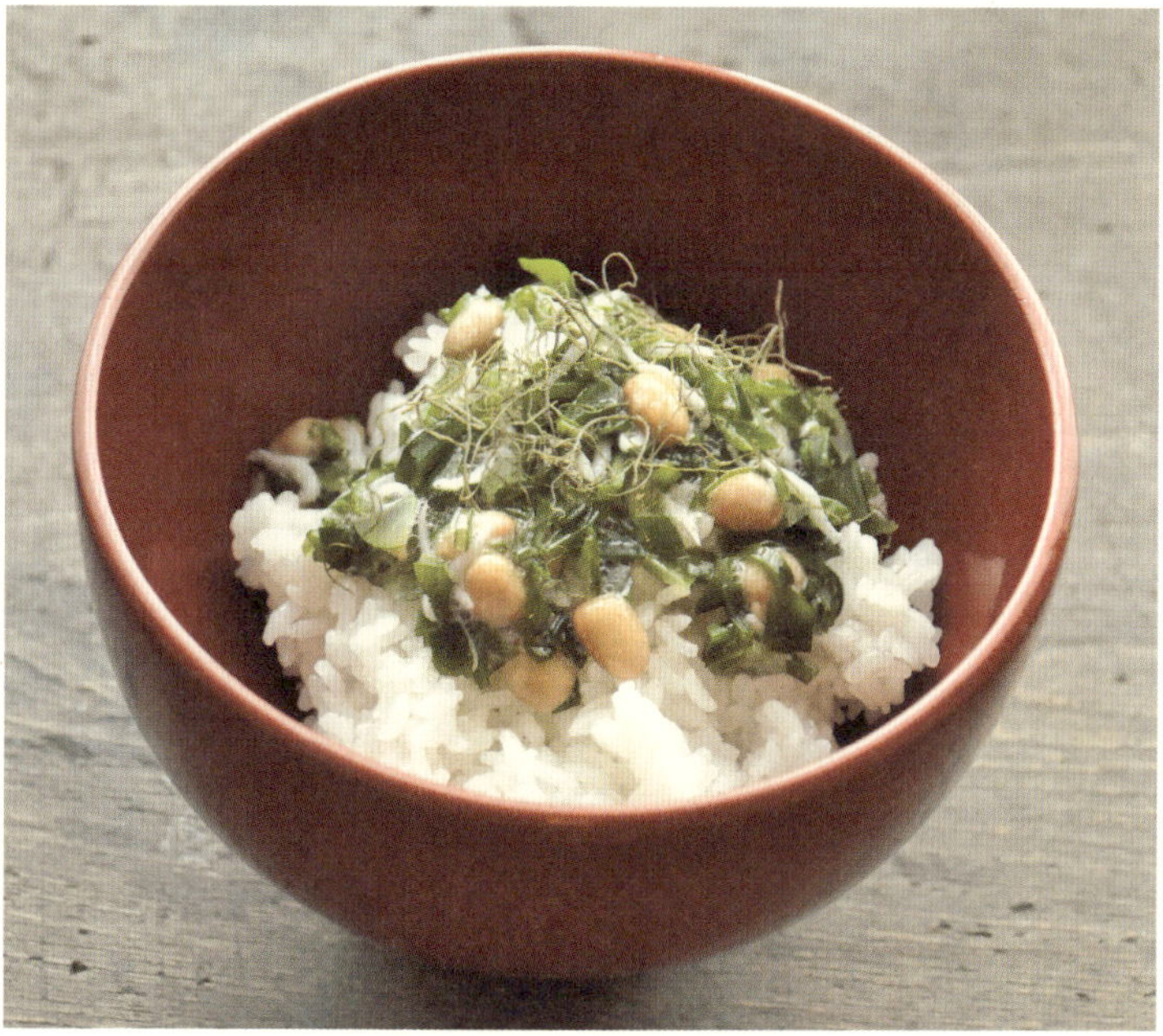

「めかぶごはん」

春のごはん 8

材料（2人分）
米…2合
めかぶ（生）
…150〜200g
納豆…1パック
ちりめんじゃこ…25g
細切り昆布＊
…5g程度（好みで）
＊「ごはん昆布」「納豆昆布」などの商品名で売られている極細切り昆布を使用
濃口醤油…適宜
※ゆでたオクラなどを刻んで混ぜても美味しい

作り方
❶白ごはんを炊いて用意しておく。
❷めかぶは納豆の豆と同じくらいの大きさに刻み、熱湯で2分くらいゆでてからざる上げする。一度ざるごと冷水に浸して冷まし、しっかり水気を切っておく。
❸ボウルの中で納豆を粘りが出るまで箸で混ぜ、次に②、ちりめんじゃこ、好みで細切り昆布を加える。これらの具材に塩気が含まれているため、ここで一度味見をしてから、塩気が足りなければ濃口醤油で味付けをして、ごはんの上に盛り付ける。

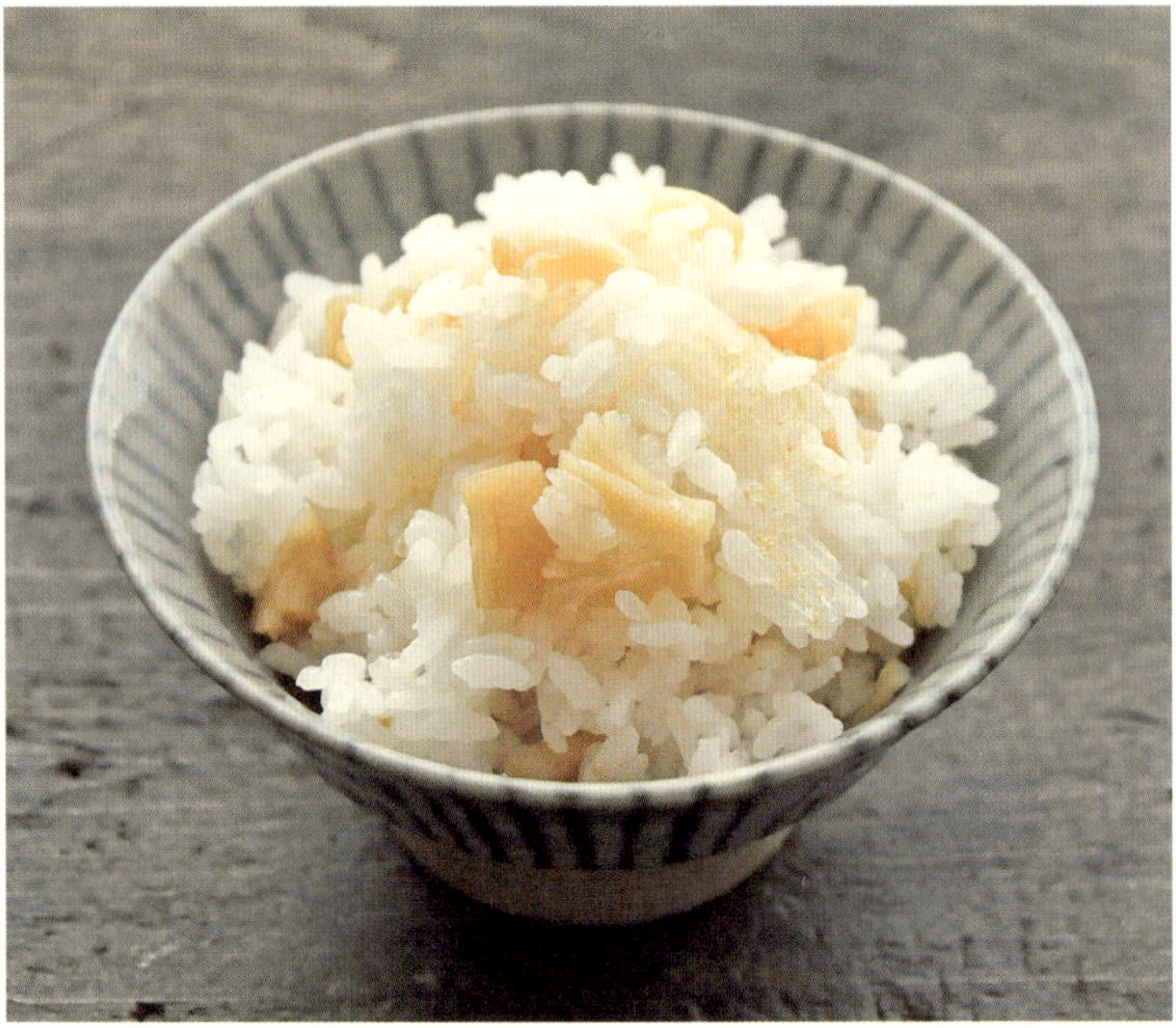

「貝柱ごはん」

春のごはん 9

材料（2人分）
米…2合
干し貝柱…20g
水…400㎖
塩…小さじ1と1/3
酒…好みで適宜

作り方
❶400㎖の水に干し貝柱を入れ、冷蔵庫に一晩おいて干し貝柱を戻す。
❷米は炊く30分から1時間前に研いで、水に浸しておく。
❸②の米をざる上げして水気をしっかりと切り、炊飯器に入れる。貝柱のだしが出た①の戻し汁を注ぎ、2合の目盛りまで水を追加して、塩小さじ1と1/3を加えてひと混ぜする。
❹戻った貝柱を手で粗くほぐして炊飯器に加えてから炊きあげ、炊きあがったら（好みで）酒をひと振りし、さっくりと混ぜて器に盛り付ける。

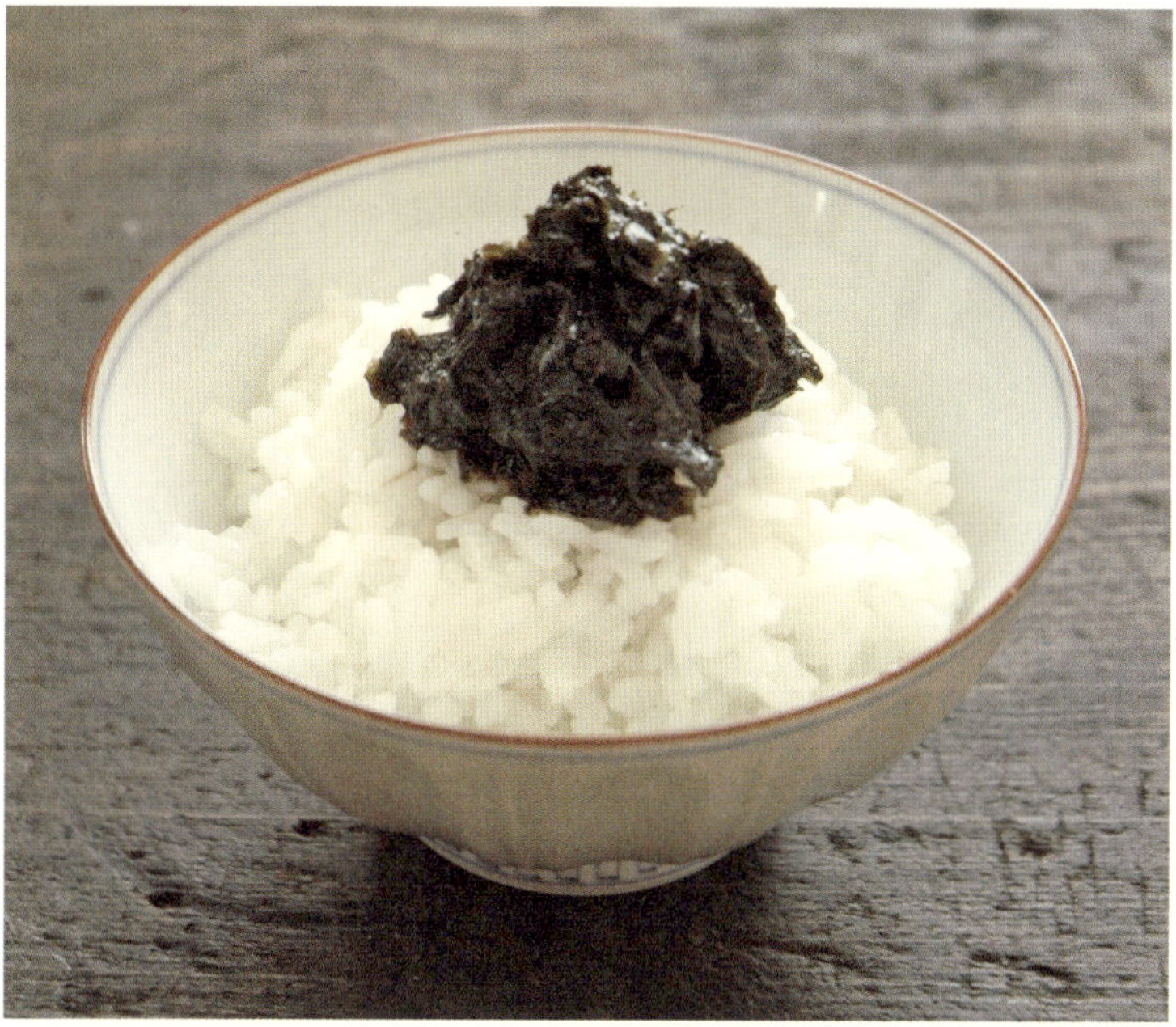

「海苔の佃煮」

春のごはんの友1

材料（作りやすい分量）
焼き海苔＊…5枚
＊しけた海苔を使ってもよい
かつおと昆布のだし
…100㎖（詳しくはP218のレシピを参照）
酒…50㎖
（大さじ3と小さじ1）
濃口醤油…45㎖（大さじ3）
みりん…30㎖（大さじ2）
砂糖…大さじ½

作り方
❶焼き海苔を適当な大きさに手でちぎって、鍋の中に入れ、だしと酒を加えてふやかしておく。
❷焼き海苔がふやけたら、濃口醤油、みりん、砂糖の調味料を加えて火にかける。
❸沸いてきたら火加減を中火に落とし、煮汁がなくなるまで煮詰める（煮汁が少なくなってきたら火加減を弱火にして焦げないように注意しながら汁気を飛ばす）。

「ふきのとう味噌」

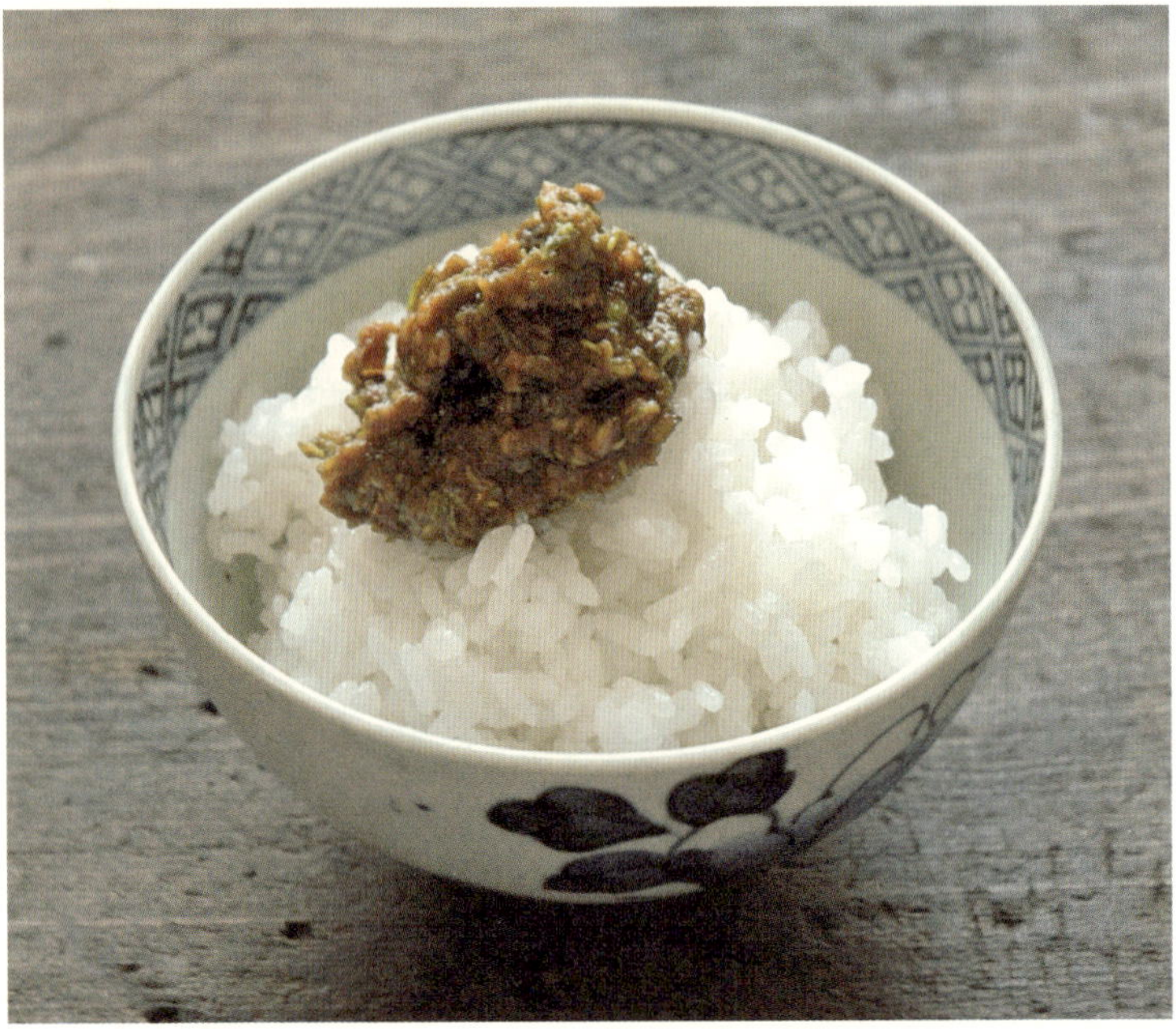

春のごはんの友2

材料（作りやすい分量）
ふきのとう…8〜10個
好みの味噌…60〜70g
（大さじ4程度）
サラダ油…15ml（大さじ1）
みりん…30ml（大さじ2）
砂糖…大さじ1程度

作り方
❶ふきのとうを刻む前に、味噌とみりんを量ってよく混ぜ合わせておく。
❷鍋にサラダ油をひき、（変色を防ぐため）炒める準備ができてから、ふきのとうを5mm角ほどの大きさに刻む。
❸ふきのとうを刻み終えたらすぐに中火で熱した鍋に入れて炒めはじめ、全体に油が回るようにしっかり炒める。
❹①の味噌とみりんを合わせたものを加え、火加減を弱火に落として、底が焦げつかないよう木べらなどで練るように火にかける。
❺2〜3分ほど火にかけたら味見をして、甘みが足りなければ砂糖を加えてよく混ぜ合わせる。

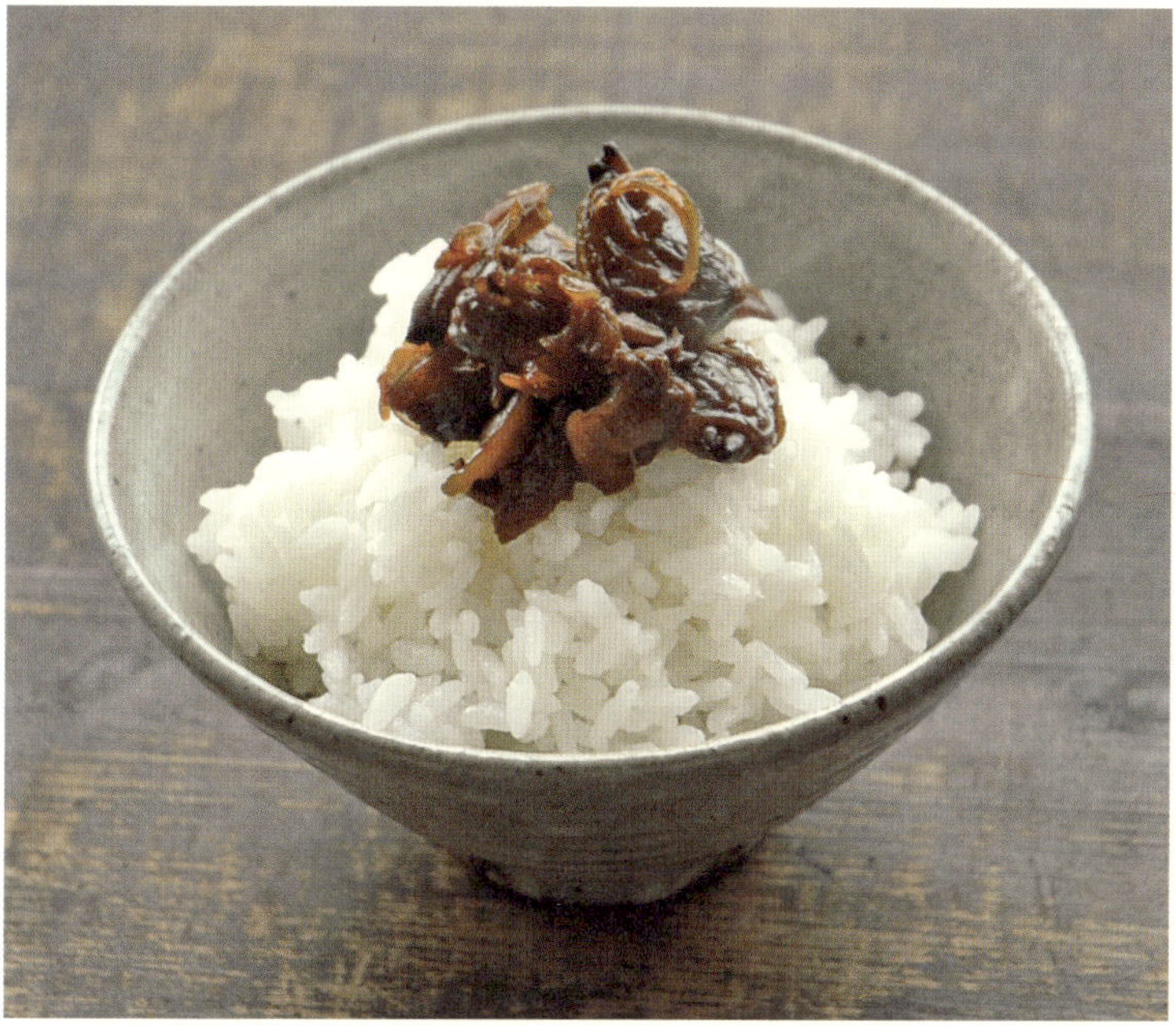

「あさりの佃煮」

春のごはんの友3

材料（作りやすい分量）
あさり（殻付き）…1kg
生姜…ひとかけ分
酒…100ml
Ⓐ
濃口醤油…90ml（大さじ6）
みりん…60ml（大さじ4）
砂糖…大さじ2

作り方
❶砂出しをして洗ったあさりを広口の鍋に入れ、酒を加え、火にかけて酒蒸しにする。
❷中火の火加減で蓋をして蒸しあげ、沸騰したら火を弱め、あさりの口が開いたら順に取り出す。
❸あさりを取り出した後の煮汁は、味付けに100mlほど使うので捨てずに取っておく。
❹取り出したあさりをむき身にして小さめの鍋に入れ、③の煮汁100mlとⒶ、せん切りにした生姜も一緒に中火にかける。
❺沸いてきたら火加減を少し落とし、途中2、3度箸で混ぜながら、煮汁がなくなるまで煮詰める（煮汁が少なくなってきたら火加減を弱火にして焦げないように注意しながら汁気を飛ばす）。

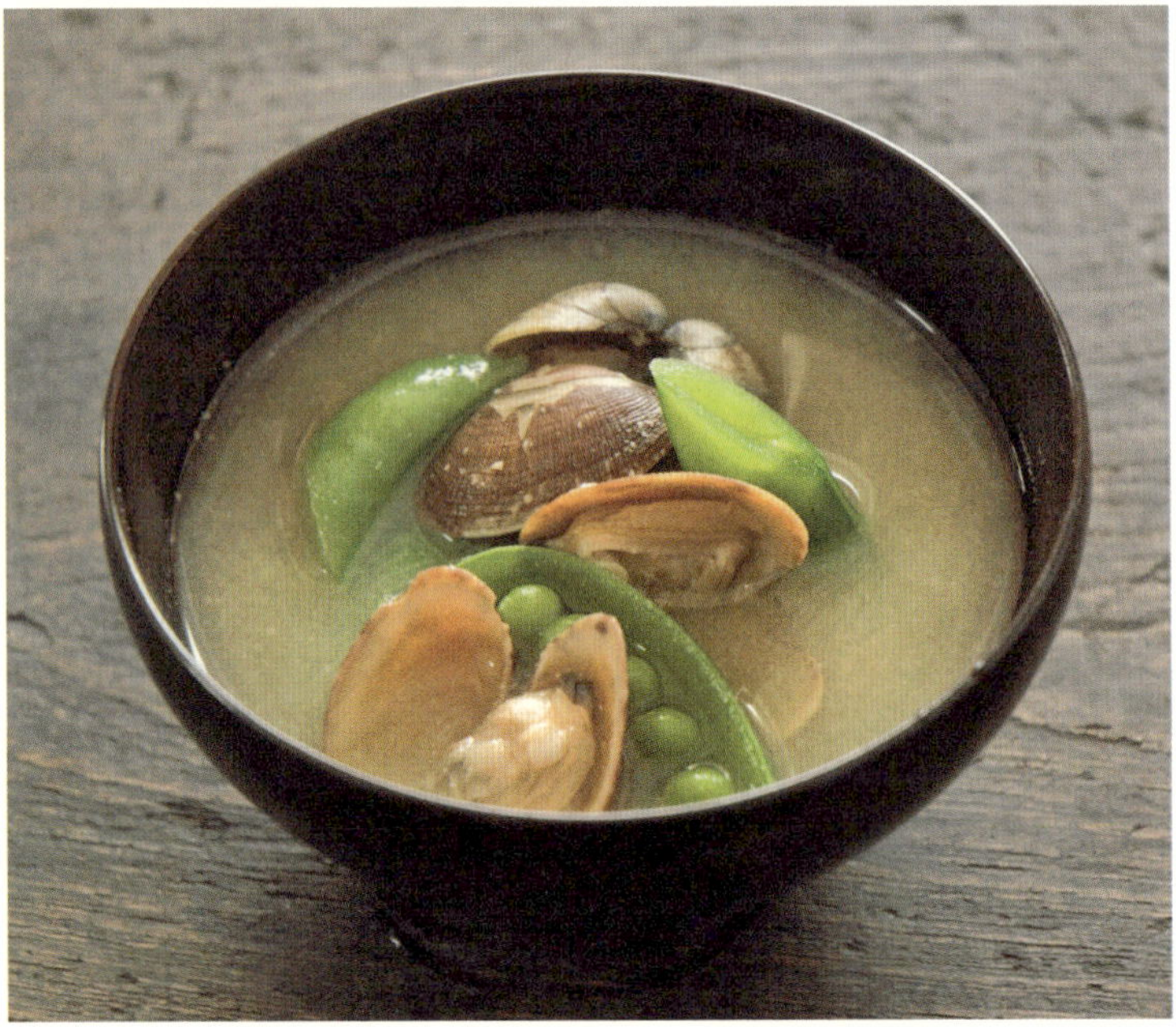

「あさりとスナップえんどうの味噌汁」

春の味噌汁
1

材料（2人分）
あさり（殻付き）
…200〜300g
スナップえんどう…8〜10本
水…600㎖
昆布…6g（5×5㎝大くらい）
味噌…大さじ3程度
◎写真は米味噌を使用

作り方
❶砂抜きしたあさりを用意し、鍋に入れる前に貝同士をこすり合わせて洗う。
❷スナップえんどうは筋を取ってから塩ゆでして、食べやすい大きさに切っておく。
❸鍋に600㎖の水と昆布を入れ、①のあさりを加える。水から火にかけ、昆布とあさりからじっくりうま味を引き出す（5分くらいで沸騰する程度の弱めの火加減がよい）。
❹沸いてきたらアクを取り、あさりの口が開いて1〜2分したら昆布を取り出し、それから味噌を溶き入れる（あさりの分量によってだしに溶け出る塩気が変わってくるので、味噌大さじ3を目安に、味見をしながら調整を）。
❺②を④に入れて温め、沸騰直前まで熱くして火を止め、椀に注ぎ、盛り付ける。

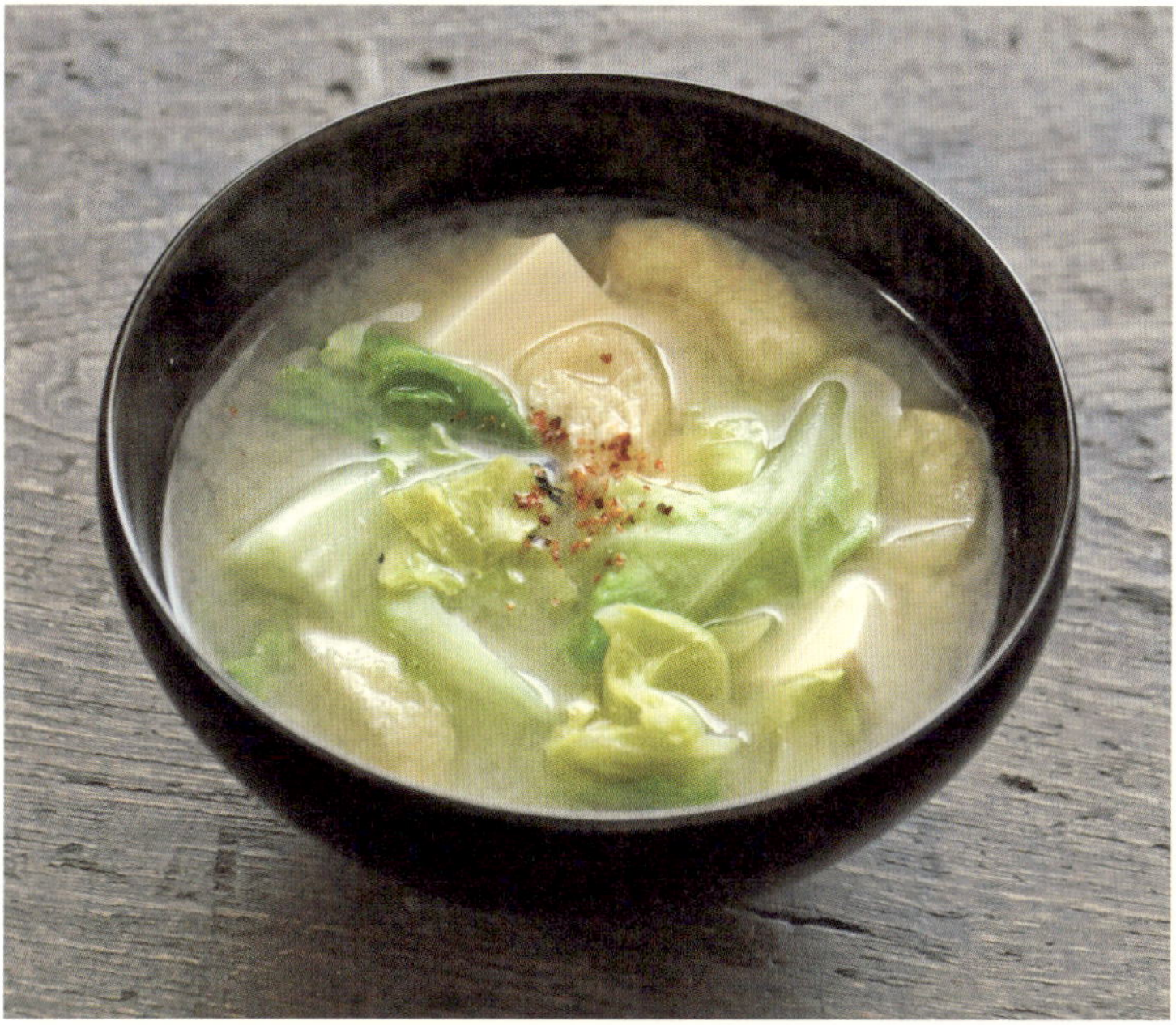

「春キャベツ、豆腐、油揚げの味噌汁」

春の味噌汁 2

材料(2人分)
春キャベツ…1/4〜1/6玉
絹ごし豆腐…1/2丁
油揚げ…1枚
好みのだし…600㎖
味噌…大さじ4程度
七味唐辛子…好みで適宜
◎写真は米味噌を使用

作り方
❶春キャベツは2〜3㎝幅に、絹ごし豆腐は2㎝角に、油揚げは短冊切りにする(上品な仕上がりにしたい場合は、短冊切りにした油揚げをざるにのせ、熱湯を回しかけて油抜きを)。
❷鍋に600㎖のだしを入れ、沸いてきたら①をすべて入れて火を通す。
❸キャベツに火が通ったら、味噌大さじ4を目安に溶き入れ、沸騰直前まで熱くして火を止め、椀に注ぎ、盛り付ける。七味唐辛子をふっても美味しい。

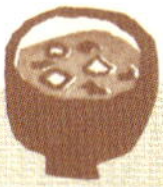

初女さんのこだわり

豆腐の下ごしらえのコツはP221参照

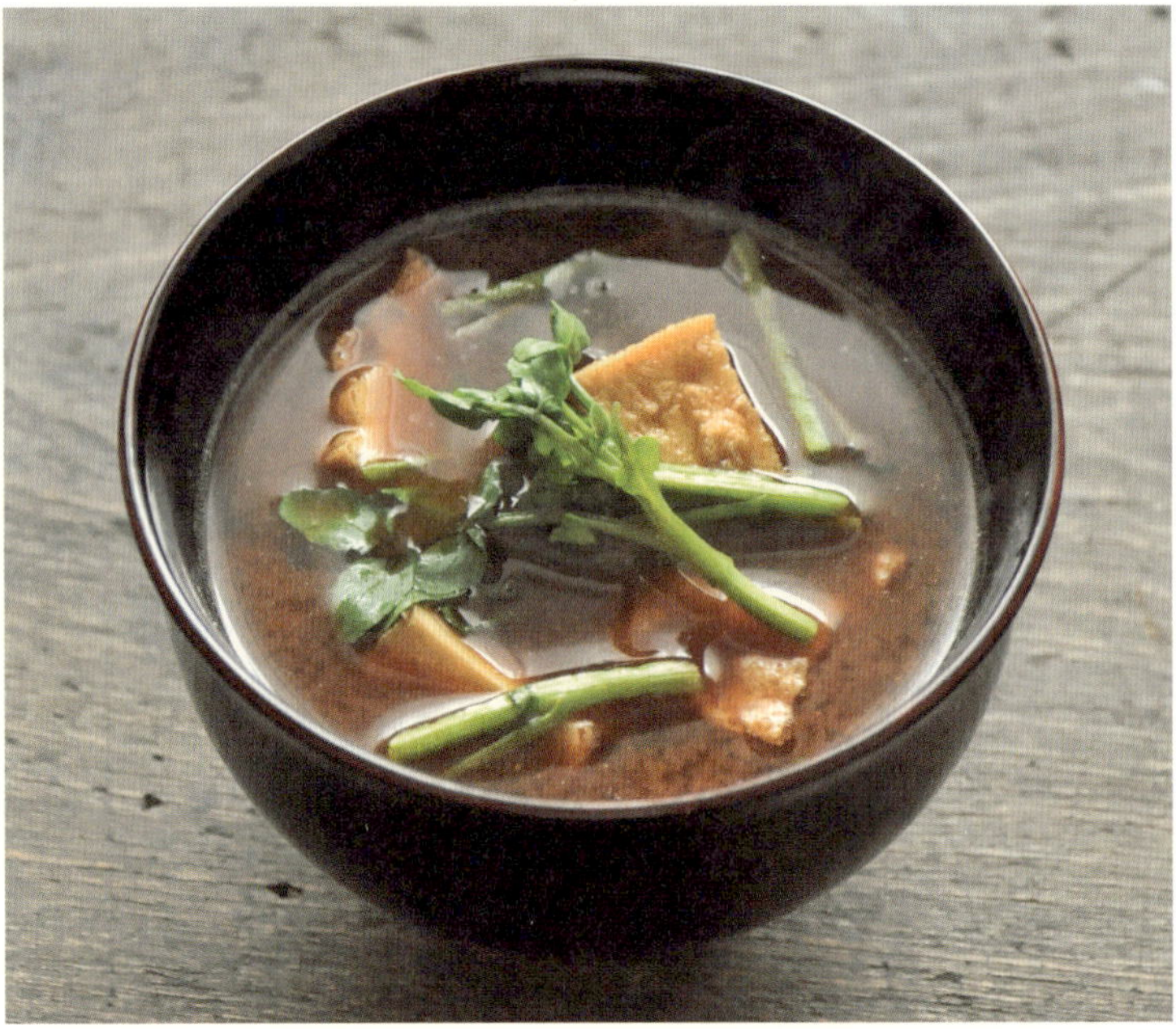

「クレソンと厚揚げの味噌汁」

材料（2人分）
クレソン…1束
厚揚げ…1枚
好みのだし…600㎖
味噌…大さじ4程度
◎写真は赤味噌に少しの米味噌を混ぜたものを使用

作り方
❶クレソンは3～4㎝幅に、厚揚げは2～3㎝角に切る。
❷鍋に600㎖のだしを入れ、沸いてきたら厚揚げを入れて芯まで温める。
❸味噌大さじ4を目安に溶き入れ、沸騰直前まで熱くして火を止め、クレソンを鍋に加える。クレソンの色が鮮やかになったら、味噌汁を椀に注ぎ、盛り付ける。

春の味噌汁 3

「わらびと油揚げの味噌汁」

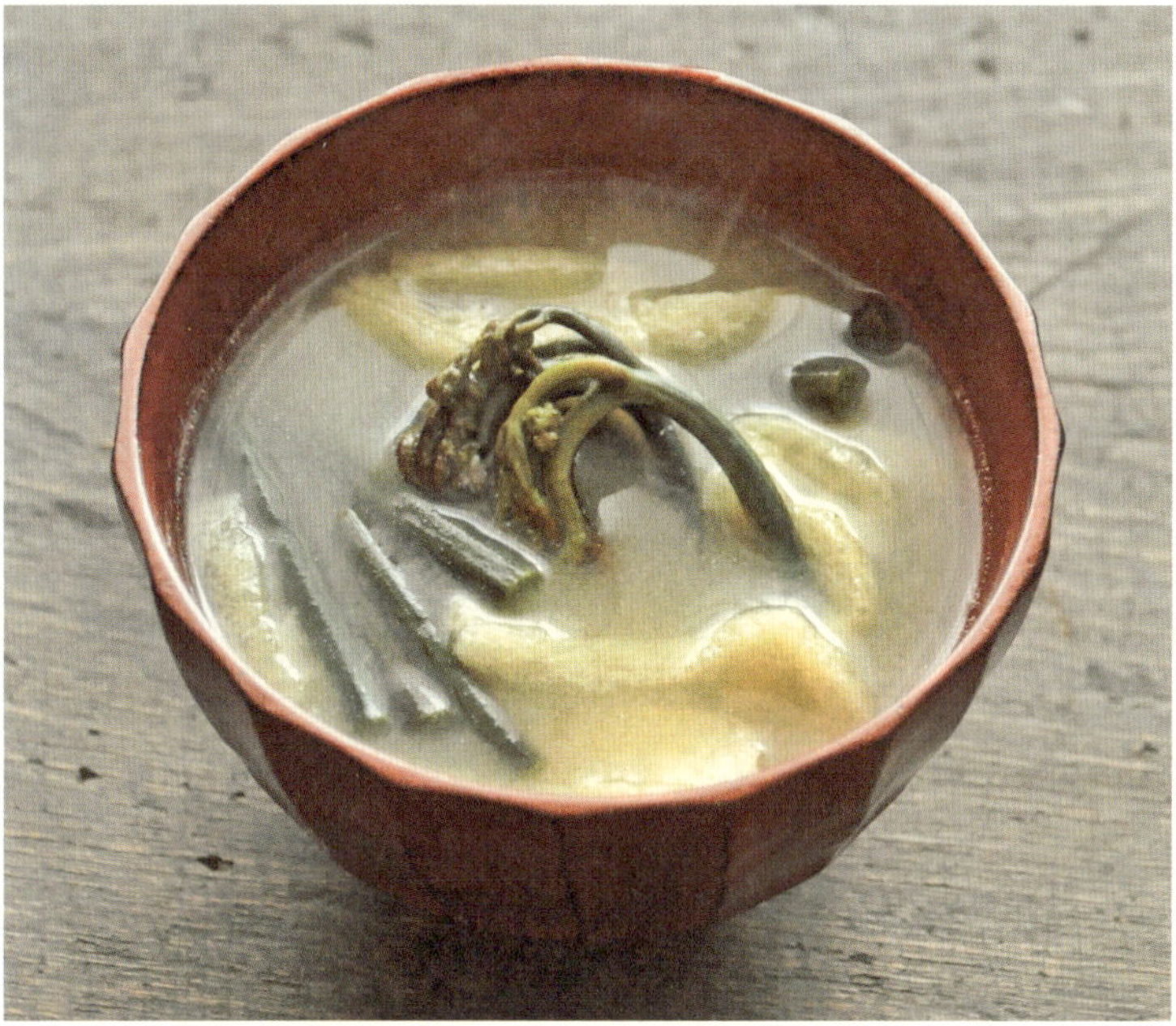

春の味噌汁4

材料(2人分)
わらび(下ゆでしたもの)
…100g
油揚げ…2枚
好みのだし…600㎖
味噌…大さじ4程度
◎写真は米味噌を使用

作り方
❶下ゆでしたわらびは3〜4㎝幅に、油揚げは短冊切りにする(上品な仕上がりにしたい場合は、P122の要領で油抜きを)。
❷鍋に600㎖のだしを入れ、沸いてきたらわらびと油揚げを入れて温める。
❸味噌大さじ4を目安に溶き入れ、沸騰直前まで熱くして火を止め、椀に注ぎ、盛り付ける。
※旬の時季であれば、わらびは水煮の加工品ではなく、香りと食感のよい、生のわらびを自分でゆでてみて下さい。灰や重曹などを使ってアク抜きを

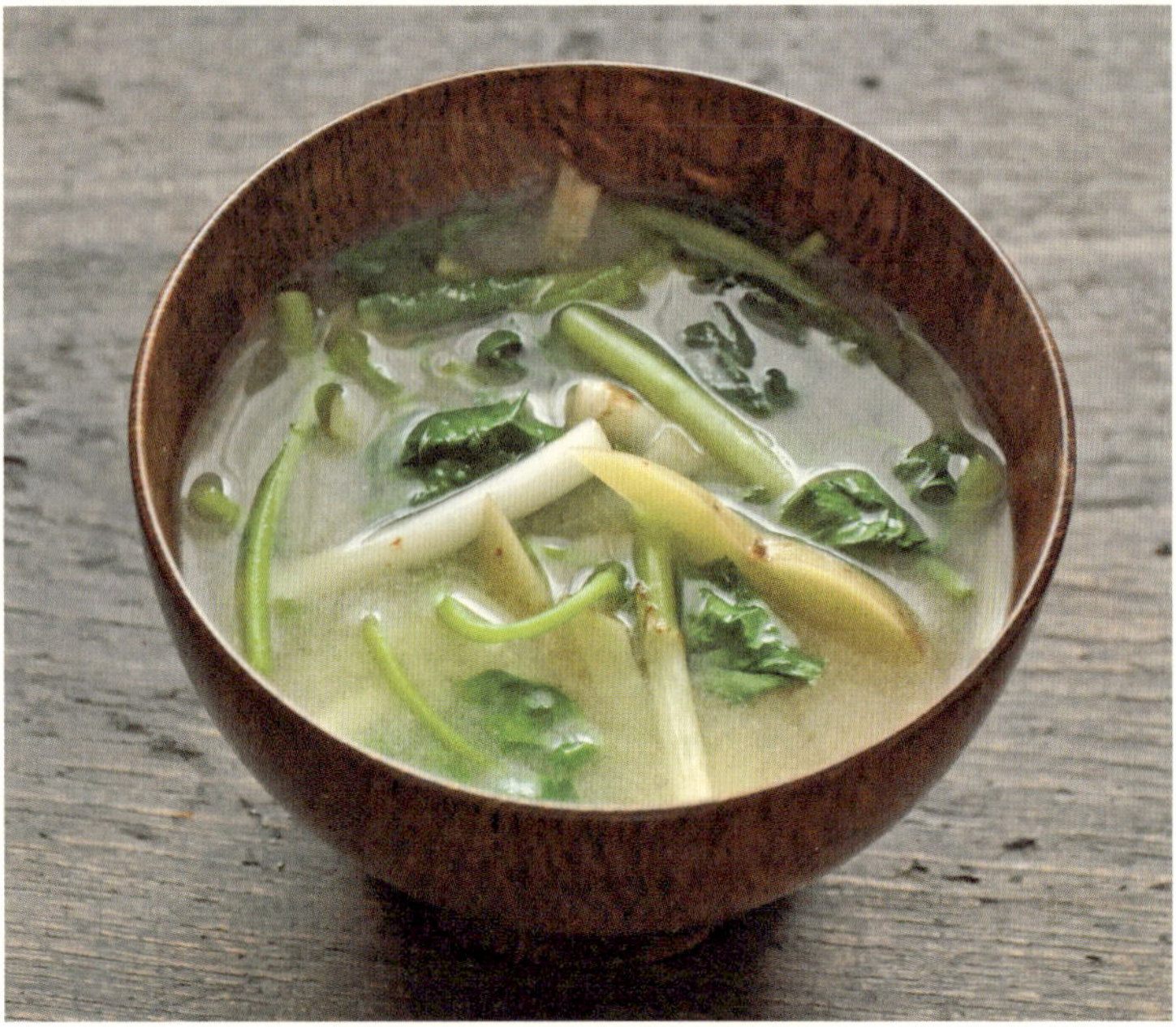

「新じゃがと根三つ葉の味噌汁」

材料（2人分）
新じゃが…3個（150g程度）
根三つ葉…¼束＊
＊普通の糸三つ葉の場合は1束
好みのだし…600㎖
味噌…大さじ4程度
◎写真は米味噌を使用

作り方
❶根三つ葉は4〜5㎝幅に、新じゃがは皮ごと4〜5㎝くらいの少し太めの細切りにする（新じゃがでなく、普通のじゃがいもを使う場合は皮をむく）。
❷鍋に600㎖のだしを入れ、沸いてきたら、新じゃがを入れて火を通す。
❸味噌大さじ4を目安に溶き入れ、沸騰直前まで熱くして根三つ葉を加える。
❹根三つ葉に火が通ったら火を止め、味噌汁を椀に注ぎ、盛り付ける。

春の味噌汁 5

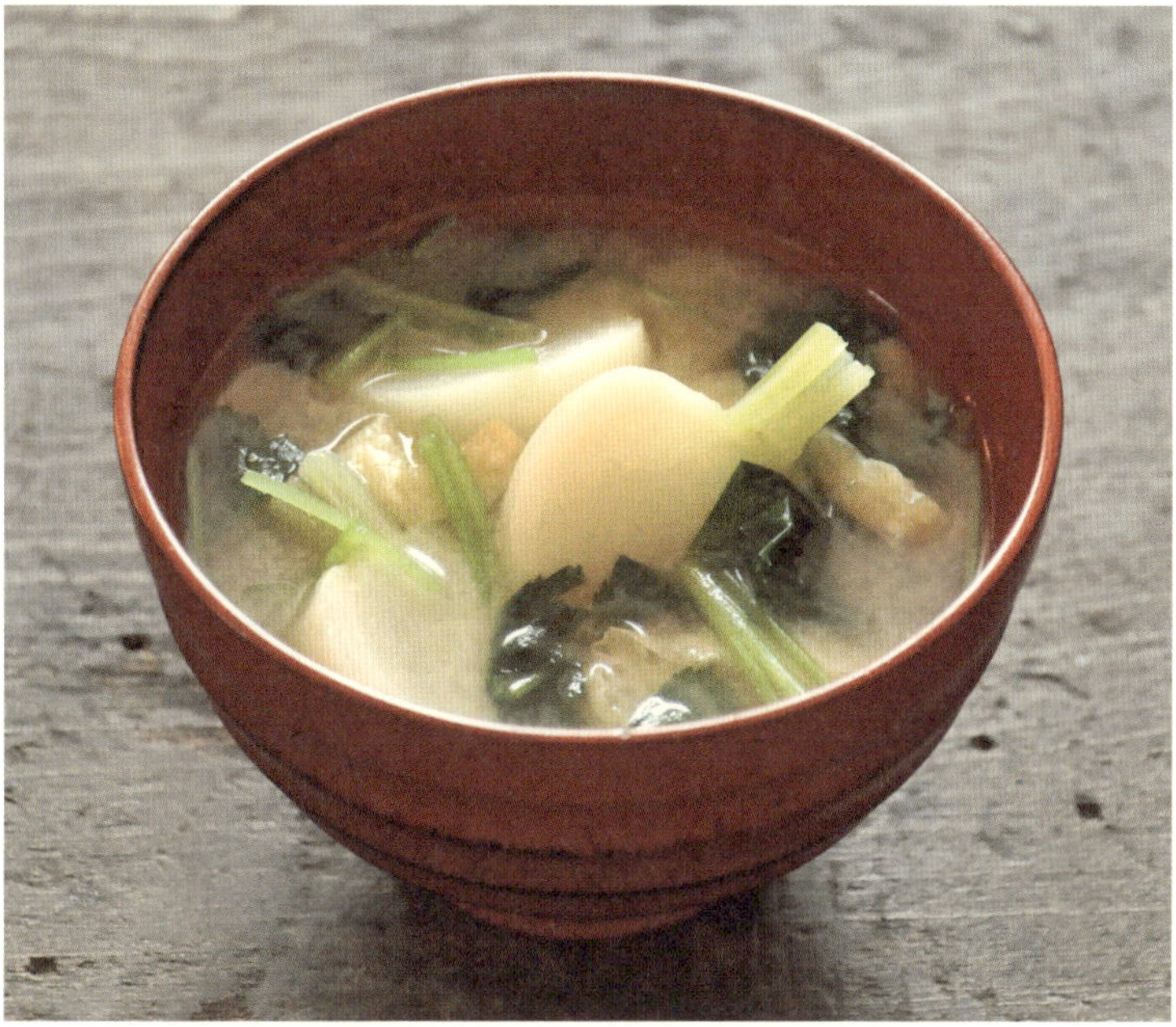

「かぶ、三つ葉、油揚げの味噌汁」

春の味噌汁6

材料(2人分)
小かぶ…2玉
(葉がついていない状態で1玉100g程度の大きさのもの)
三つ葉…½束
油揚げ…1枚
好みのだし…600㎖
味噌…大さじ4程度
◎写真は米味噌を使用

作り方
❶かぶは皮ごと縦8等分のくし切りにする(かぶの頭に葉を多少残す場合は、茎の付け根に土が残っているので、水の中で竹串などを使って洗い落とす)。
❷三つ葉は3～4㎝幅に、油揚げは短冊切りにする。
❸鍋に600㎖のだしを入れ、沸いてきたら、かぶと油揚げを入れて火を通す。
❹味噌大さじ4を目安に溶き入れ、三つ葉を加え、沸騰直前まで熱くして火を止め、椀に注ぎ、盛り付ける。

「菜の花と板《いた》麩《ぶ》の味噌汁」

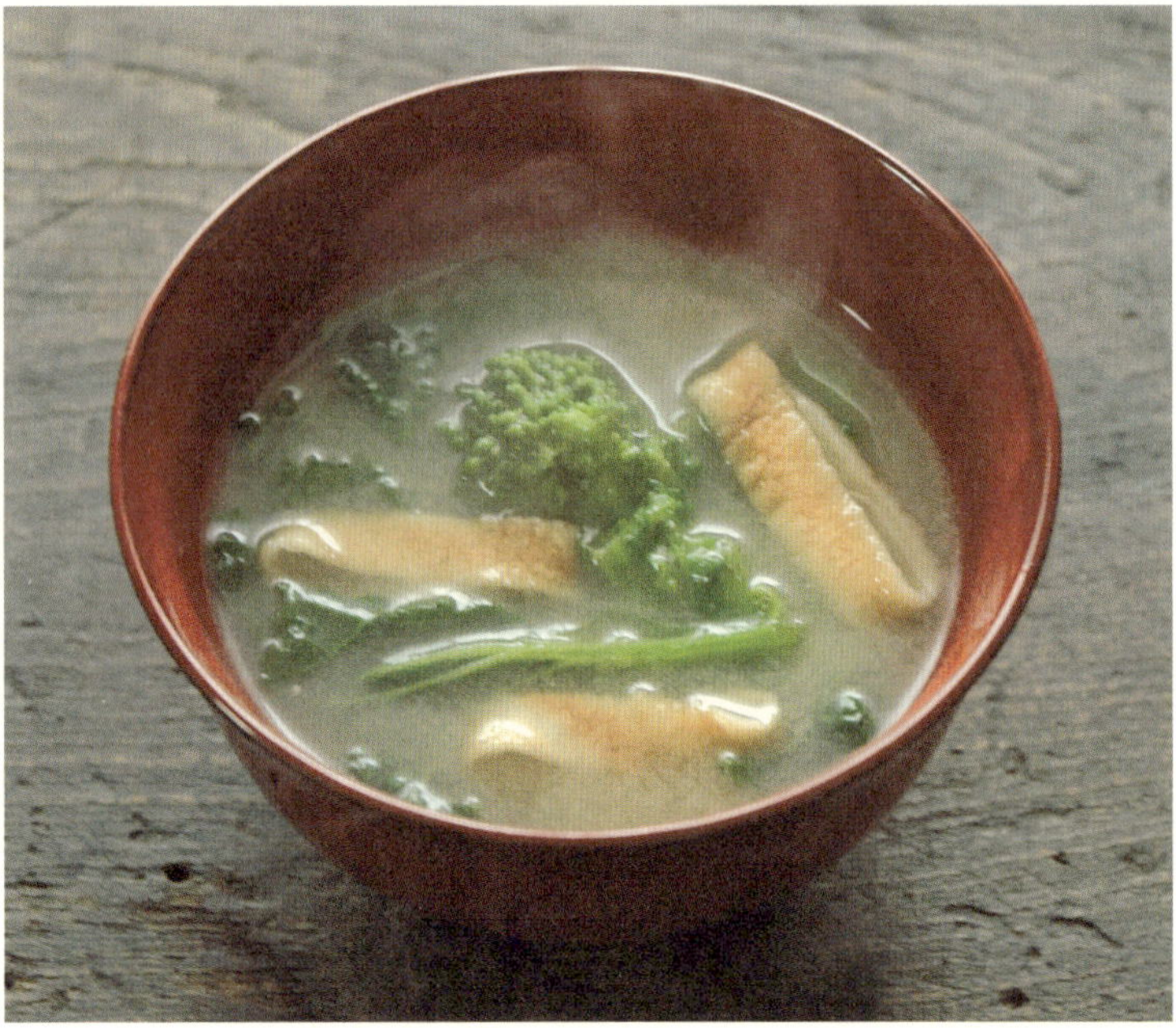

春の味噌汁
7

材料(2人分)
菜の花…½束(100g)
板麩＊…10〜15個
　＊板麩がない場合はお好みの麩で代用可
好みのだし…600㎖
味噌…大さじ4程度
◎写真は米味噌を使用

作り方
❶菜の花は食べやすい長さに切って、熱湯で1分ほど塩ゆでして冷水に取る。粗熱が取れたら水気を切り、両手でしっかりと菜の花の水気をしぼってから、椀に盛り付けておく。
※菜の花は火が通りやすいので、別ゆでして味噌汁に合わせる
❷鍋に600㎖のだしを入れ、沸いてきたら板麩を入れて温める。
❸味噌大さじ4を目安に溶き入れ、沸騰直前まで熱くして火を止め、椀に注ぎ、盛り付ける。

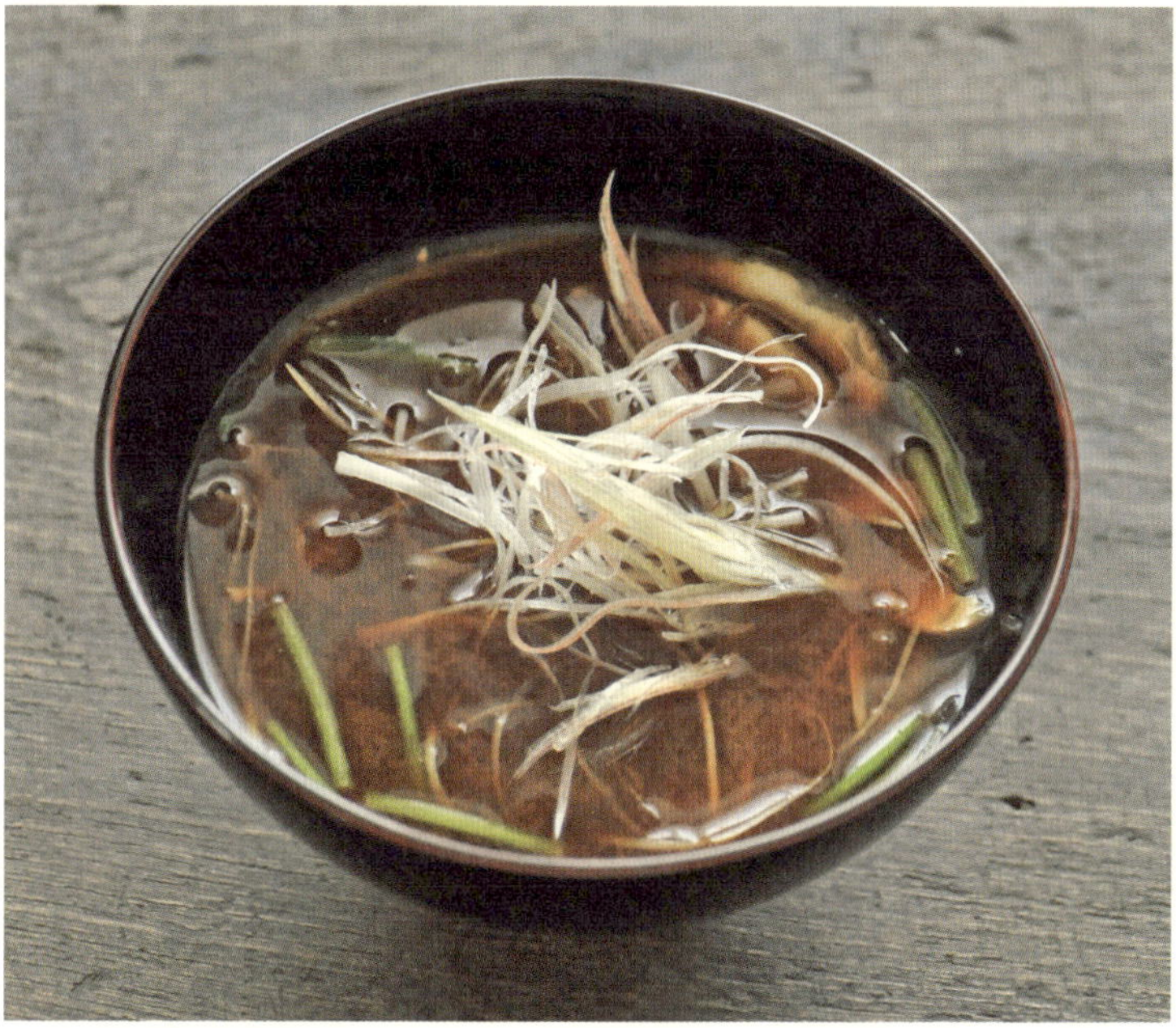

「沢《さわ》煮《に》椀風味噌汁」

春の味噌汁 8

材料（2人分）
うど…1/3本（50g）
三つ葉…1/3束
椎茸…2枚
新ごぼう＊…1/3本
＊普通のごぼうで代用可
みょうが…1個
好みのだし…600㎖
味噌…大さじ4程度
◎写真は赤味噌を使用

作り方
❶うどは皮を厚めにむき、みょうがは根元を少し切り落とし、繊維にそって、それぞれ細めのせん切りにする。椎茸は軸を取って、うす切りにする。新ごぼうはささがきに、三つ葉は3〜4㎝幅に切る（うど、みょうが、ごぼうは、切った後に一度さっと水にさらし、しっかり水気を切っておく）。
❷鍋に600㎖のだしを入れ、沸いてきたらごぼうのささがきを入れて火を通す。
❸椀の中に、その他の具材を均等に分けて入れておく。
❹味噌大さじ4を目安に溶き入れ、沸騰直前まで熱くして火を止め、椀に注ぎ、盛り付ける。

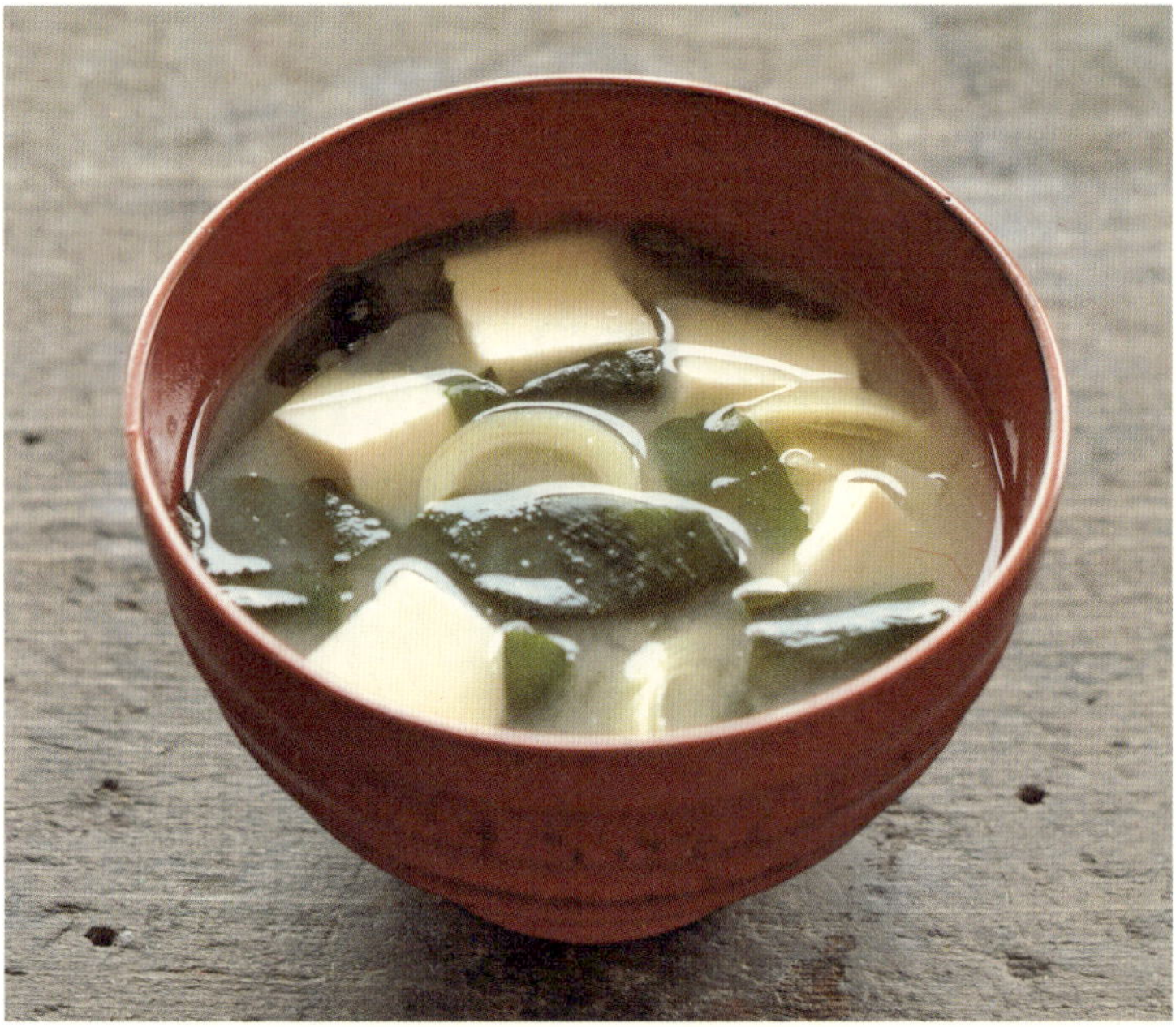

「筍《たけのこ》の姫《ひめ》皮《かわ》の味噌汁」

春の味噌汁 9

材料（2人分）
筍の姫皮＊…適宜
＊姫皮がなければ、筍の穂先を薄切りにしてもよい
絹ごし豆腐…1/2丁
塩蔵わかめ…30g
好みのだし…600㎖
味噌…大さじ4程度
◎写真は米味噌を使用

作り方
❶筍は穂先の柔らかい姫皮の部分を使い、せん切りもしくは1～2㎝の幅に切る。豆腐は1.5㎝角に、塩蔵わかめは水につけて塩抜きをしてから2～3㎝幅に切る。
❷鍋に600㎖のだしを入れ、沸いてきたら豆腐を入れて温める。
❸味噌大さじ4を目安に溶き入れ、わかめと筍の姫皮を入れ、沸騰直前まで熱くして火を止め、椀に注ぎ、盛り付ける。

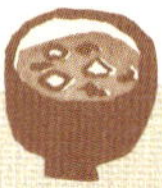

初女さんのこだわり

豆腐の下ごしらえのコツはP221参照

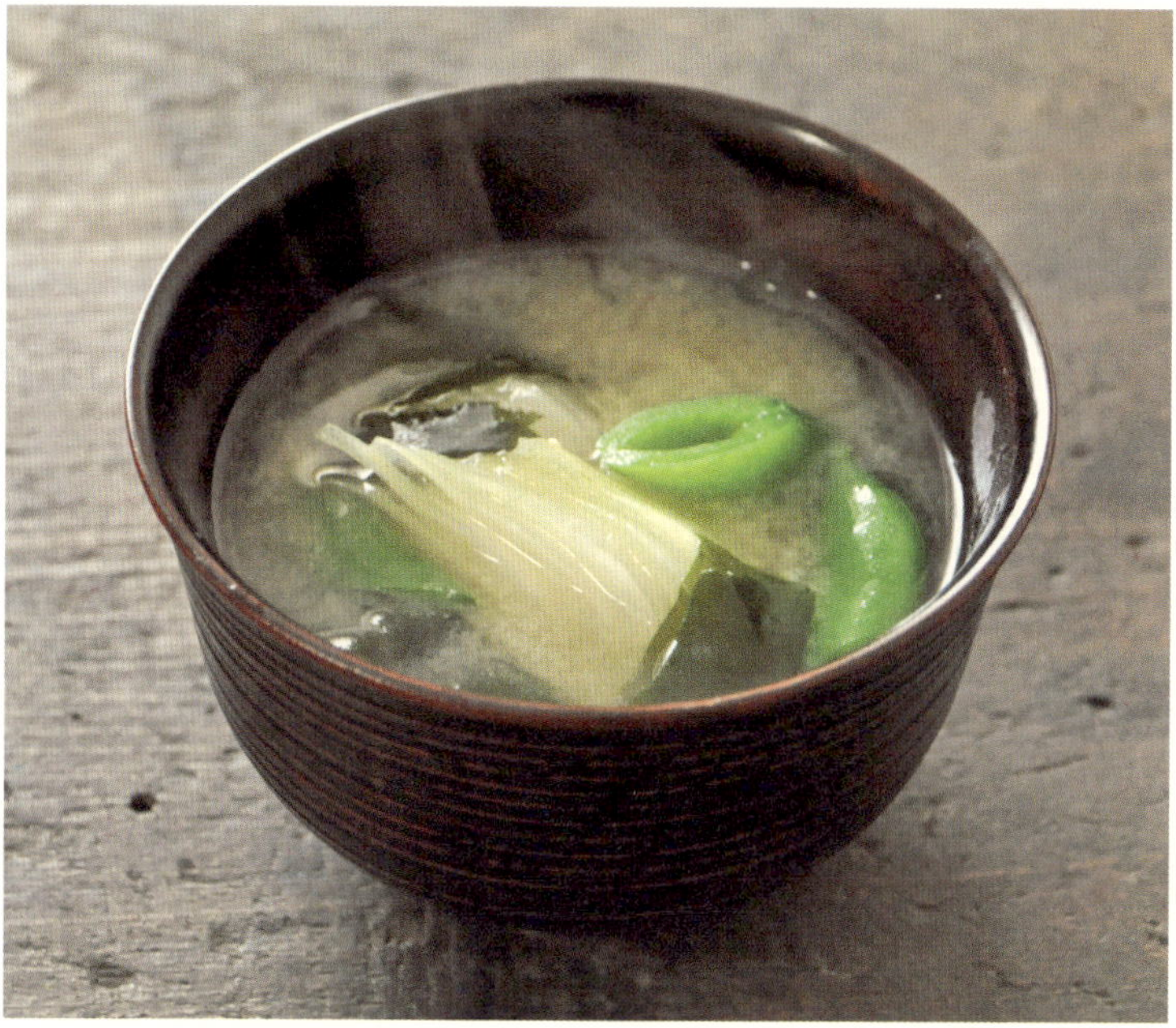

「新たまねぎとスナップえんどうの味噌汁」

春の味噌汁10

材料（2人分）
新たまねぎ（小）…2個
スナップえんどう…6～8本
塩蔵わかめ…20g
好みのだし…600㎖
味噌…大さじ4程度
◎写真は米味噌を使用

作り方
❶新たまねぎは皮をむき、ばらけないよう芯を残して、縦8等分のくし切りに。塩蔵わかめは水につけて塩抜きをしてから2～3㎝幅に切る。また、スナップえんどうは筋を取ってから塩ゆでして、食べやすい大きさに切っておく。
❷鍋に600㎖のだしを入れ、沸いてきたら新たまねぎを入れて火を通す。
❸味噌大さじ4を目安に溶き入れ、わかめとスナップえんどうを入れ、沸騰直前まで熱くして火を止め、椀に注ぎ、盛り付ける。

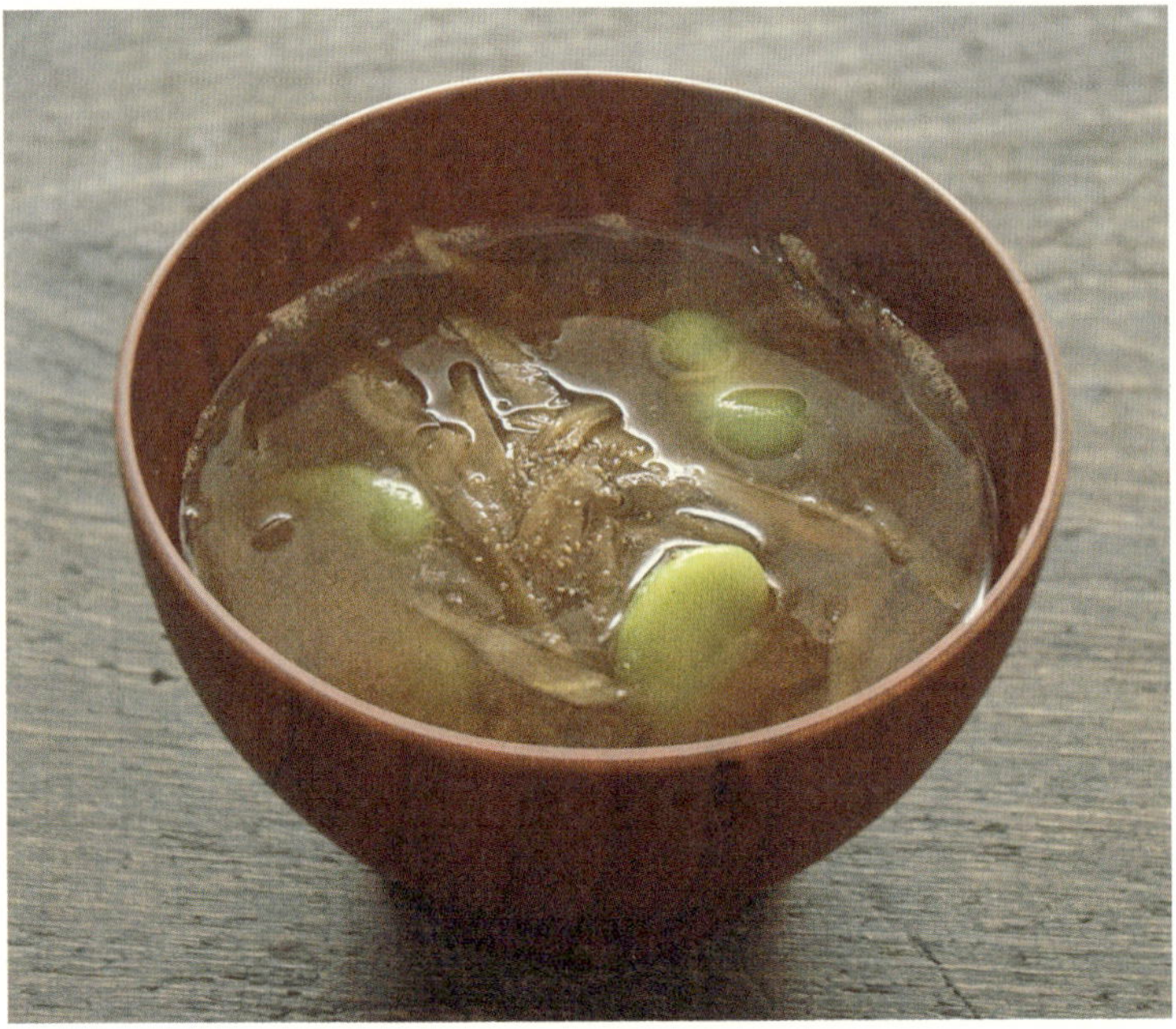

「空豆と新ごぼうの味噌汁」

春の味噌汁 11

材料（2人分）
空豆（さや付き）
…300g
新ごぼう＊…⅓本
（正味100g程度）
＊普通のごぼうで代用可
好みのだし…600㎖
味噌…大さじ4程度
粉山椒…好みで適宜
◎写真は赤味噌を使用

作り方
❶空豆はさやから実を取り出し、下ゆでして薄皮をむき取る。新ごぼうはささがきにしてから一度さっと水にさらし、しっかりと水気を切っておく。
❷鍋に600㎖のだしを入れ、沸いてきたらごぼうのささがきを入れて火を通す。
❸味噌大さじ4を目安に溶き入れてから、空豆を入れ、沸騰直前まで熱くして火を止め、椀に注ぎ、盛り付ける。好みで粉山椒をふっても美味しい。

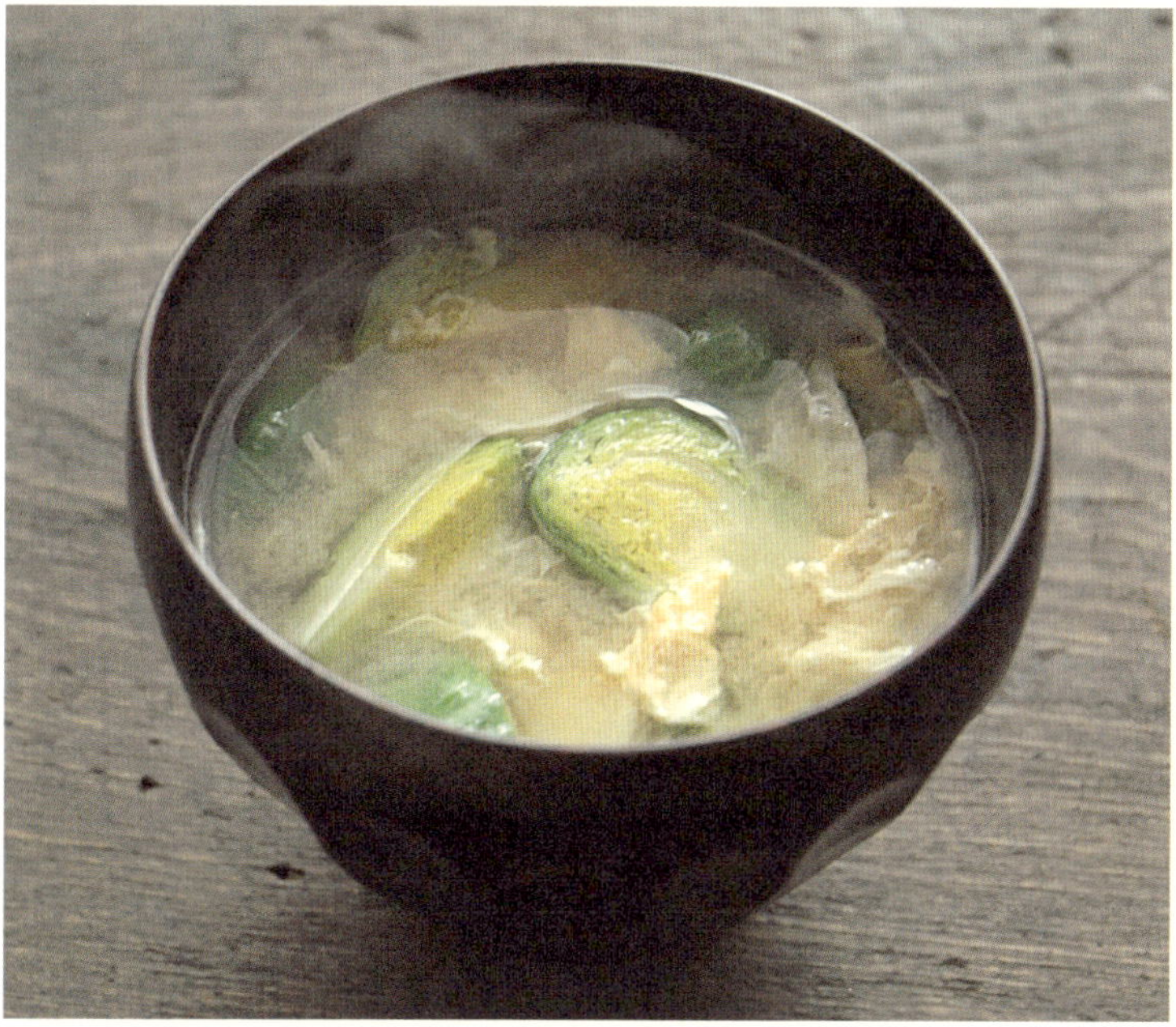

「芽キャベツと溶き卵の味噌汁」

春の味噌汁
12

材料（2人分）
芽キャベツ…8個
卵…2個
好みのだし…600㎖
味噌…大さじ4程度
◎写真は米味噌を使用

作り方
❶芽キャベツは½〜¼程度の食べやすい大きさに切る。
❷鍋に600㎖のだしを入れ、沸いてきたら芽キャベツを入れて火を通す。
❸味噌大さじ4を目安に溶き入れたら一度軽く沸騰させ、溶いた卵を鍋肌から流し入れる。
❹卵を溶き入れたら、一呼吸おいて全体を底からやさしくかき混ぜ火を止める。味噌汁を椀に注ぎ、盛り付ける。

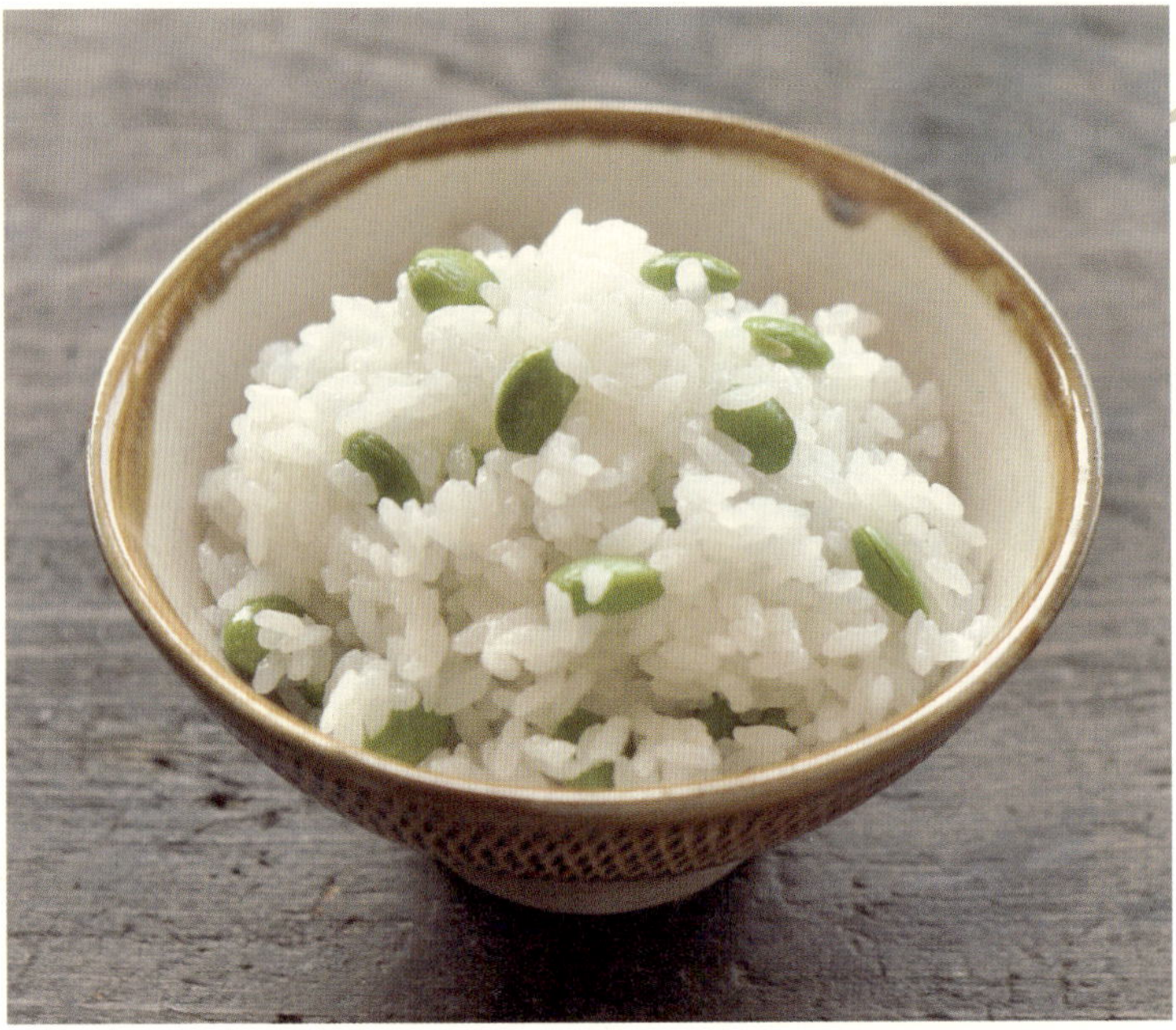

「枝豆ごはん」

夏のごはん 1

材料（2人分）
米…2合
枝豆（さや付き）…1袋
（200〜300g程度）
塩…小さじ1と1/3
酒…好みで適宜

作り方
❶白ごはんを炊く要領で、米を研ぎ、炊飯器の内釜の2合の目盛りまで水加減をして30分から1時間ほどおいて浸水させる。
❷枝豆はできればさや付きのものを用意し、さやごと1分程度さっと下ゆでした後に、さやから豆を取り出す。
❸①の釜に小さじ1と1/3の塩を加えて、軽く混ぜて溶かし、②をのせて炊きあげる。
❹炊きあがったら（好みで）酒をひと振りし、さっくりと全体を混ぜて器に盛り付ける。

「とうもろこしごはん」

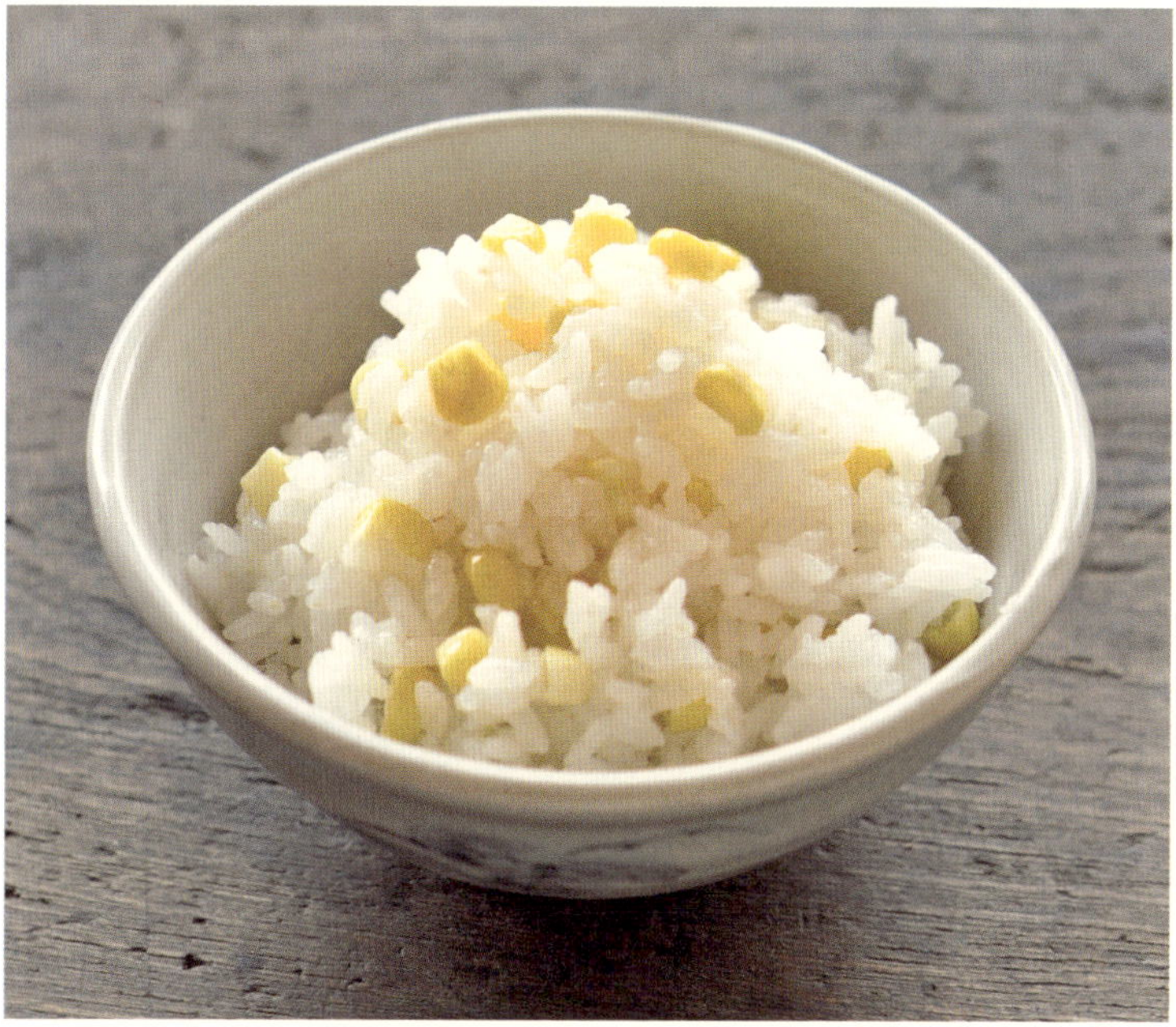

夏のごはん 2

材料（2人分）
米…2合
とうもろこし…½〜1本
塩…小さじ1と⅓
酒…好みで適宜

作り方
❶白ごはんを炊く要領で、米を研ぎ、炊飯器の内釜の2合の目盛りまで水加減をして30分から1時間ほどおいて浸水させる。
❷とうもろこしはできれば缶詰ではなく、生のものを用意し、まな板の上に縦に置き芯を残すように包丁を使って実だけを切り落とす。
❸①の釜に小さじ1と⅓の塩を加えて、軽く混ぜて溶かし、②をのせて炊きあげる。
❹炊きあがったら（好みで）酒をひと振りし、さっくりと全体を混ぜて器に盛り付ける。

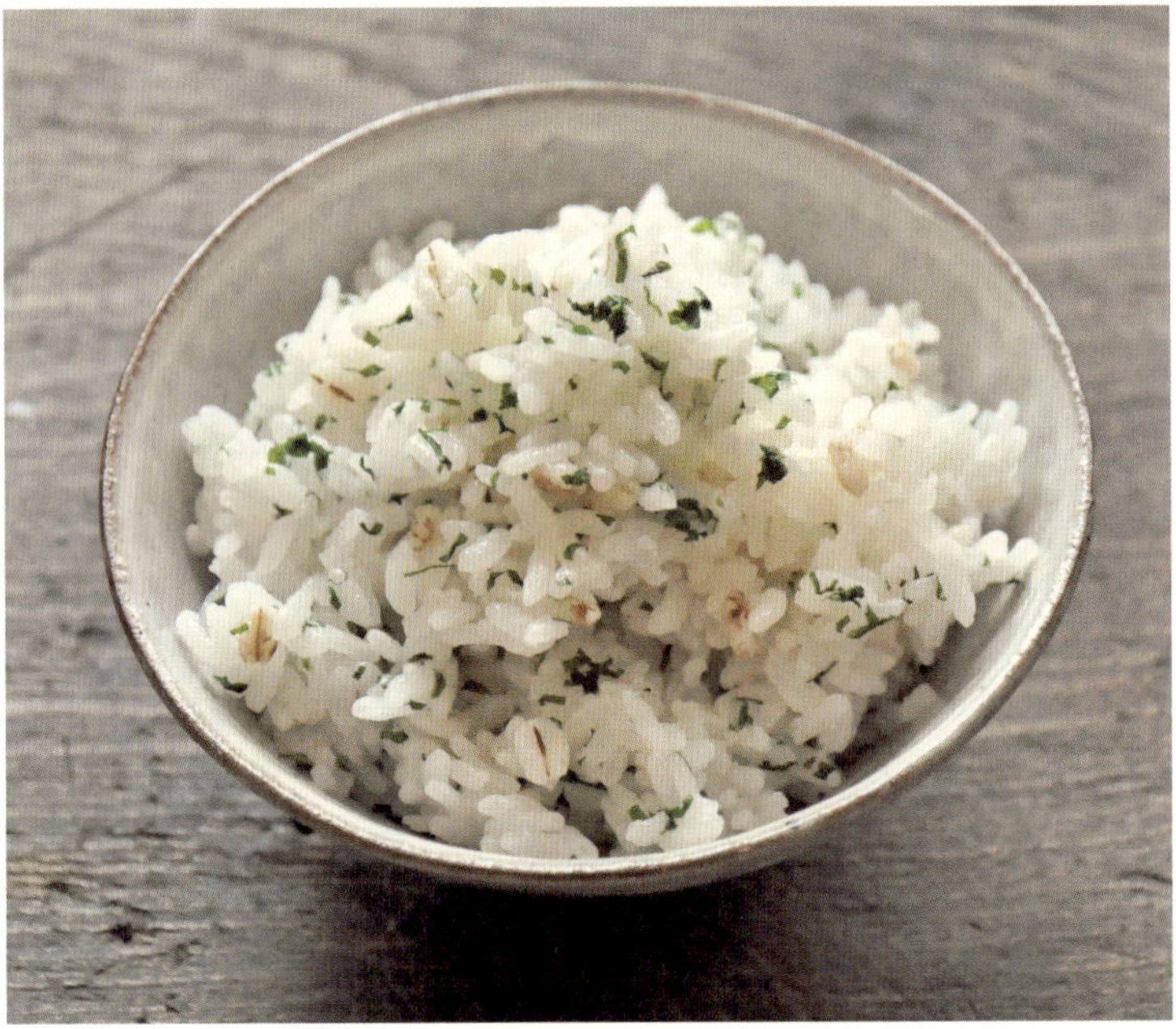

「青しそごはん」

夏のごはん 3

材料（2人分）
米…2合
青しそ（大葉）…20枚
塩…小さじ2/3
※好みで押し麦、もち麦などの雑穀を加えても

雑穀を加える場合の作り方

P127を参照

作り方

❶白ごはんを炊いて用意しておく。

❷青しそはみじん切りにして一度さっと水にさらし、目の細かいざるを使って水気をしっかりと切っておく。

❸②に塩小さじ2/3を混ぜ、よくもみ込んだ後に、手でしっかりと水気をしぼる。

❹ごはんが炊きあがったら③を加え、さっくりと混ぜて器に盛り付ける。

初女さんのこだわり

白ごはんの炊き方のコツはP220参照

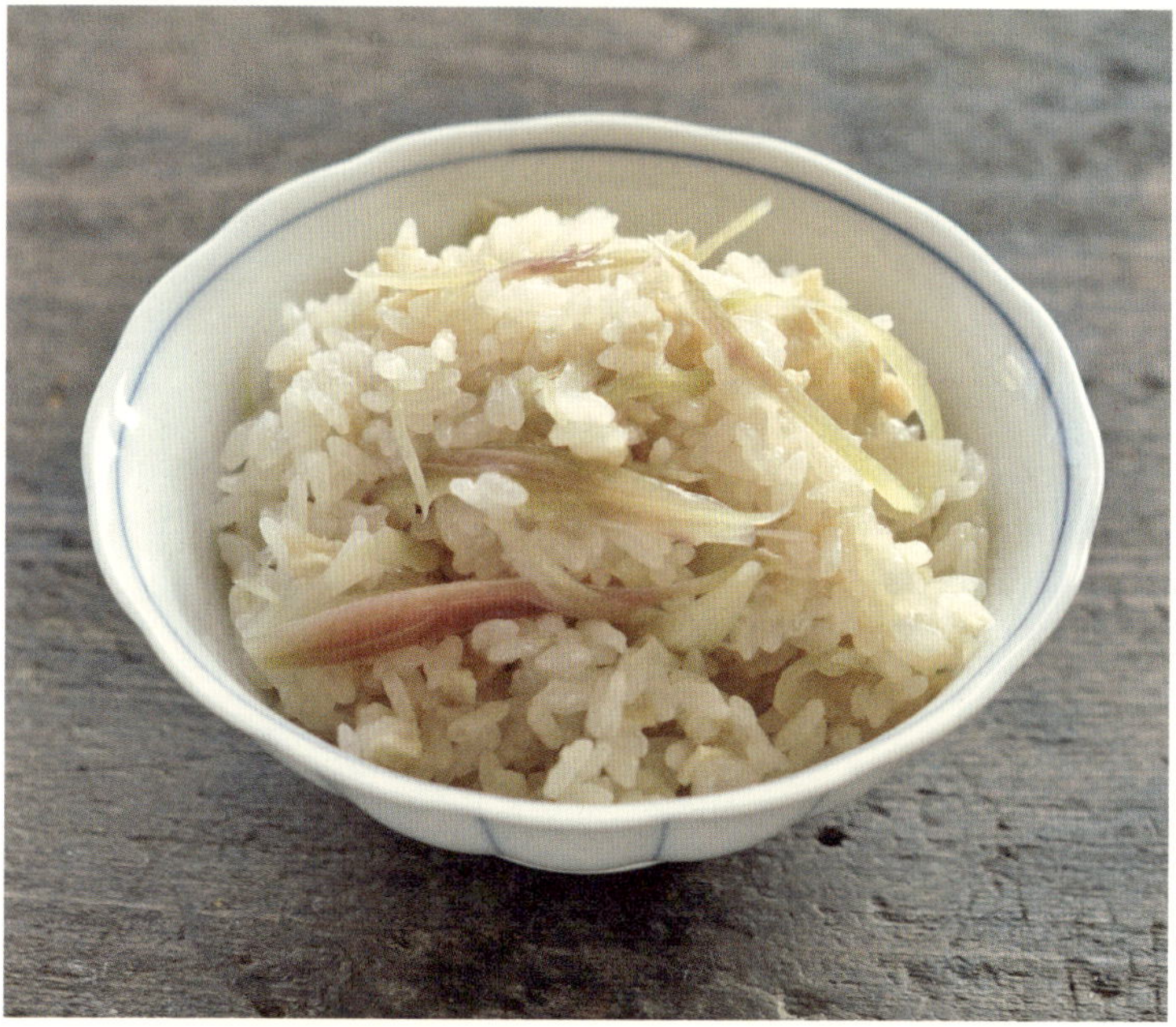

「みょうがの炊き込みごはん」

夏のごはん 4

材料（2人分）

米…2合

みょうが…2〜3個

かつおと昆布のだし
…約400㎖（詳しくは
P218のレシピを参照）

Ⓐ
- 薄口醤油…40㎖
（大さじ2と小さじ2）
- みりん…40㎖
（大さじ2と小さじ2）

作り方

❶米は炊く30分から1時間ほど前に研いで、水に浸しておく。

❷みょうがは繊維にそってせん切りにして、一度さっと水にさらし、水気をしっかり切っておく。また油揚げは細かく刻んでみじん切りにする（上品な仕上がりにしたい場合は、みじん切りにした油揚げをざるにのせ、熱湯を回しかけて油抜きをする）。

❸①の米をざる上げして水気をしっかりと切り、炊飯器に入れる。Ⓐを加えてから、手早く2合の目盛りまでだしを注ぎ、ひと混ぜする（だし400㎖は目安なので、炊飯器の目盛りを参考に、米の状態、自分の体調などに合わせる）。

❹②をのせて炊き、炊きあがったらさっくりと全体を混ぜて器に盛り付ける。

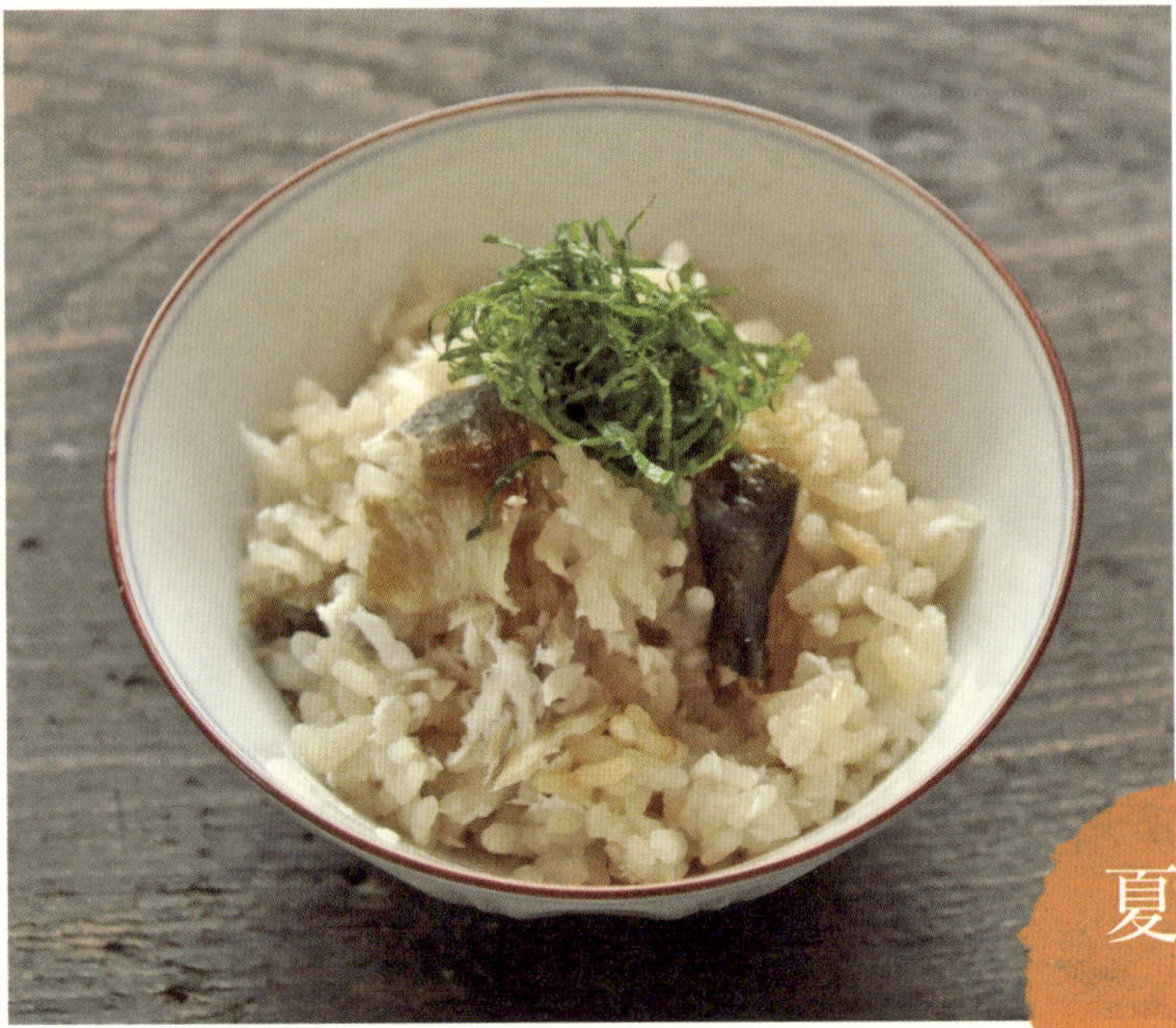

「鮎《あゆ》ごはん」

夏のごはん 5

材料（2人分）
米…2合
鮎…2尾
青しそ（大葉）…5枚
かつおと昆布のだし
…約400mℓ（詳しくはP218のレシピを参照）
塩（下処理用）…適宜
Ⓐ
薄口醤油…40mℓ
（大さじ2と小さじ2）
みりん…20mℓ
（大さじ1と小さじ1）
酒…20mℓ
（大さじ1と小さじ1）

作り方
❶米は炊く30分から1時間ほど前に研いで、水に浸しておく。
❷鮎は腸にふんが残っていることがあるので、ため水の中でさっと洗った後に、肛門の手前の腹側を軽くしごいてふんを出す。それから鮎に軽く塩を振って、魚焼きグリルなどで6～7割程度の火通りでよいので焼き色をつけて焼いておく。
❸①の米をざる上げして水気をしっかりと切り、炊飯器に入れる。Ⓐを加えてから、手早く2合の目盛りまでだしを注ぎ、ひと混ぜする（だし400mℓは目安なので、炊飯器の目盛りを参考に、米の状態、自分の体調などに合わせる）。
❹②を③にのせて炊き、炊きあがったら一度鮎を取りだし、頭と骨を取り除いてほぐした身だけを炊飯器に戻す。さっくりと全体を混ぜて器によそい、青しそのせん切りを盛り付ける。

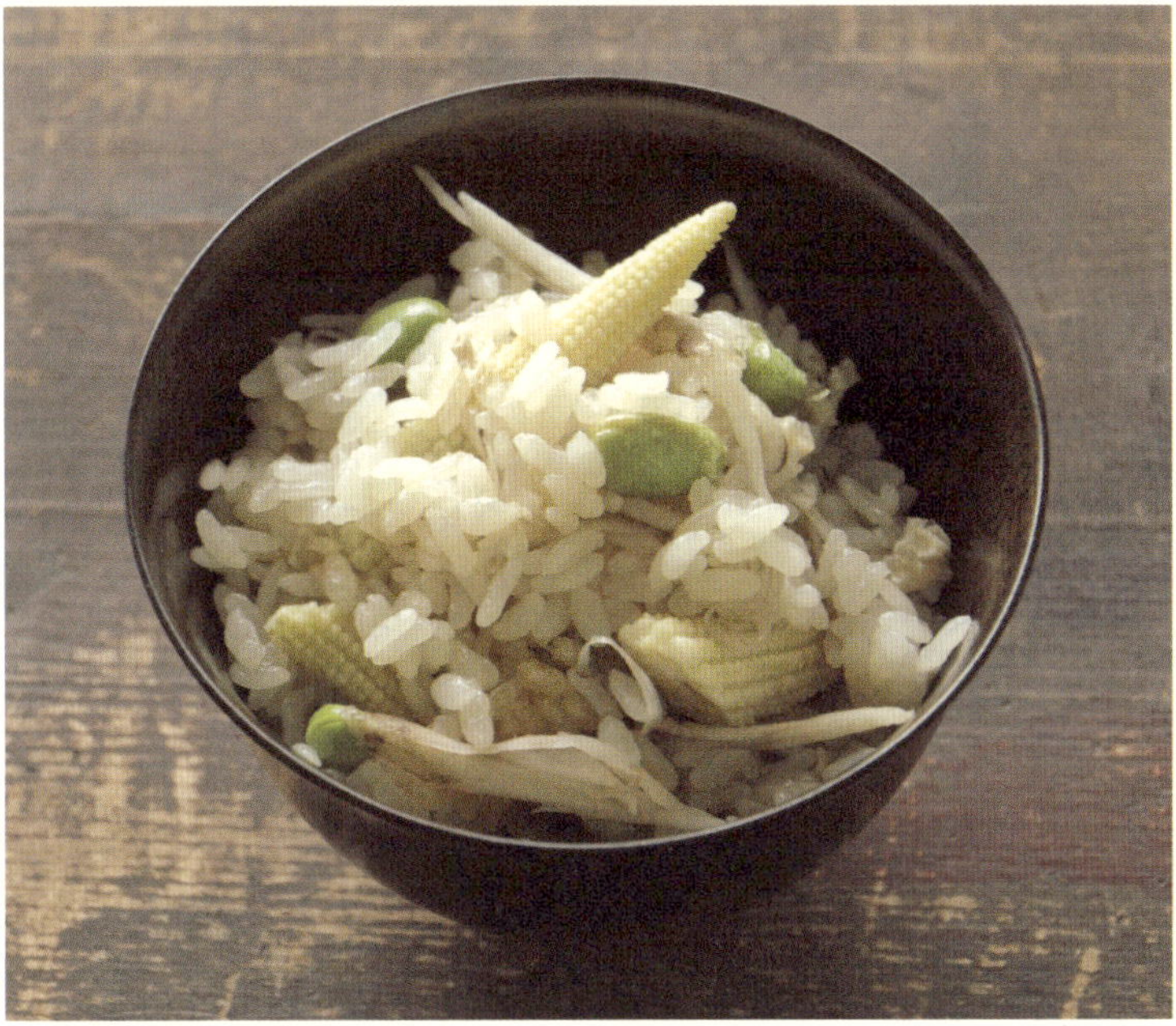

「夏のかやくごはん」

材料（2人分）
米…2合
枝豆（さや付き）…50g
ヤングコーン（生）…3〜4本
新ごぼう＊…1/4本
＊普通のごぼうで代用可
油揚げ…1/2枚
かつおと昆布のだし
…約400mℓ（詳しくはP218のレシピを参照）

Ⓐ
薄口醤油…40mℓ
（大さじ2と小さじ2）
みりん…40mℓ
（大さじ2と小さじ2）

作り方
❶米は炊く30分から1時間前に研いで、水に浸しておく。
❷枝豆はできればさや付きのものを用意し、さやごと1分程度さっと下ゆでした後に、さやから豆を取り出す。ヤングコーンは食べやすい大きさに切り、油揚げはみじん切りにする（上品な仕上がりにしたい場合は、P122の要領で油抜きを）。新ごぼうはささがきにしてから一度さっと水にさらし、しっかり水気を切っておく。
❸①の米をざる上げして水気をしっかりと切り、炊飯器に入れる。Ⓐを加えてから、手早く2合の目盛りまでだしを注ぎ、ひと混ぜする（だし400mℓは目安なので、炊飯器の目盛りを参考に、米の状態、自分の体調などに合わせる）。
❹すべての具を入れて炊き、炊きあがったら、全体をさっくりと混ぜて器に盛り付ける。

夏のごはん
6

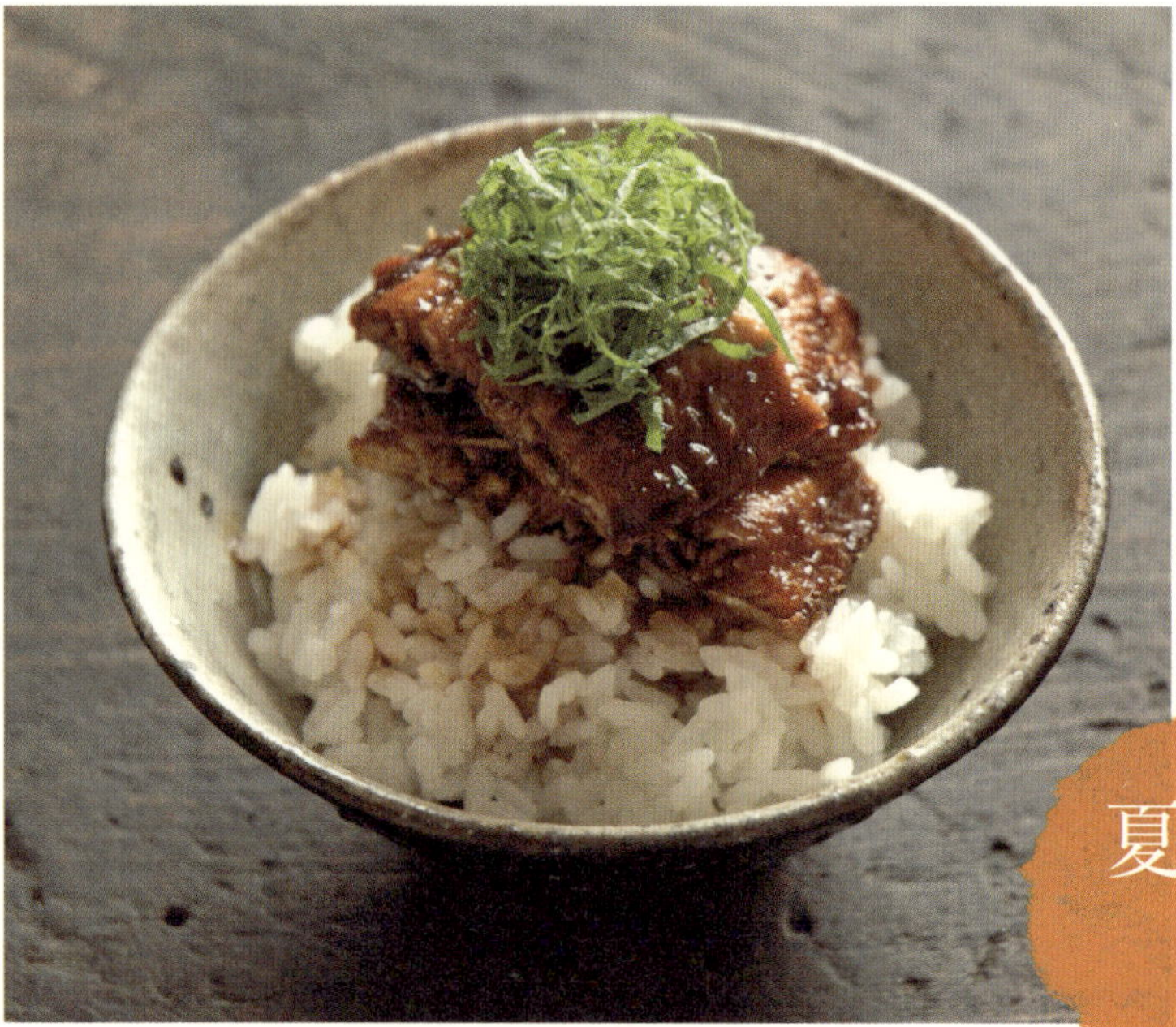

「鰯《いわし》のかば焼き丼」

夏のごはん 7

材料（2人分）
米…2合
鰯…4尾
青しそ（大葉）…10枚
小麦粉…少々
酒（仕上げ用）…30㎖（大さじ2）

Ⓐ
濃口醤油…30㎖（大さじ2）
みりん…30㎖（大さじ2）
酒…30㎖（大さじ2）
砂糖…小さじ2

作り方

❶白ごはんを炊いて用意しておく。
❷鰯は頭と内臓を取り除き、水洗いして血合いを掃除する。水気を軽くふき取ってから手開きにして、中骨を取り除く。
❸開いた鰯の両面に小麦粉をまぶして、余分な小麦粉をはたき落す。
❹油をひいたフライパンで皮目から焼き、しっかり焼き色がついたら身を裏返す。
❺8割方火が通ったら、たれの調味料Ⓐを合わせて加え、火加減を少し落として全体にからめながら煮詰めていく（途中スプーンなどでたれをかば焼き全体に回しかけるとよい）。
❻炊きたてのごはんに⑤の鰯のかば焼きをのせてから、フライパンに酒（仕上げ用）を入れて再度火にかけ、こびりついたたれをゆるくしてかば焼きの上にかけ、仕上げに青しそのせん切りを盛り付ける。

初女さんのこだわり

白ごはんの炊き方のコツはP220参照

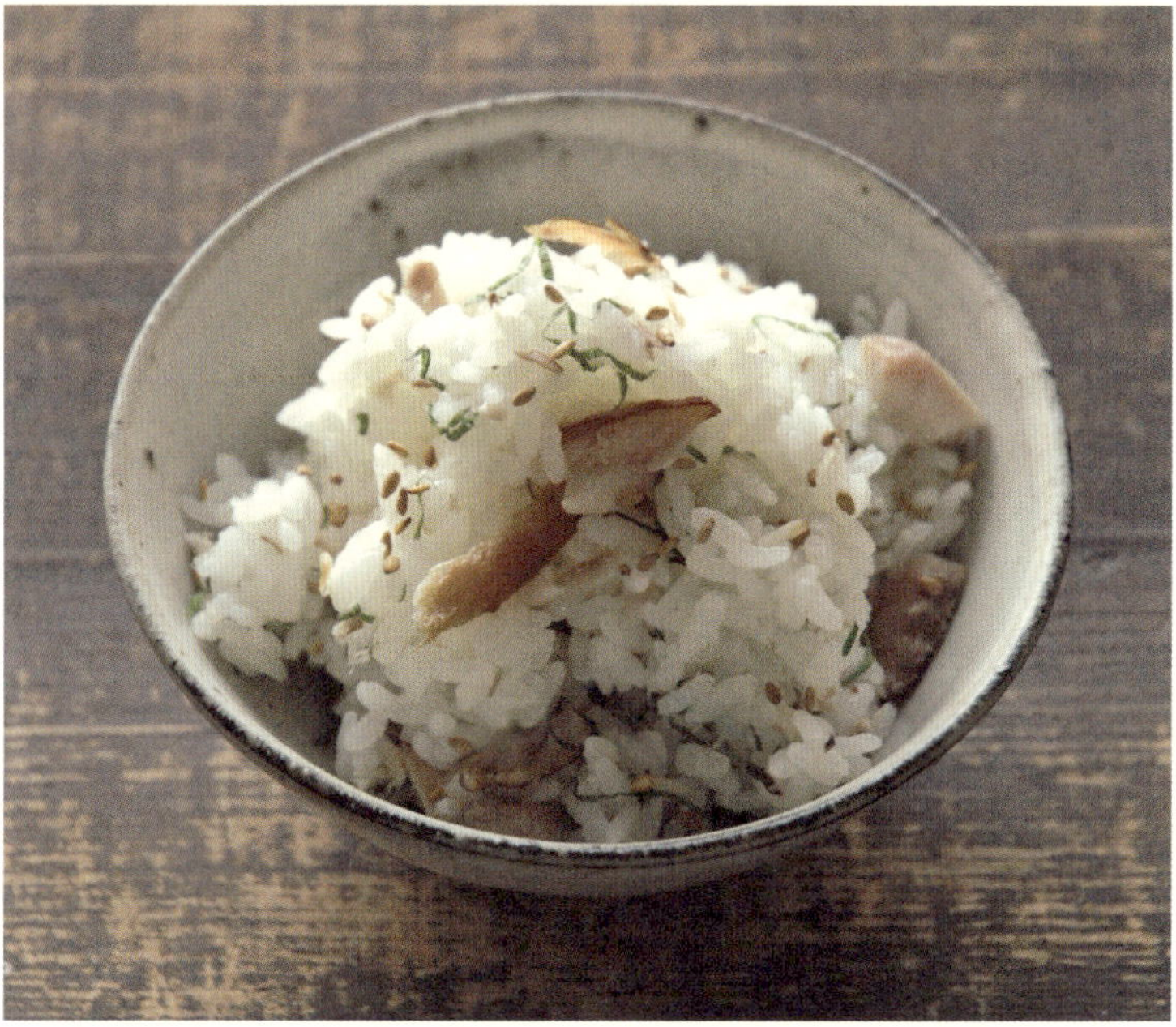

「鯵《あじ》の干物ごはん」

夏のごはん 8

材料（2人分）
米…2合
鯵の干物…1尾分
青しそ（大葉）…5枚
炒りごま（白）…大さじ1
塩…小さじ⅔

作り方
❶白ごはんを炊く要領で、米を研ぎ、炊飯器の内釜の2合の目盛りまで水加減をして30分から1時間ほどおいて浸水させる。
❷①の釜に小さじ⅔の塩を加えて、軽く混ぜて溶かし、塩味のごはんを炊きあげる。
❸鯵の干物を魚焼きグリルなどで焼き、骨を取り除いて身をほぐす。青しそはせん切りにして一度さっと水にさらして水気をしっかり切っておく。
❹炊けたごはんに③と炒りごまをさっくりと混ぜ合わせ、器に盛り付ける。

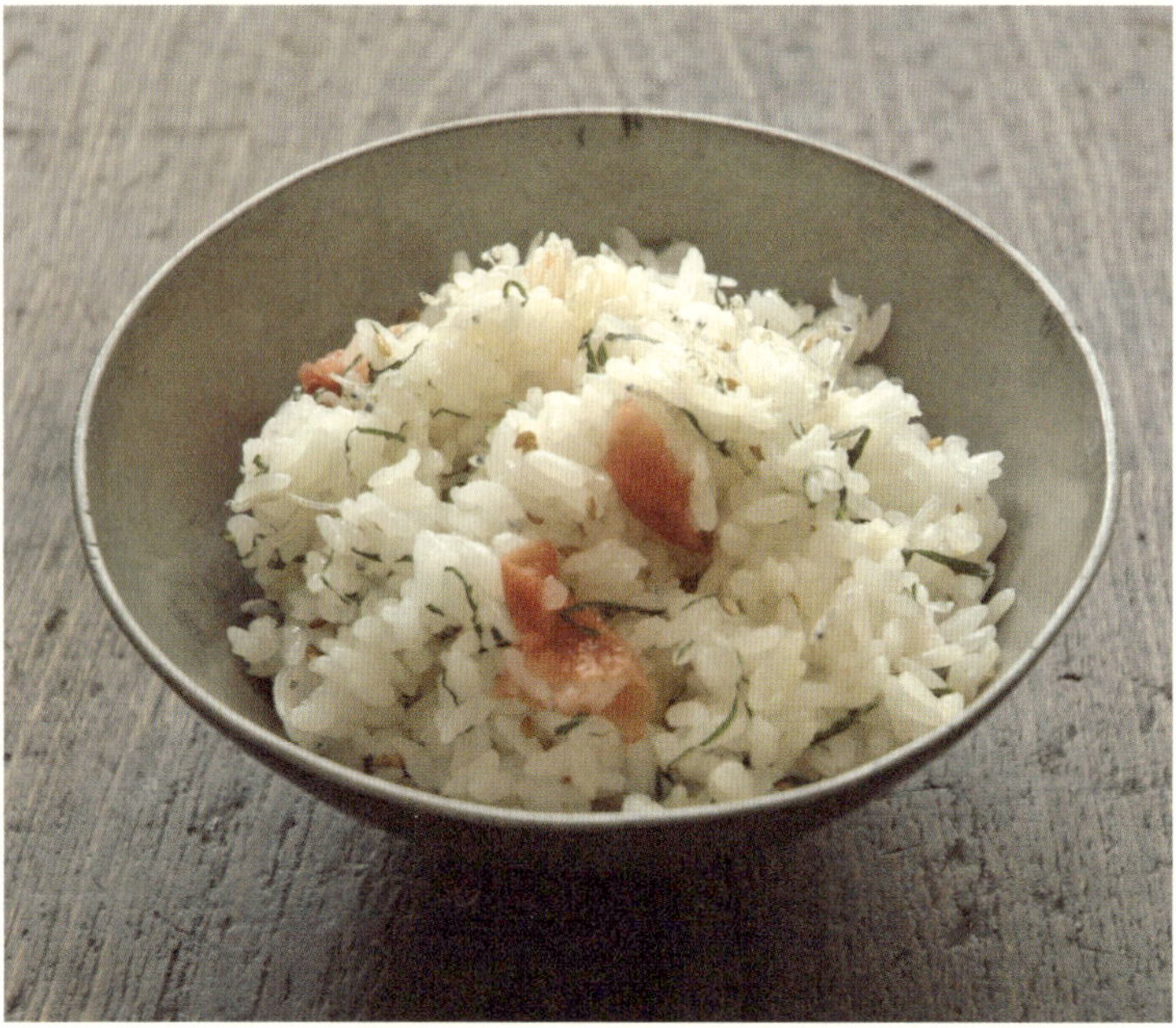

「ちりめんじゃこと梅の混ぜごはん」

夏のごはん 9

材料（2人分）
米…2合
ちりめんじゃこ…25g
梅干し…大なら1個、小なら2個
青しそ（大葉）…10枚
炒りごま（白）…小さじ1と1/2
薄口醤油…5㎖（小さじ1）

作り方
❶白ごはんを炊いて用意しておく。
❷梅干しは種を取り除き、包丁で粗くたたく。また、青しそはせん切りにして一度さっと水にさらして水気をしっかりと切っておく。
❸炊けたごはんにじゃこ、②、炒りごまを混ぜ合わせ、薄口醤油を全体にいきわたるようにかけ、さっくりと全体を混ぜて器に盛り付ける。

初女さんのこだわり

白ごはんの炊き方のコツはP220参照

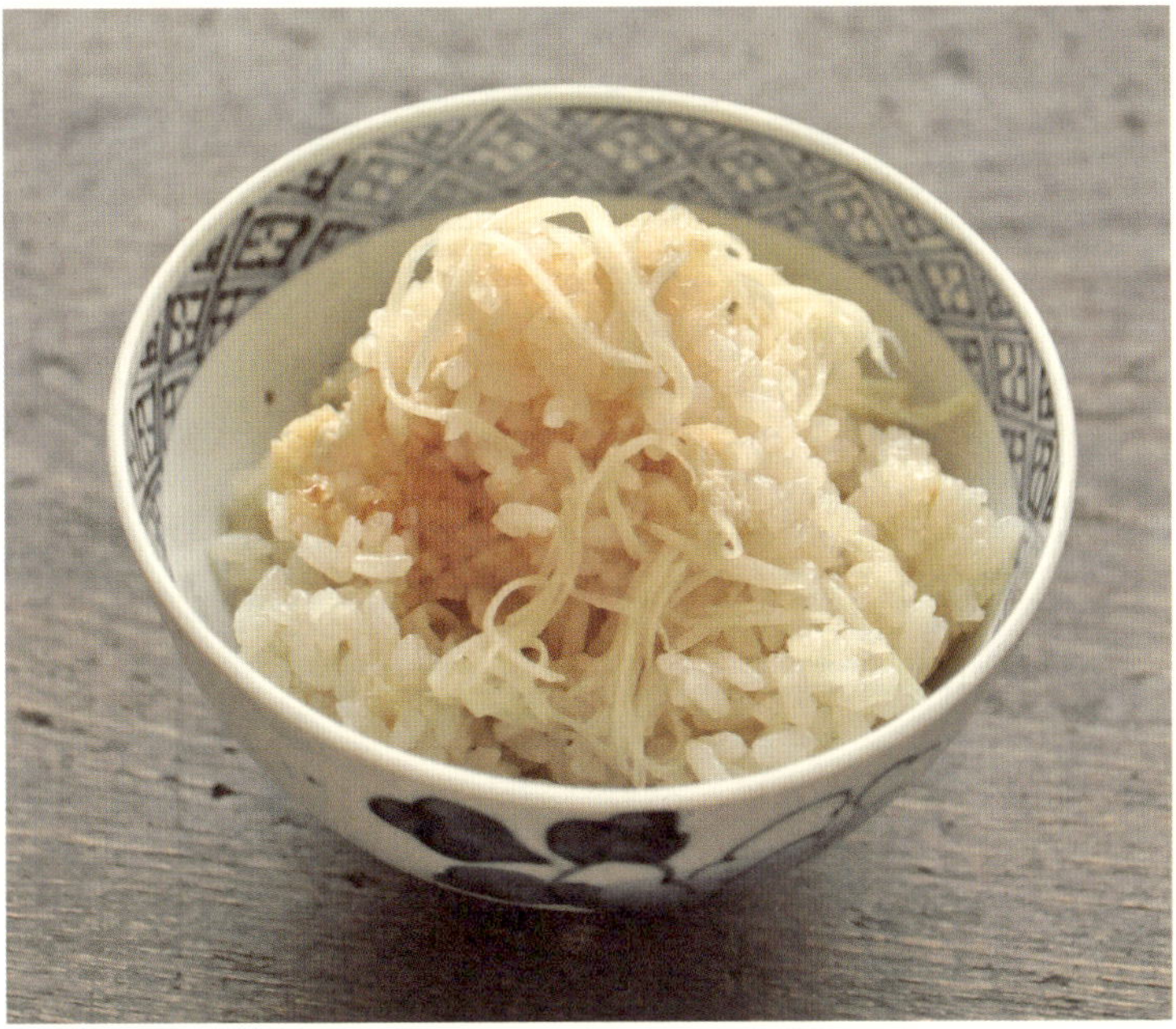

「新生姜ごはん」

材料（2人分）
米…2合
新生姜…50g程度
油揚げ…1枚
かつおと昆布のだし
…約400㎖（詳しくはP218のレシピを参照）

Ⓐ
薄口醤油…40㎖
（大さじ2と小さじ2）
みりん…20㎖
（大さじ1と小さじ1）
酒…20㎖
（大さじ1と小さじ1）

作り方
❶米は炊く30分から1時間前に研いで、水に浸しておく。
❷新生姜は洗って汚れを落とし、皮ごと細めのせん切りにして一度さっと水にさらして水気をしっかりと切っておく。また、油揚げはみじん切りにする（上品な仕上がりにしたい場合は、P122の要領で油抜きを）。
❸①の米をざる上げして水気をしっかりと切り、炊飯器に入れる。Ⓐを加えてから、手早く2合の目盛りまでだしを注ぎ、ひと混ぜする（だし400㎖は目安なので、炊飯器の目盛りを参考に、米の状態、自分の体調などに合わせる）。
❹②を③にのせて炊き、炊きあがったら、さっくりと混ぜて器に盛り付ける。

夏のごはん
10

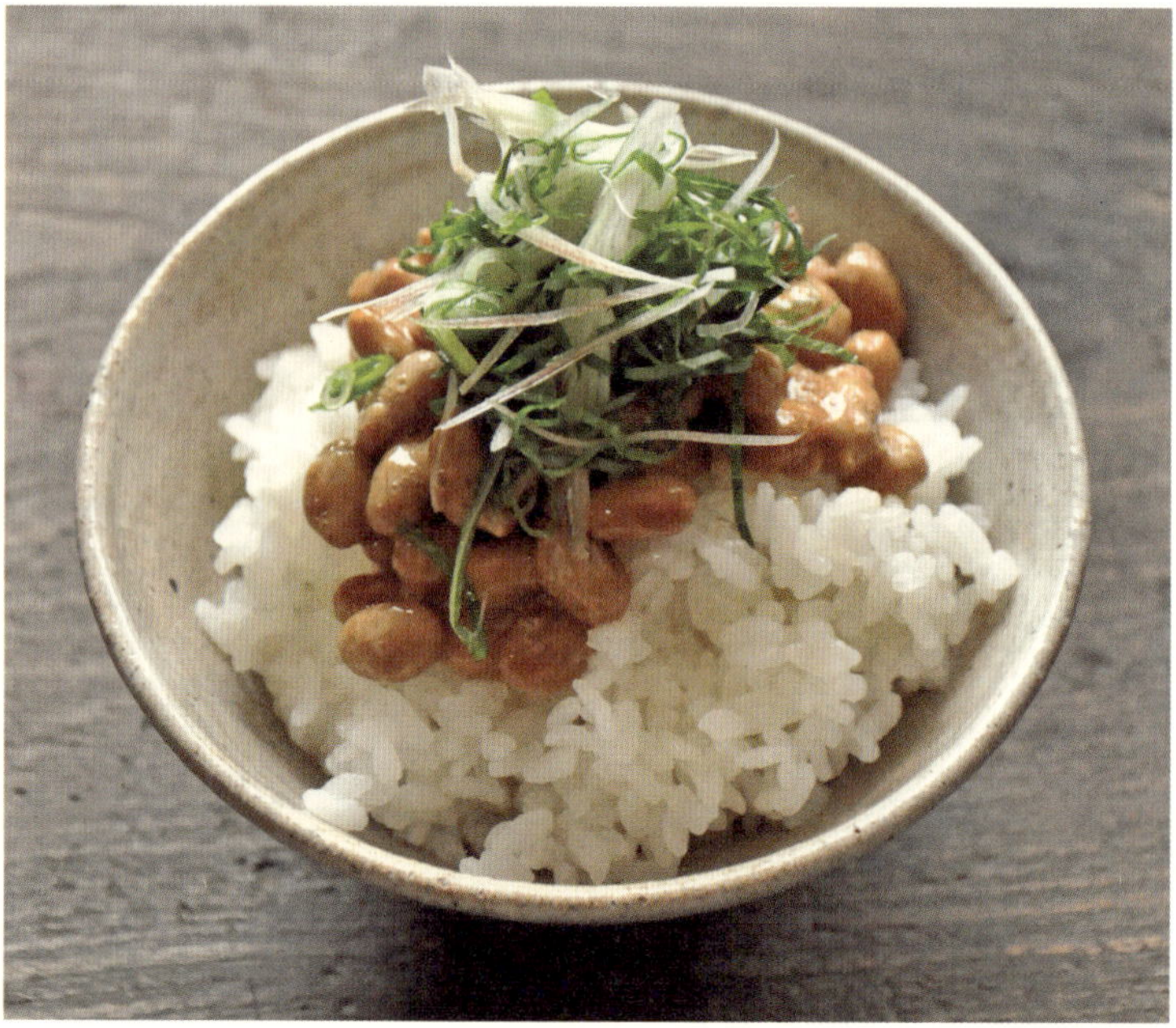

「夏の薬味たっぷり納豆丼」

夏のごはん 11

材料（2人分）
米…2合
納豆…2パック
みょうが…½個
青しそ（大葉）…5枚
青ねぎ…1本
濃口醤油…適宜

作り方
❶白ごはんを炊いて用意しておく。
❷みょうが、青しそはせん切りにして、それぞれ一度さっと水にさらしてから水気をしっかりと切る。また、ねぎは刻みねぎにする（辛みが強いねぎの場合は水の中でもみ洗いをしてもよい）。
❸納豆に醤油を加えてよく混ぜ、炊きたてのごはんによそい、②の薬味を混ぜ合わせて納豆の上に盛り付ける。

初女さんのこだわり

白ごはんの炊き方のコツはP220参照

「焼き味噌」

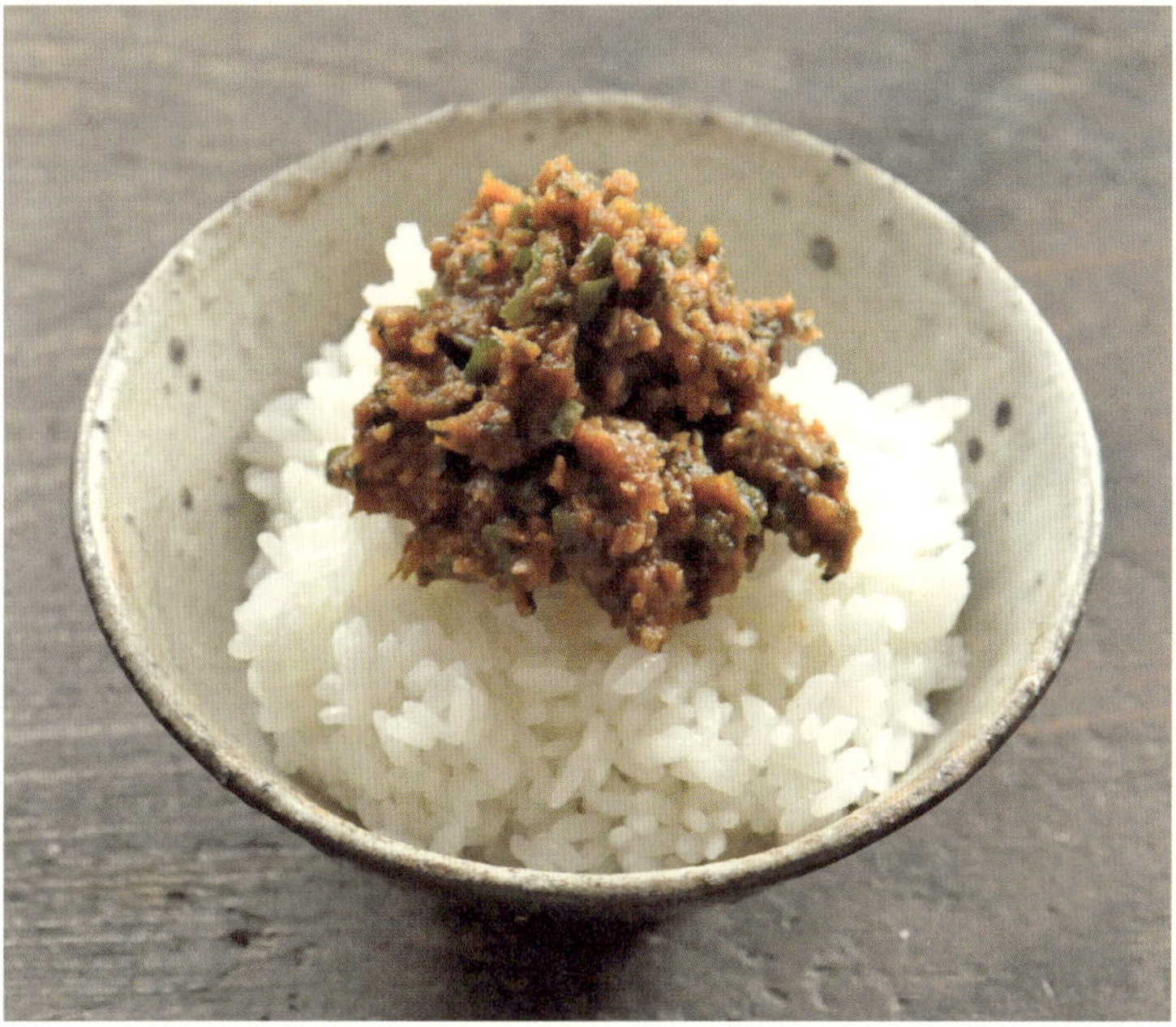

材料（作りやすい分量）
好みの味噌…150g
白ねぎ…½本
生姜…ひとかけ分
ピーマン…2個
青しそ（大葉）…10枚
みりん…大さじ1と½
ごま油…大さじ½

作り方
❶白ねぎ、生姜、ピーマン、青しそはすべて細かく刻む（特に生姜と白ねぎは大きいと口に残りやすく、刺激も強いので、できるだけ細かくする）。
❷鍋にごま油をひき、中火くらいの火加減で、白ねぎ、生姜、ピーマンの順で炒める。野菜から香りが出てきてピーマンに火が通ったら、青しそを加え一度さっと混ぜ合わせる。
❸青しそを加えたらすぐに味噌とみりんを加え、全体をしっかりと混ぜ合わせる。火加減を少し弱め、焦げないように鍋底を時折しゃもじでゆっくりかき混ぜながら7～8分ほど煮詰める（木のしゃもじに焼き味噌をのせて、火で直接あぶってから食べても美味しい。しゃもじは少し焦げます）。

夏のごはんの友1

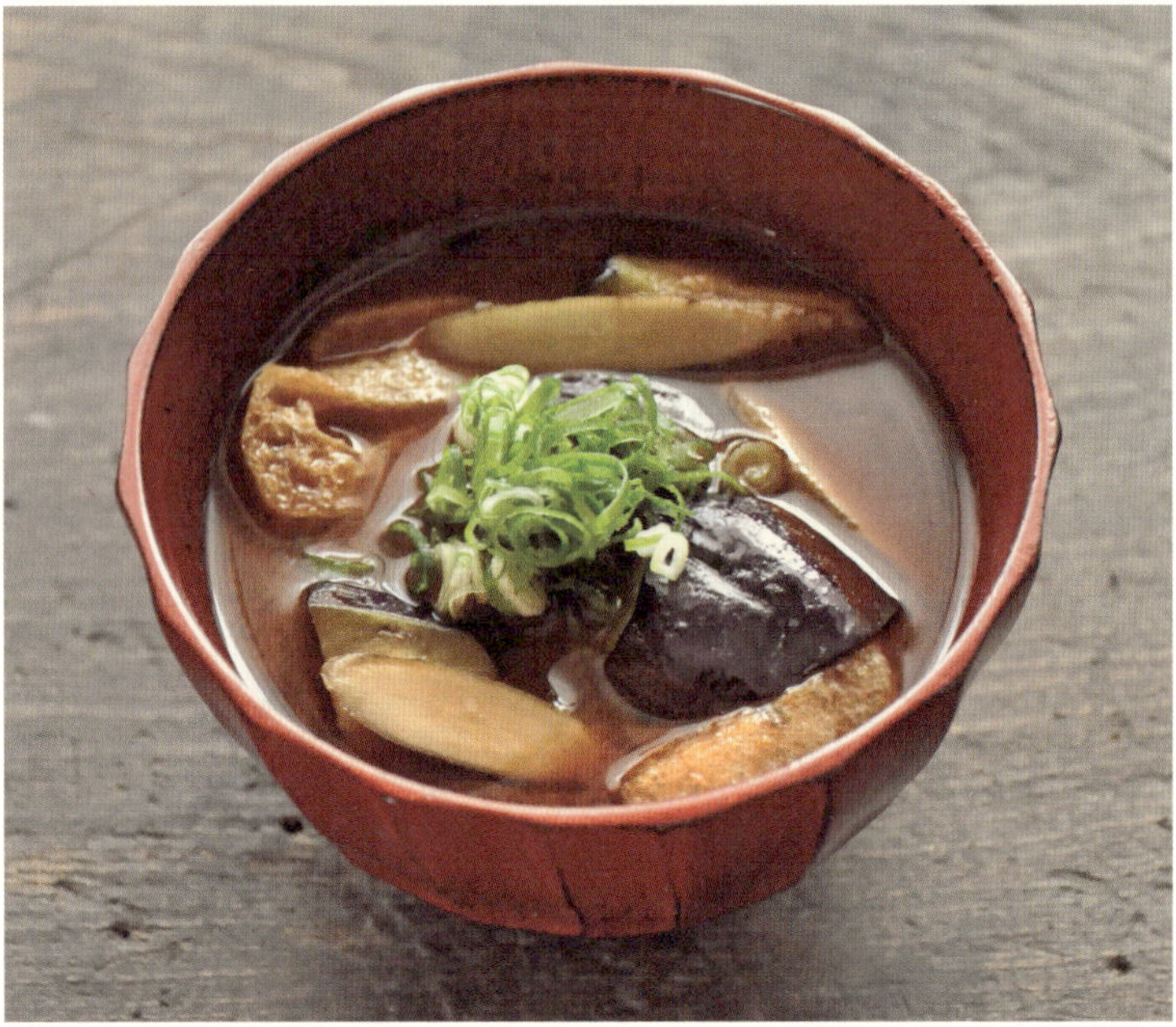

「なすと新ごぼうの味噌汁」

夏の味噌汁 1

材料（2人分）
なす（小）…2本
新ごぼう＊…⅓本
　＊普通のごぼうで代用可
油揚げ…1枚
ねぎ…1本
好みのだし…600㎖
味噌…大さじ4程度
◎写真は赤味噌を使用

作り方
❶なすは乱切り、ごぼうは斜め切り（ごぼうは切った後に一度さっと水にさらし、しっかり水気を切っておく）、油揚げは短冊切りに、それぞれ食べやすい大きさに切り分ける（上品な仕上がりにしたい場合は、P122の要領で油抜きを）。また、ねぎは刻みねぎにする。
❷鍋にサラダ油小さじ1（分量外）を入れ、なすとごぼうを炒め、8割方火が通ったら600㎖のだしを入れ、温まったら油揚げを加えて具材に火を通す。
❸味噌大さじ4を目安に溶き入れ、沸騰直前まで熱くして火を止め、椀に注ぎ、刻みねぎをのせて盛り付ける。

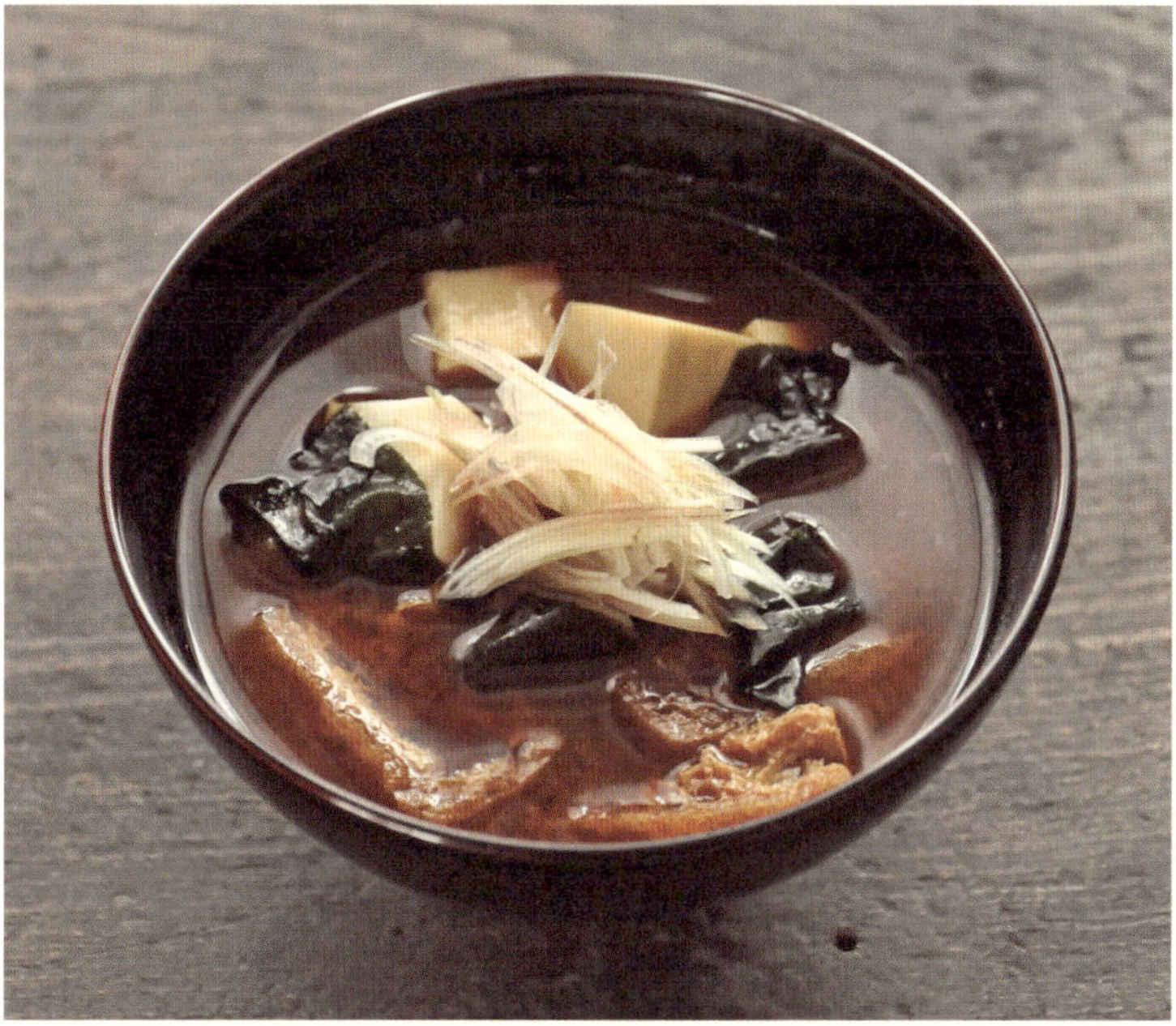

「豆腐、わかめ、みょうがのせん切りの味噌汁」

夏の味噌汁 2

材料（2人分）
絹ごし豆腐…½丁
塩蔵わかめ…30g
油揚げ…1枚
みょうが…1個
好みのだし…600mℓ
味噌…大さじ4程度
◎写真は赤味噌を使用

作り方
❶豆腐は1.5㎝角に、油揚げは短冊切りに（上品な仕上がりにしたい場合は、P122の要領で油抜きを）、塩蔵わかめは水につけて塩抜きをしてから2～3㎝幅に切る。
❷みょうがは根元を少し切り落とし、縦半分に切り、繊維にそって細めのせん切りにする（一度さっと水にさらしてしっかりと水気を切っておく）。
❸鍋に600mℓのだしを入れ、沸いてきたら油揚げを入れて温める。
❹味噌大さじ4を目安に溶き入れ、豆腐とわかめを入れ、沸騰直前まで熱くして火を止め、椀に注ぎ、みょうがのせん切りをのせて盛り付ける。

初女さんのこだわり

豆腐の下ごしらえのコツはP221参照

「ゴーヤ、豆もやし、厚揚げの味噌汁」

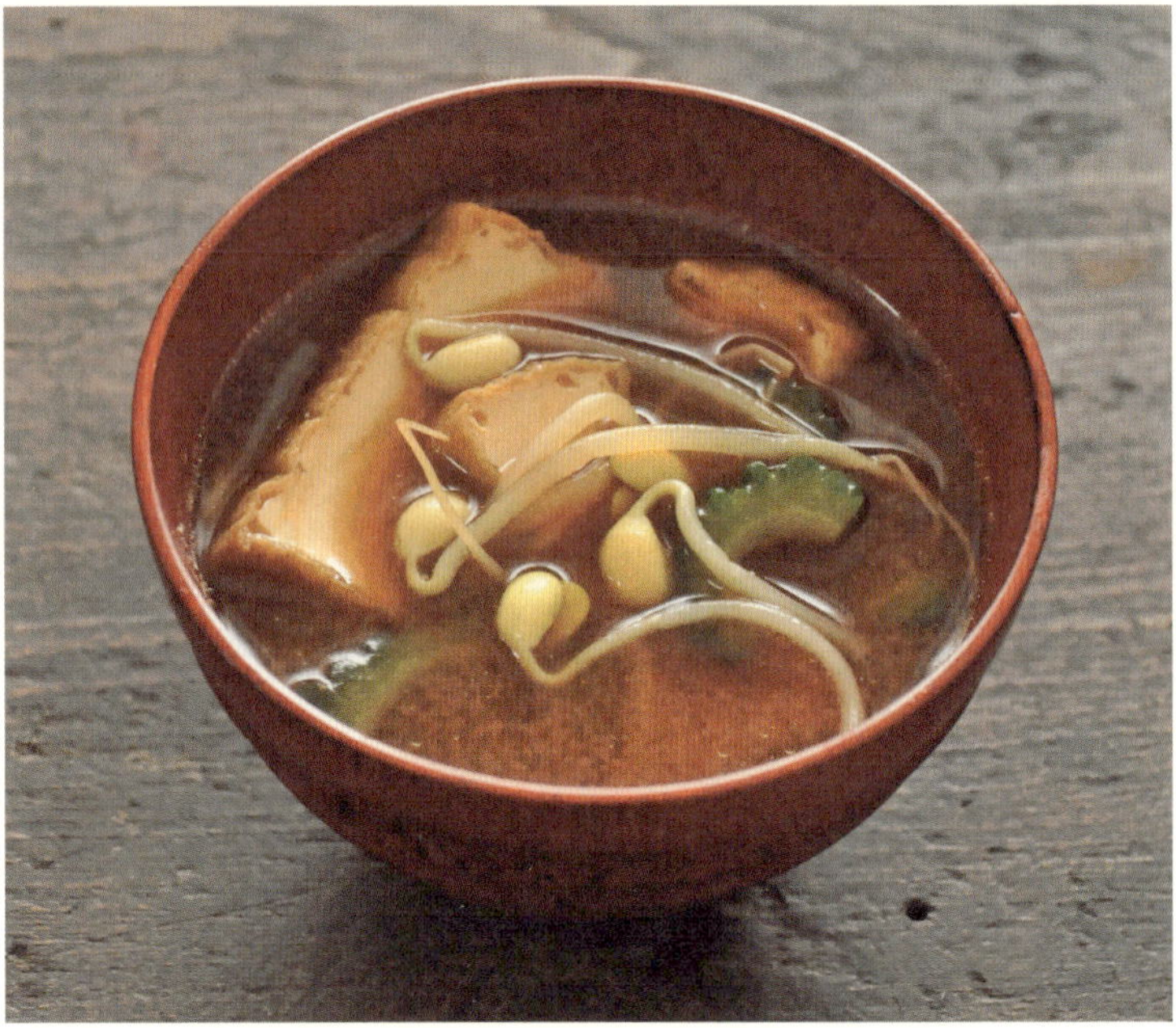

夏の味噌汁3

材料(2人分)
ゴーヤ…½本
(正味120g程度)
豆もやし…⅓袋(70g程度)
厚揚げ…1枚
好みのだし…600㎖
味噌…大さじ4程度
◎写真は赤味噌を使用

作り方
❶ゴーヤは縦半分に切ってからわたと種をスプーンなどを使ってきれいに取り除き、2㎜幅くらいの薄切りにする。また、厚揚げは1㎝幅くらいの食べやすい大きさに切る。
❷鍋にサラダ油小さじ1(分量外)を入れ、ゴーヤをしっかりと炒める。ゴーヤ全体に油がまわり、8割方火が通った頃に豆もやしを加え、軽く炒め合わせる。
❸②に600㎖のだしを入れ、沸いてきたら厚揚げを入れて芯まで温める。
❹味噌大さじ4を目安に溶き入れ、沸騰直前まで熱くして火を止め、椀に注ぎ、盛り付ける。

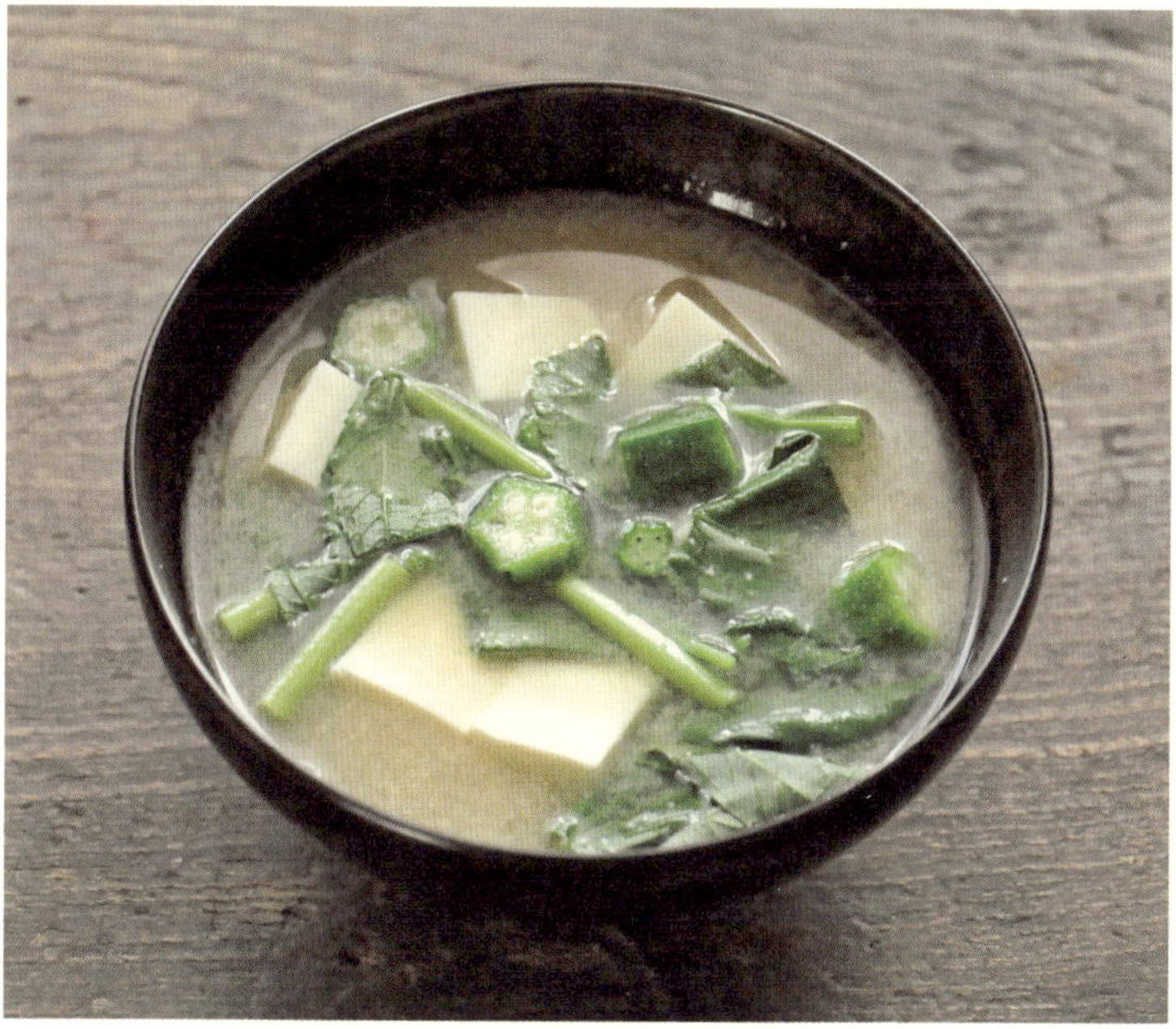

「モロヘイヤ、豆腐、オクラの味噌汁」

夏の味噌汁 4

材料（2人分）
モロヘイヤ…½束（50g）
絹ごし豆腐…½丁
オクラ…4～5本
好みのだし…600㎖
味噌…大さじ4程度
◎写真は米味噌を使用

作り方
❶モロヘイヤは太い茎から葉っぱを手でちぎる。残った太い茎も穂先側の半分ほどは美味しく食べられるので、3～4㎝幅に切る。また、豆腐は1.5㎝角に、オクラは1㎝幅に切る。
❷鍋に600㎖のだしを入れ、沸いてきたらモロヘイヤの茎とオクラを入れて火を通す。
❸先に入れた野菜に火が通ったら豆腐を入れ、味噌大さじ4を目安に溶き入れる。最後にモロヘイヤの葉を加え、沸騰直前まで熱くして椀に注ぎ、盛り付ける。

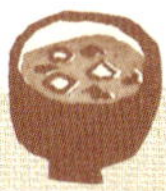

初女さんのこだわり

豆腐の下ごしらえのコツはP221参照

「ズッキーニと溶き卵の味噌汁」

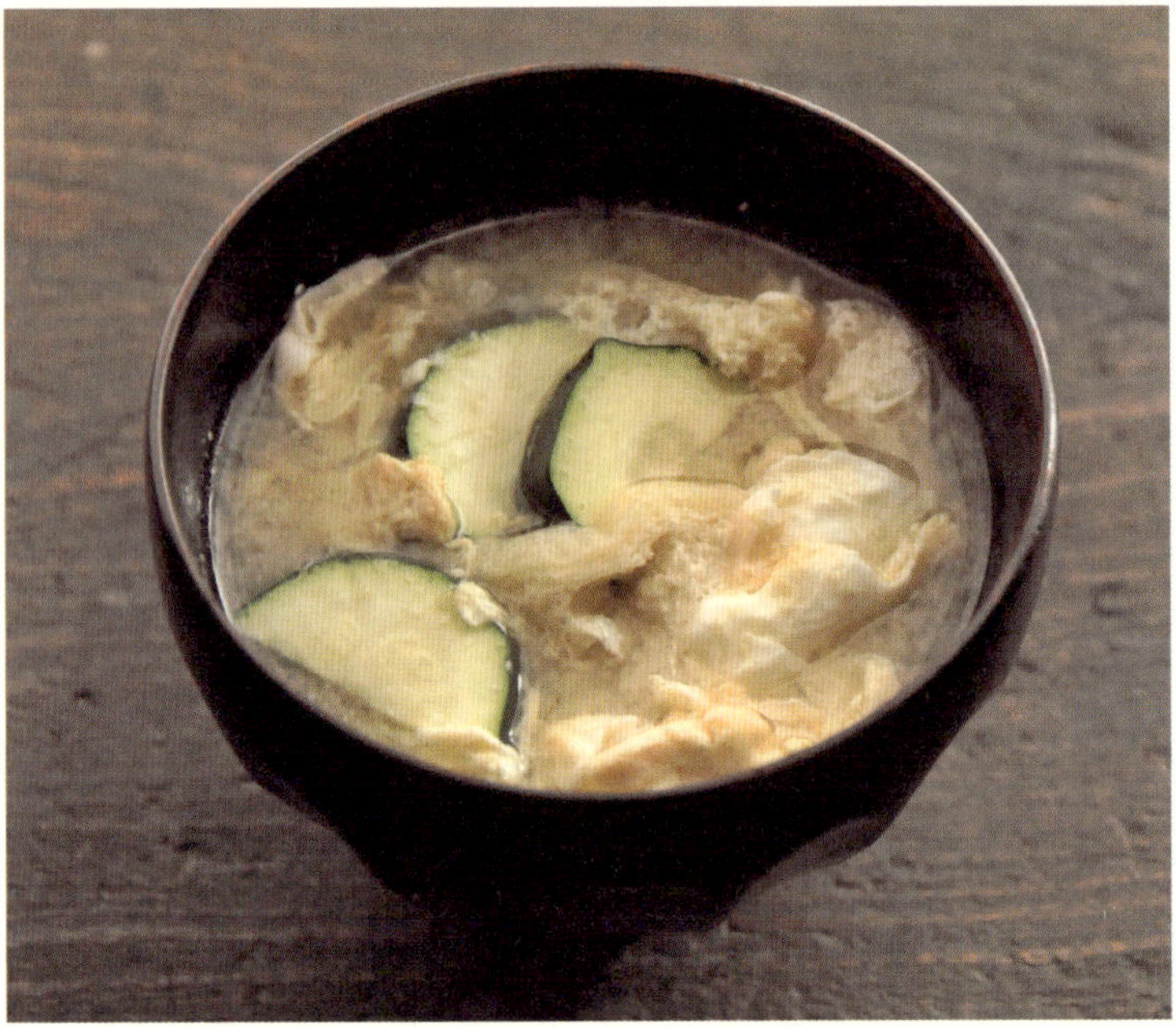

夏の味噌汁5

材料（2人分）
ズッキーニ…1本
卵…1個
油揚げ…1枚
好みのだし…600㎖
味噌…大さじ4程度
◎写真は米味噌を使用

作り方
❶ズッキーニはへたを切り落として1㎝幅の輪切りもしくは半月切りにする。また、油揚げは短冊切りにする（上品な仕上がりにしたい場合は、P122の要領で油抜きを）。
❷鍋にサラダ油小さじ½（分量外）を加え、ズッキーニを中火で軽く炒める。ズッキーニ全体に油がまわったら、600㎖のだしを入れ、沸いてきたら油揚げを入れる。
❸火を弱めてから、味噌大さじ4を目安に溶き入れ、再度火を強め、沸いてきたら溶いた卵を鍋肌から流し入れる。一呼吸おいて全体を底からやさしくかき混ぜ、火を止め、味噌汁を椀に注ぎ、盛り付ける。

「焼きなすの味噌汁」

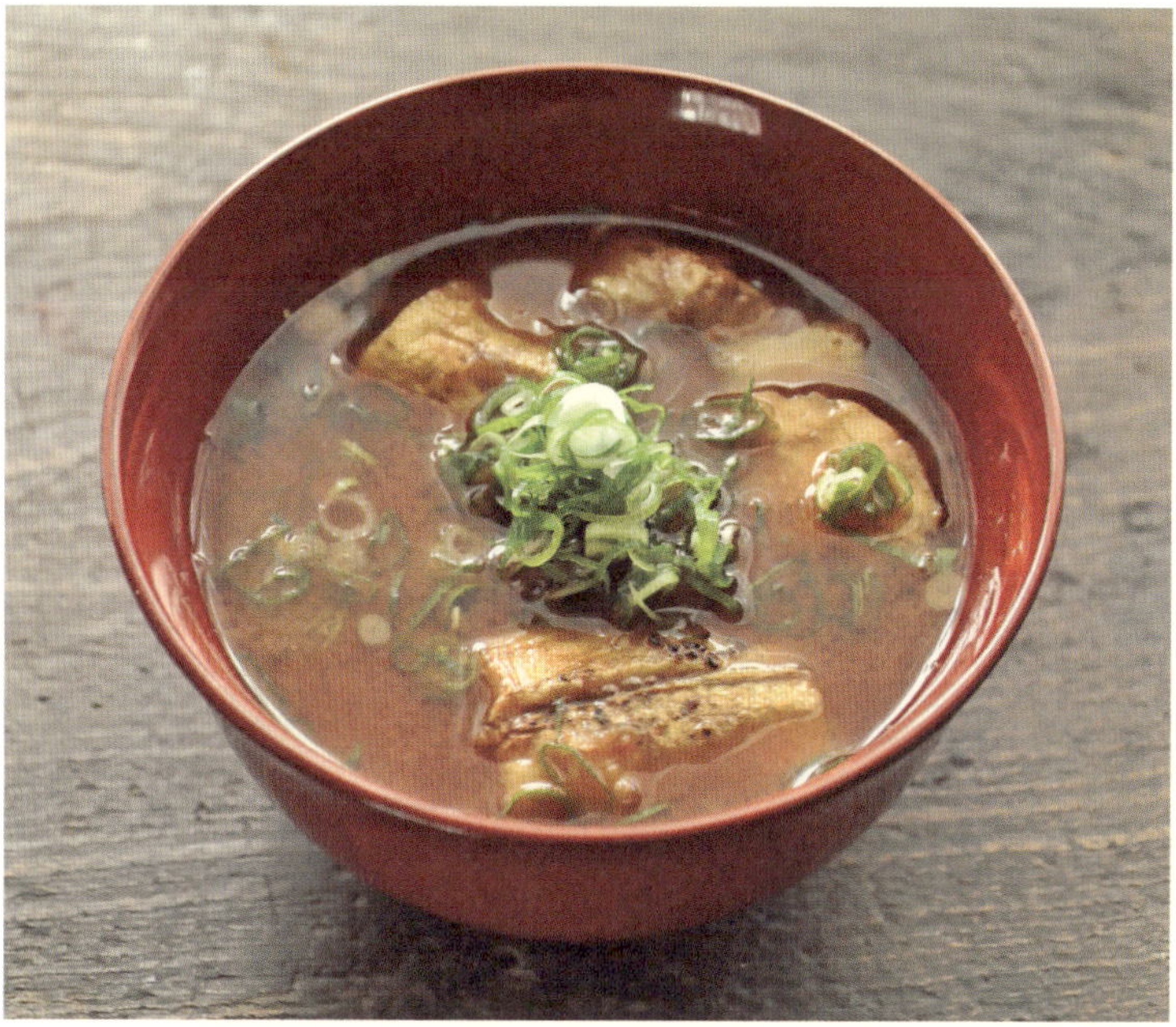

夏の味噌汁6

材料（2人分）
なす…2〜3本分
ねぎ…2本
好みのだし…600㎖
味噌…大さじ4程度
◎写真は米味噌を使用

作り方
❶魚焼きグリルや焼き網などを使ってなすを焼き、皮が真っ黒になったら火を止め取り出し、ふきんなどで皮をむいておく（熱いのでやけどに注意）。
❷①の粗熱がとれたら、食べやすい3〜4㎝幅の大きさに切り分ける。また、ねぎは刻みねぎにする。
❸鍋に600㎖のだしを入れ、沸いてきたら②の焼きなすを入れて温める。
❹味噌大さじ4を目安に溶き入れ、沸騰直前まで熱くして火を止め、椀に注ぎ、刻みねぎをたっぷり盛り付ける。

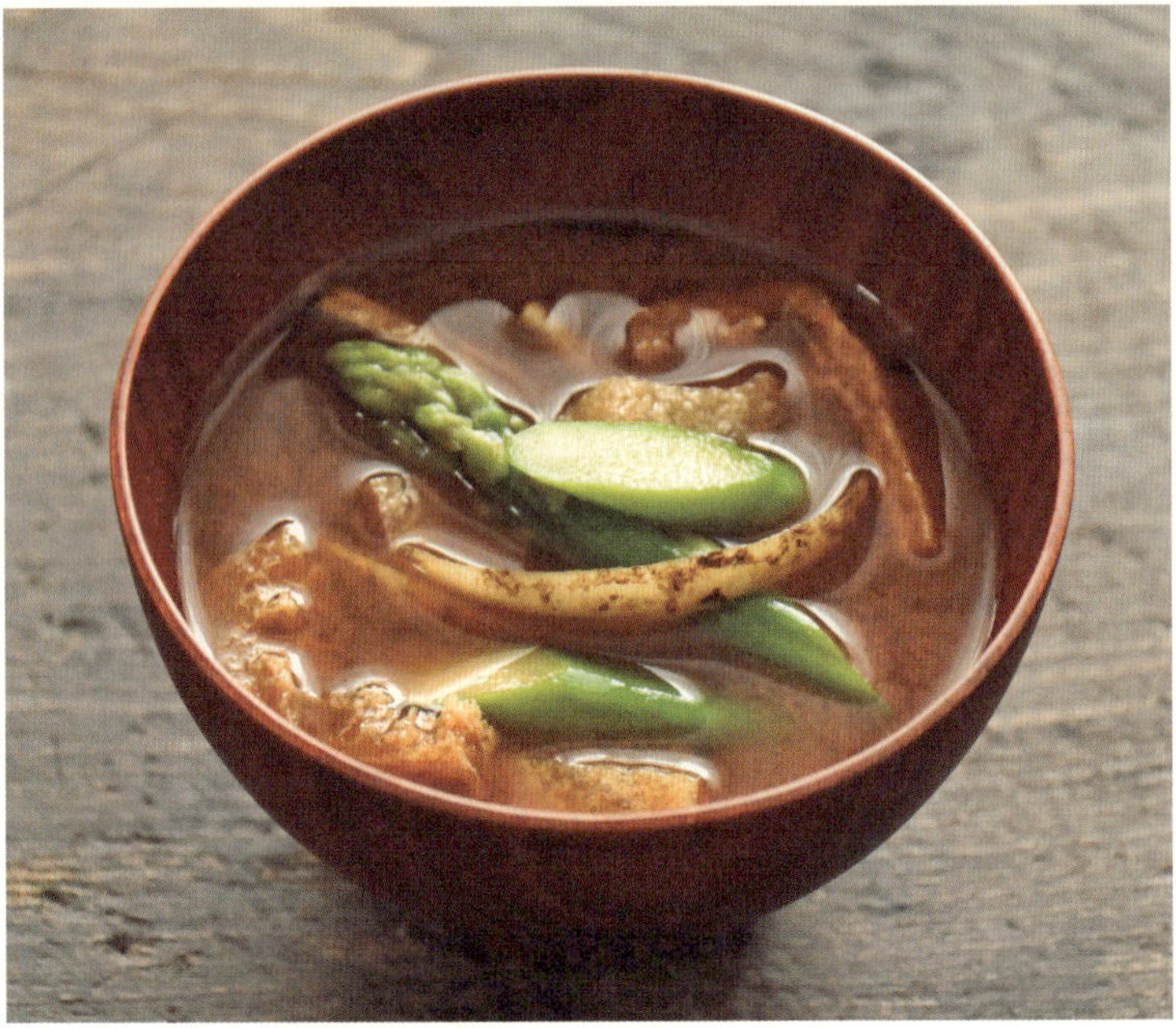

「アスパラと新ごぼうの味噌汁」

夏の味噌汁7

材料（2人分）
アスパラ…4本
新ごぼう＊…½本
＊普通のごぼうで代用可
油揚げ…1枚
好みのだし…600㎖
味噌…大さじ4程度
◎写真は米味噌を使用

作り方
❶アスパラは根元を切り落とし、硬い茎の部分の皮をむいて食べやすい長さに切り、油揚げ（上品な仕上がりにしたい場合は、P122の要領で油抜きを）は短冊切り、新ごぼうは2㎜幅くらいの斜め切りにする。
❷鍋にサラダ油小さじ½（分量外）を加え、アスパラとごぼうを炒める。野菜全体に油がまわったら、600㎖のだしを入れ、沸いてきたら油揚げを入れて野菜に火を通す。
❸味噌大さじ4を目安に溶き入れ、沸騰直前まで熱くして火を止め、椀に注ぎ、盛り付ける。

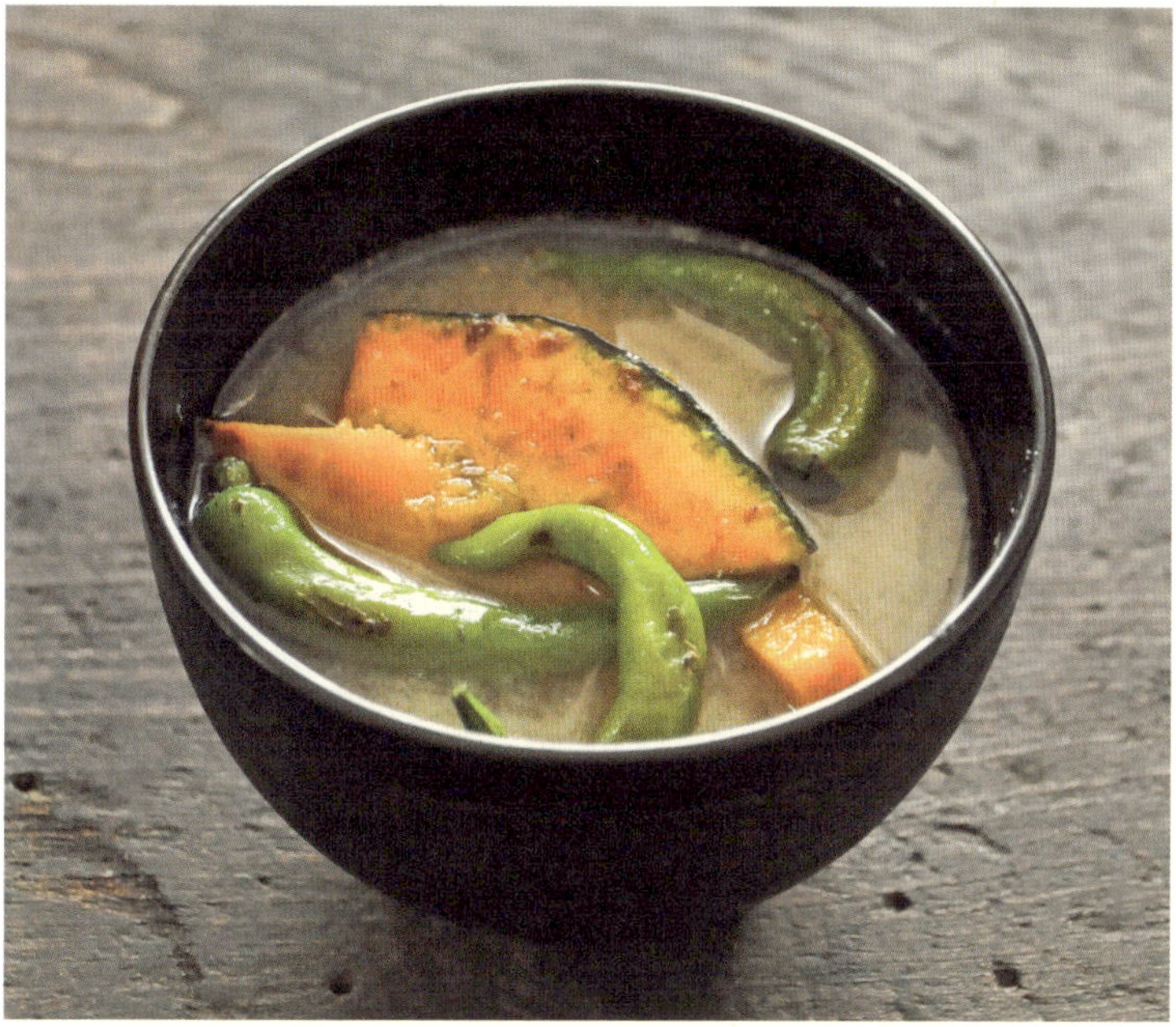

「かぼちゃと甘《あま》長《なが》唐辛子の味噌汁」

夏の味噌汁 8

材料（2人分）
かぼちゃ…正味150g程度
甘長唐辛子（小）*…10本程度
*伏見唐辛子や、万願寺唐辛子、しし唐など、手に入りやすいもので
好みのだし…600㎖
味噌…大さじ4程度
◎写真は米味噌を使用

作り方
❶かぼちゃはわたと種を取り除き、皮ごと5㎜幅くらいの厚みに切る。甘長唐辛子は包丁の先で縦に切り込みを入れておく。へたが長い場合は少し残して切り落とす。
❷鍋にサラダ油小さじ½（分量外）を加え、①のかぼちゃと甘長唐辛子に焼き色がつくまでしっかりと炒める。
❸次に600㎖のだしを鍋に加え、沸いたら火を弱めてかぼちゃに火を通す。
❹味噌大さじ4を目安に溶き入れ、沸騰直前まで熱くして火を止め、椀に注ぎ、盛り付ける。

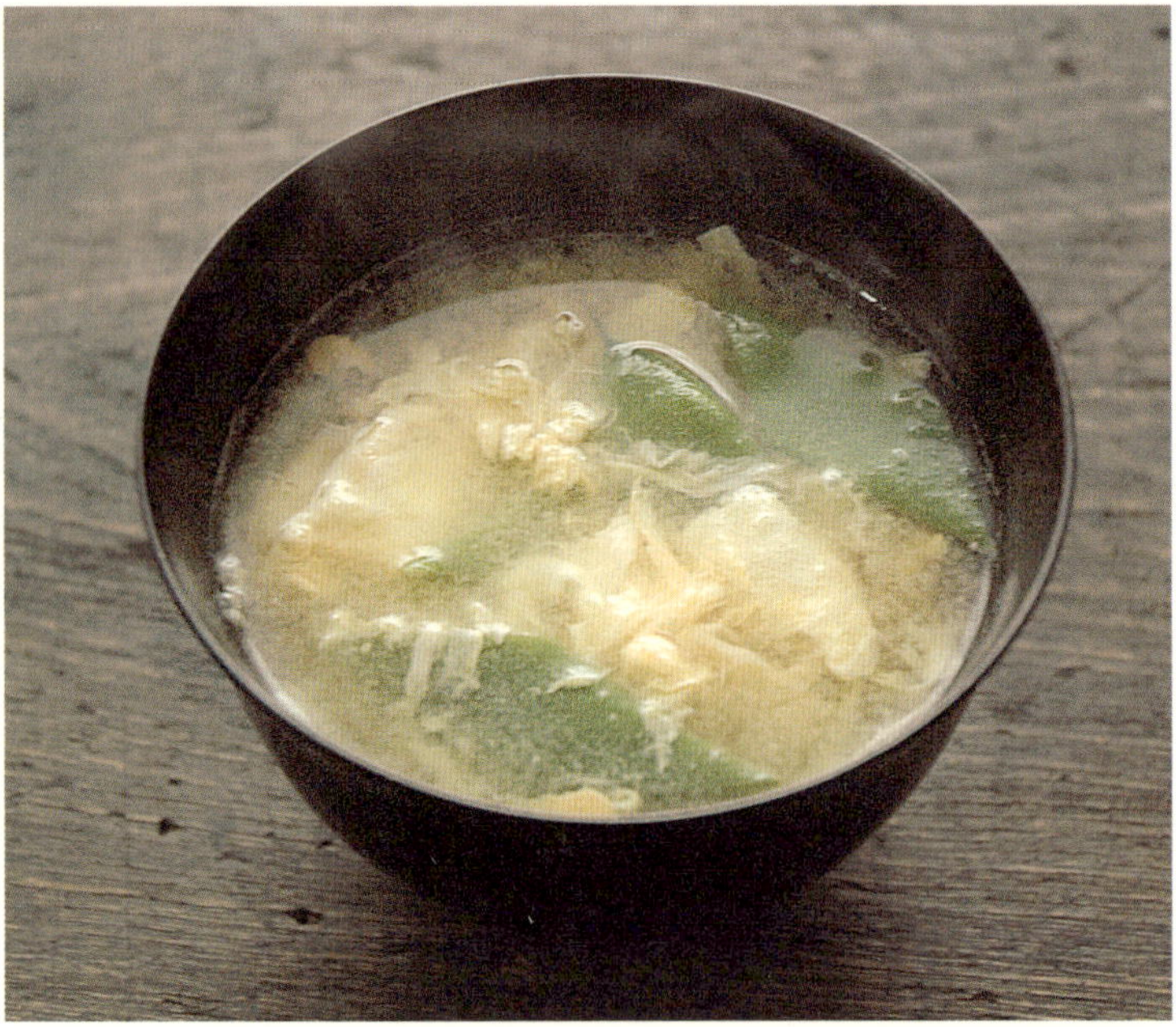

「モロッコいんげんと溶き卵の味噌汁」

夏の味噌汁 9

材料（2人分）
モロッコいんげん…5本
卵…2個
好みのだし…600㎖
味噌…大さじ4程度
◎写真は米味噌を使用

作り方
❶モロッコいんげんはへたを切り落として2～3㎝幅くらいの斜め切りする。
❷鍋に600㎖のだしを入れ、沸いてきたら①を入れて火を通す。
❸火を弱めてから味噌大さじ4を目安に溶き入れ、再度火を強め、沸いてきたら溶いた卵を鍋肌から流し入れる。
❹一呼吸おいて全体を底からやさしくかき混ぜ、火を止め、味噌汁を椀に注ぎ、盛り付ける。

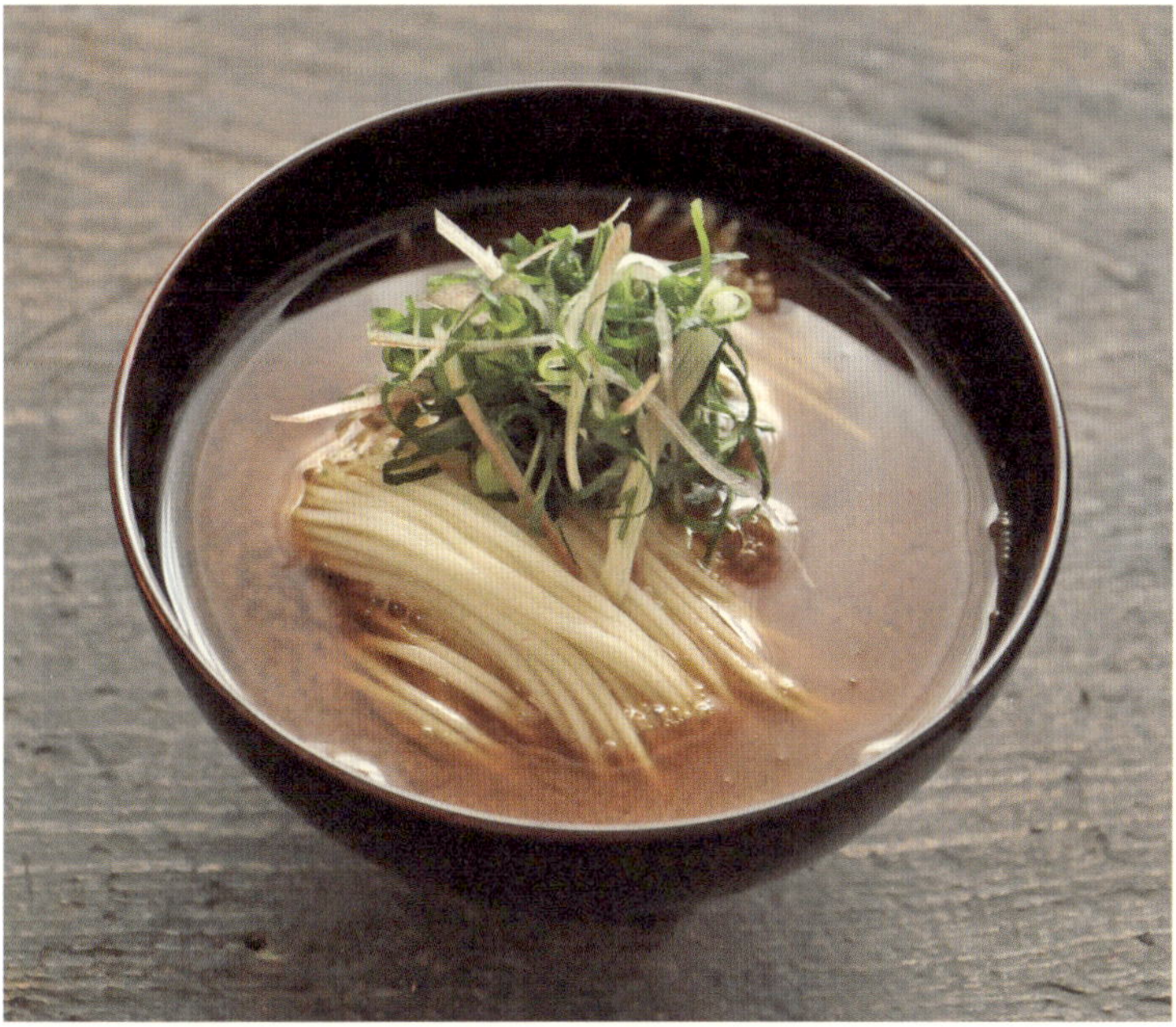

「そうめんと夏の薬味野菜の味噌汁」

夏の味噌汁 10

材料（2人分）
そうめん…1〜2束＊
＊一人当たり乾麺で25g程度を目安に
みょうが…1個
青しそ（大葉）…5枚
ねぎ…1本
好みのだし…600㎖
味噌…大さじ4程度
◎写真は赤味噌を使用

作り方
❶みょうが、青しそはせん切りにして、それぞれ一度さっと水にさらしてから水気をしっかりと切る。ねぎも刻んでおく（辛みが強いねぎの場合は水の中でもみ洗いをしてもよい）。これら薬味野菜全部を混ぜ合わせておく。
❷そうめんはたっぷりのお湯の中で1分程度ゆでてから、手早く冷水でしめてザルにあげておく。
❸鍋に600㎖のだしを入れ、沸いてきたら味噌大さじ4を目安に溶き入れる。
❹②を③に入れ、沸騰直前まで熱くして火を止め、椀に注ぎ、①をのせて盛り付ける。

「もずくの味噌汁」

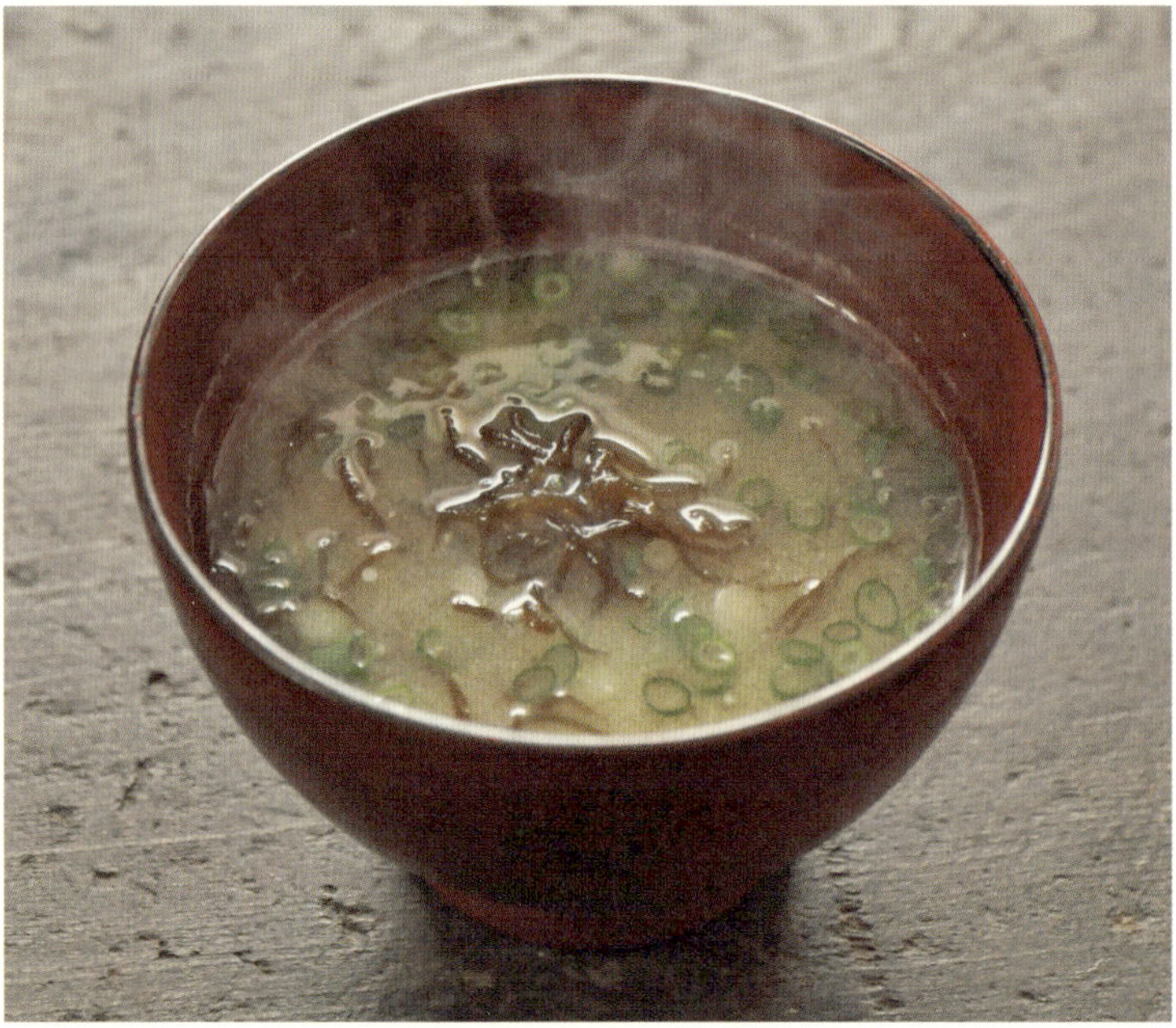

夏の味噌汁 11

材料（2人分）
生もずく…100g
ねぎ…1本
好みのだし…600㎖
味噌…大さじ4程度
◎写真は米味噌を使用

作り方
❶生もずくは長い場合は食べやすい長さに切り、ざるにあけて、さっと水で洗ってから水気を切っておく。また、ねぎは刻みねぎにする。
❷鍋に600㎖のだしを入れ、沸いてきたら味噌大さじ4を目安に溶き入れる。
❸水気をしっかり切ったもずくを入れ、沸騰直前まで熱くして火を止め、椀に注ぎ、刻みねぎをのせて盛り付ける。

「鰯《いわし》のつみれの味噌汁」

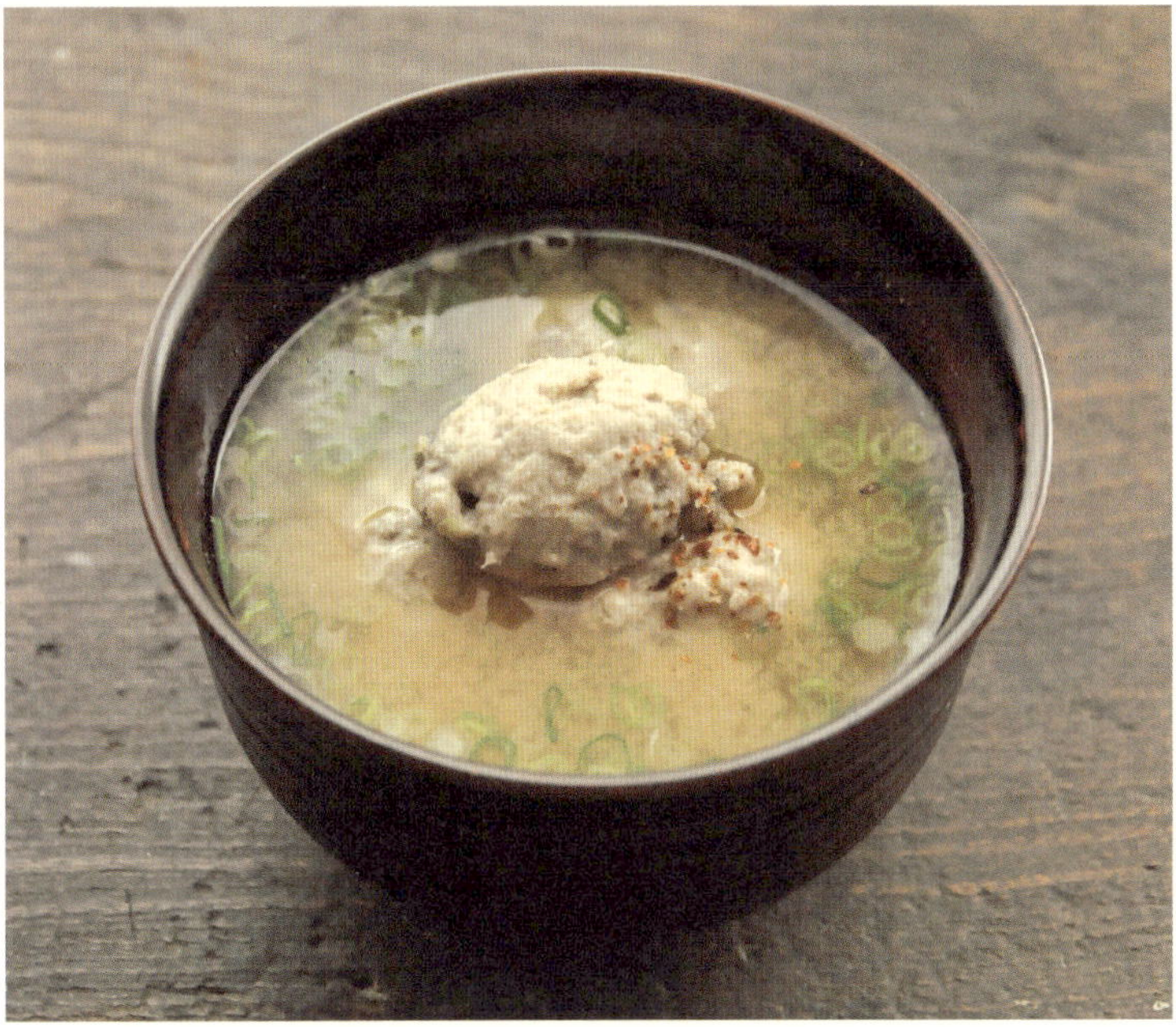

材料（2人分）
鰯のつみれの材料
鰯…4尾
卵白…½個分
生姜…ひとかけ
ねぎ…1本
水…600㎖
昆布…6g
（5×5㎝大くらい）
味噌…大さじ3〜4程度
七味唐辛子…好みで適宜
◎写真は米味噌を使用

作り方
❶鰯は手開き（頭、腹わた、中骨などを取り除く）にした後、身から皮をはがし、身を包丁でたたく。
❷たたいた鰯のすり身をボウルに移し、塩ひとつまみ（分量外）を加えてしっかりと練り、卵白とおろし生姜を加えてさらに練っておく。
❸鍋に600㎖の水と昆布を入れ、水から火にかけ、昆布からじっくりうま味を引き出す（5分くらいで沸騰する程度の弱めの火加減がよい）。沸騰する直前に昆布を取り出す。
❹③が沸いたら、②をスプーンで落とし入れて弱火で火を通していく。
❺つみれが浮いてきたら味噌大さじ3を目安に溶き入れる。沸騰直前まで熱くして火を止め、椀に注ぎ、刻みねぎをのせて盛り付ける。好みで七味唐辛子をふっても美味しい。

夏の味噌汁
12

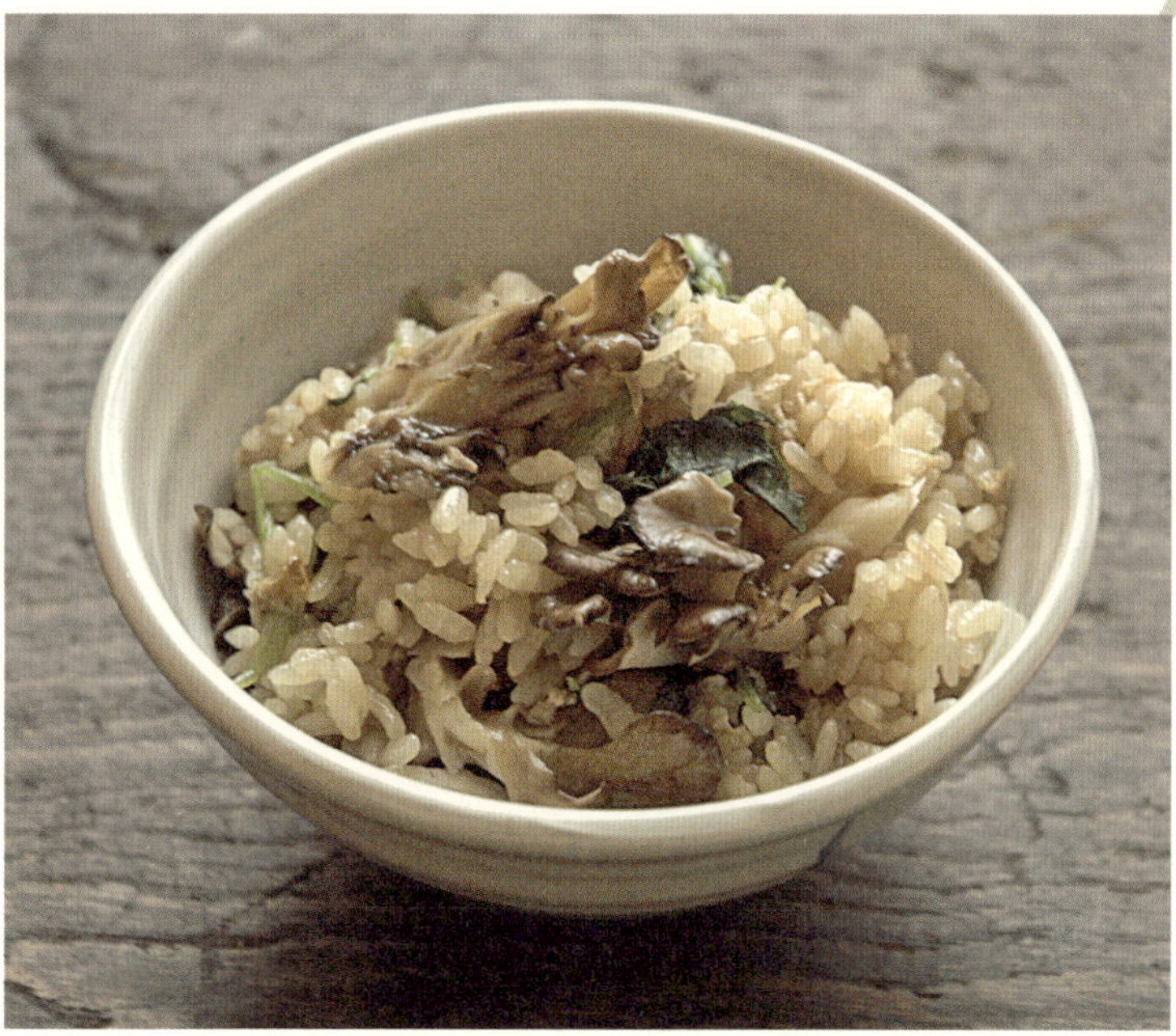

「舞茸《まいたけ》ごはん」

秋のごはん 1

材料（2人分）
米…2合
舞茸…200g
油揚げ…1枚
三つ葉…1/4束
かつおと昆布のだし
…約400㎖（詳しくはP218のレシピを参照）

Ⓐ
薄口醤油…40㎖
（大さじ2と小さじ2）
みりん…40㎖
（大さじ2と小さじ2）

作り方

❶米は炊く30分から1時間ほど前に研いで、水に浸しておく。

❷舞茸は包丁で大きめに切り分け、油揚げは細かく刻んでみじん切り（上品な仕上がりにしたい場合は、P122の要領で油抜きを）、三つ葉は2～3㎝幅に切る。

❸①の米をざる上げして水気をしっかりと切り、炊飯器に入れる。Ⓐを加えてから、手早く2合の目盛りまでだしを注ぎ、ひと混ぜする（だし400㎖は目安なので、炊飯器の目盛りを参考に、米の状態、自分の体調などに合わせる）。

❹②の舞茸と油揚げを③にのせて炊き、炊きあがったら三つ葉を加え、全体をさっくりと混ぜて少し蒸らした後に器に盛り付ける。

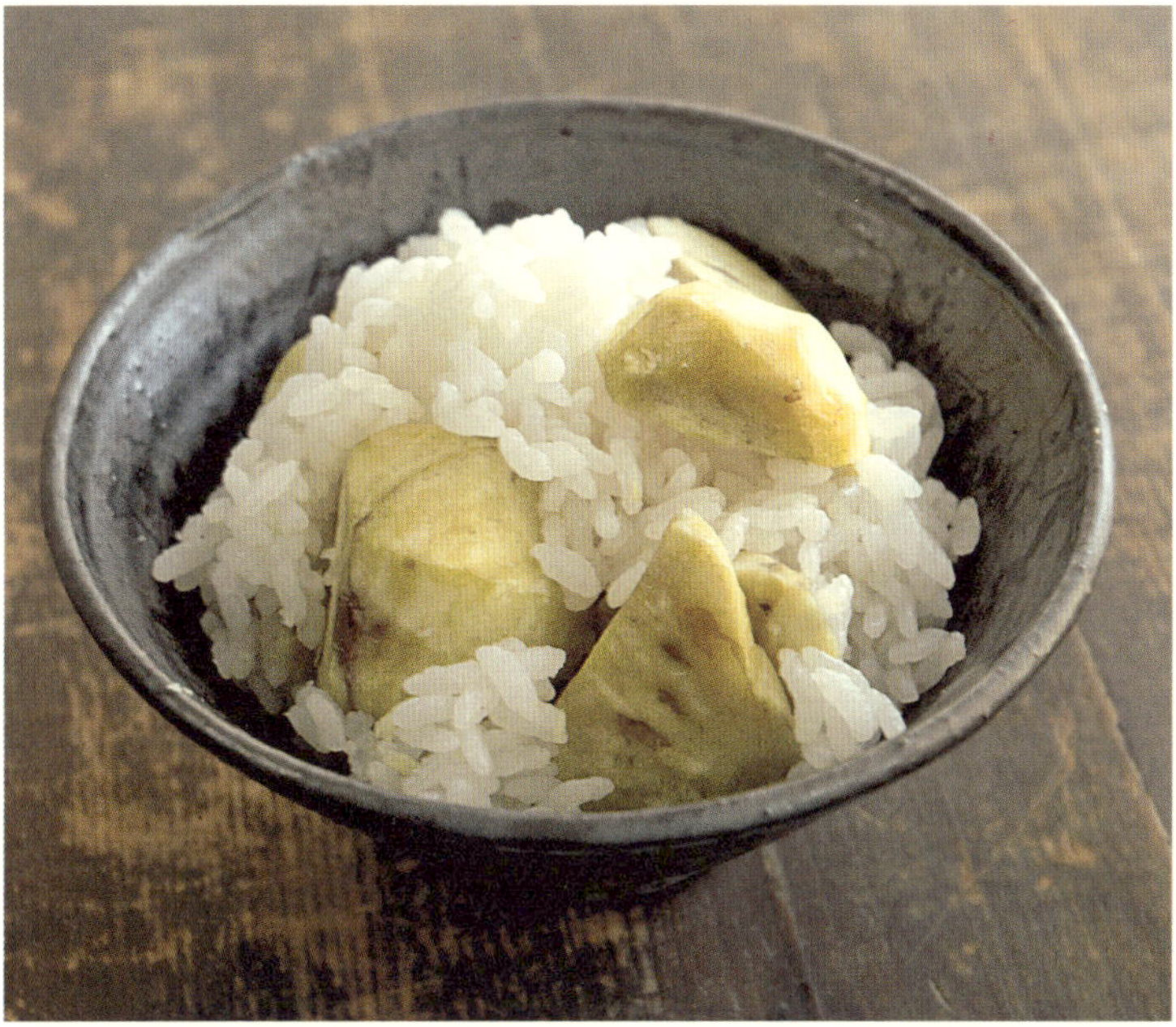

「栗ごはん」

秋のごはん 2

材料（2人分）

米…2合

栗（皮付き）…500g

塩…小さじ1と1/3

酒…好みで適宜

作り方

❶白ごはんを炊く要領で、米を研ぎ、炊飯器の内釜の2合の目盛りまで水加減をして30分から1時間ほどおいて浸水させる。

❷栗はむく1時間以上前から水につけて皮を柔らかくしておき、外の厚い鬼皮と栗の実のまわりについている渋皮、それぞれを順にむき、むいたものから水にさらしていく。

❸①の釜に小さじ1と1/3の塩を加えて、軽く混ぜて溶かし、②の栗をのせて炊きあげる。

❹炊きあがったら（好みで）酒をひと振りし、さっくりと全体を混ぜて器に盛り付ける。

初女さんのこだわり

白ごはんの炊き方のコツはP220参照

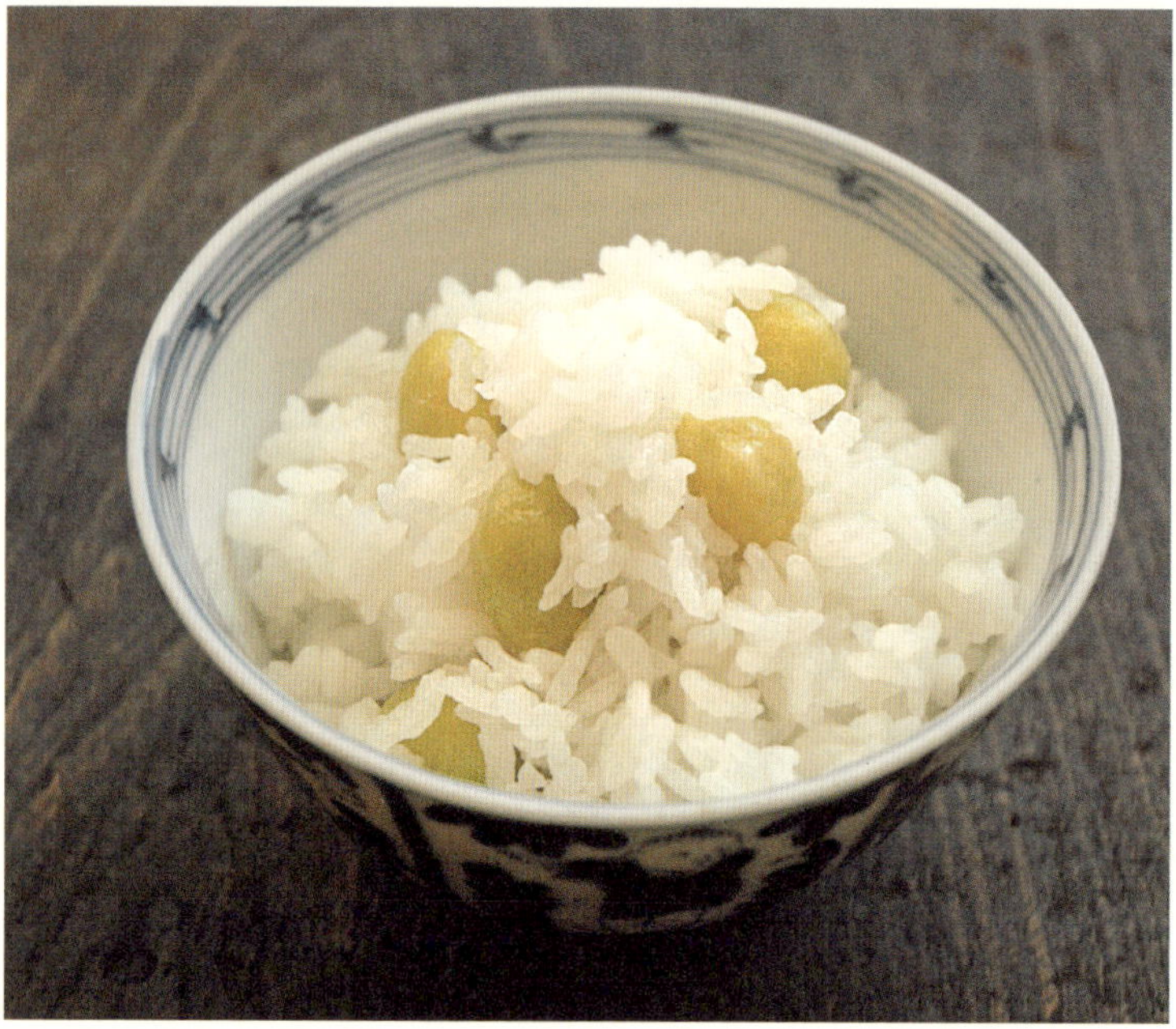

「銀《ぎん》杏《なん》ごはん」

秋のごはん 3

材料（2人分）
米…2合
銀杏…20〜30個
塩…小さじ1と⅓
酒…好みで適宜

作り方

❶白ごはんを炊く要領で、米を研ぎ、炊飯器の内釜の2合の目盛りまで水加減をして30分から1時間ほどおいて浸水させる。

❷銀杏はかたい殻を割って実を取り出し、数時間から一晩水につけておき、手でもむようにして薄皮をむく。

❸①の釜に小さじ1と⅓の塩を加えて、軽く混ぜて溶かし、②をのせて炊きあげる。

❹炊きあがったら（好みで）酒をひと振りし、さっくりと全体を混ぜて器に盛り付ける。

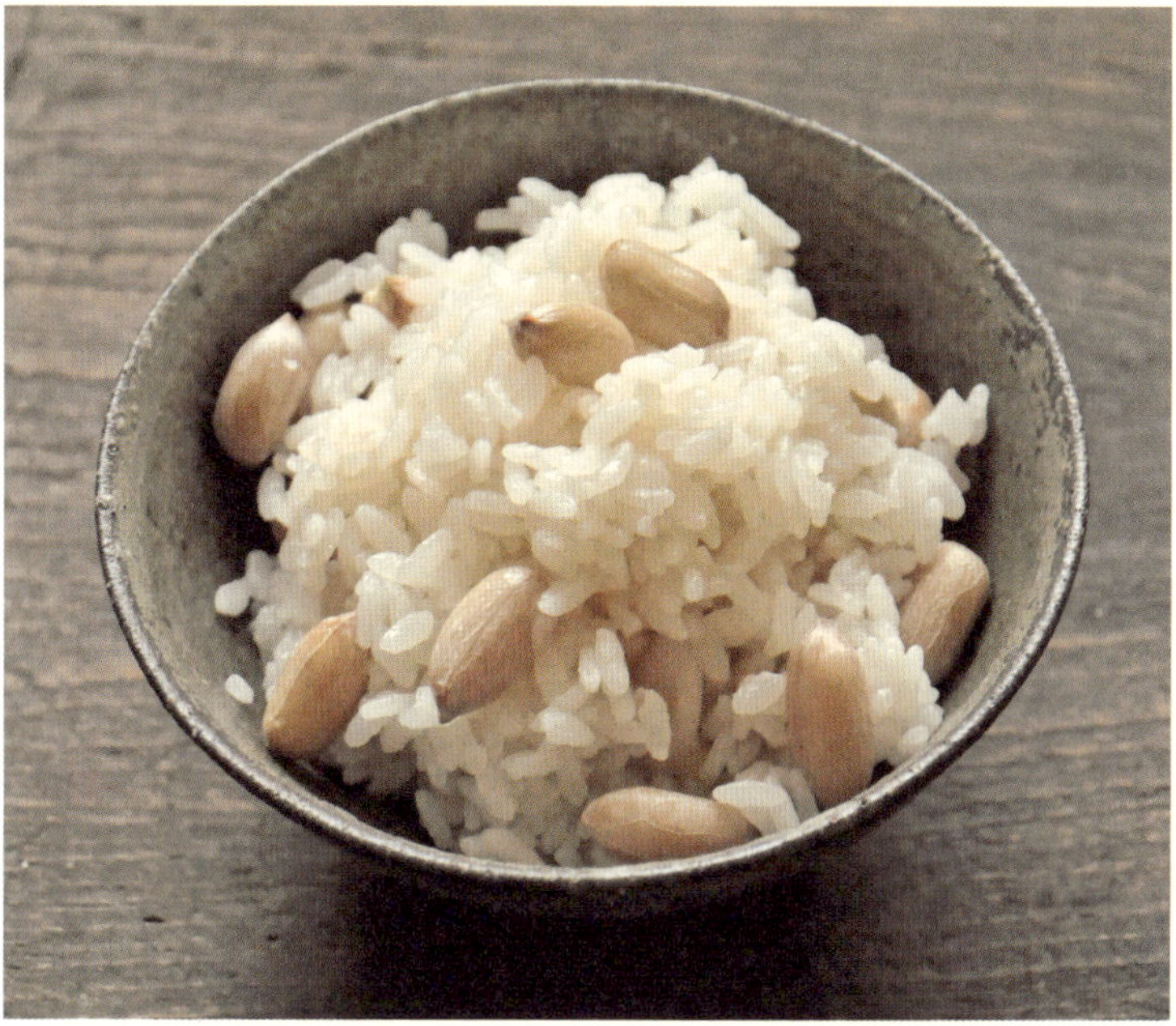

「落花生ごはん」

秋のごはん 4

材料（2人分）
米…2合
生落花生（殻付き）
…200g
塩…小さじ1と1/3
酒…好みで適宜

作り方
❶白ごはんを炊く要領で、米を研ぎ、炊飯器の内釜の2合の目盛りまで水加減をして30分から1時間ほどおいて浸水させる。
❷落花生は殻を割って実を取り出す。
❸①の釜に小さじ1と1/3の塩を加えて、軽く混ぜて溶かし、②をのせて炊きあげる。
❹炊きあがったら（好みで）酒をひと振りし、さっくりと全体を混ぜて器に盛り付ける。

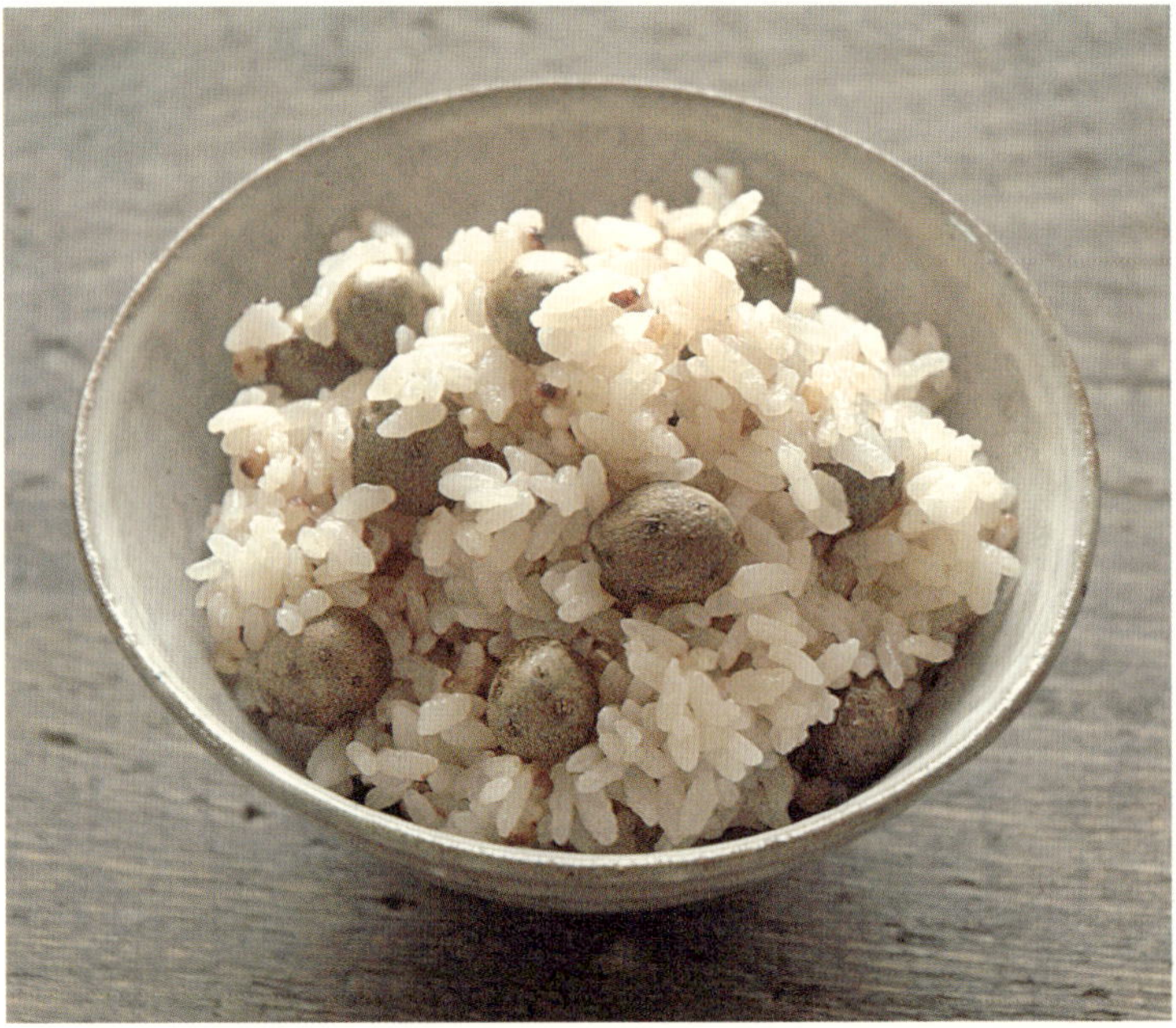

「むかごごはん」

秋のごはん 5

材料（2人分）
米…2合
むかご…1カップ分（約120g）
塩…小さじ1と1/3
酒…好みで適宜
※好みで高きび、もち麦などの雑穀を加えても

作り方
❶白ごはんを炊く要領で、米を研ぎ、炊飯器の内釜の2合の目盛りまで水加減をして30分から1時間ほどおいて浸水させる。
❷むかごは洗ってそのまま使ってもよいが、すり鉢の中で洗ったむかごを手で転がし、表面の薄皮をうっすら取り除くと土臭さがなくなり、より美味しく仕上がる。
❸①の釜に小さじ1と1/3の塩を加えて、軽く混ぜて溶かし、②をのせて炊きあげる。
❹炊きあがったら（好みで）酒をひと振りし、さっくりと全体を混ぜて器に盛り付ける。

雑穀を加える場合の作り方
P127を参照

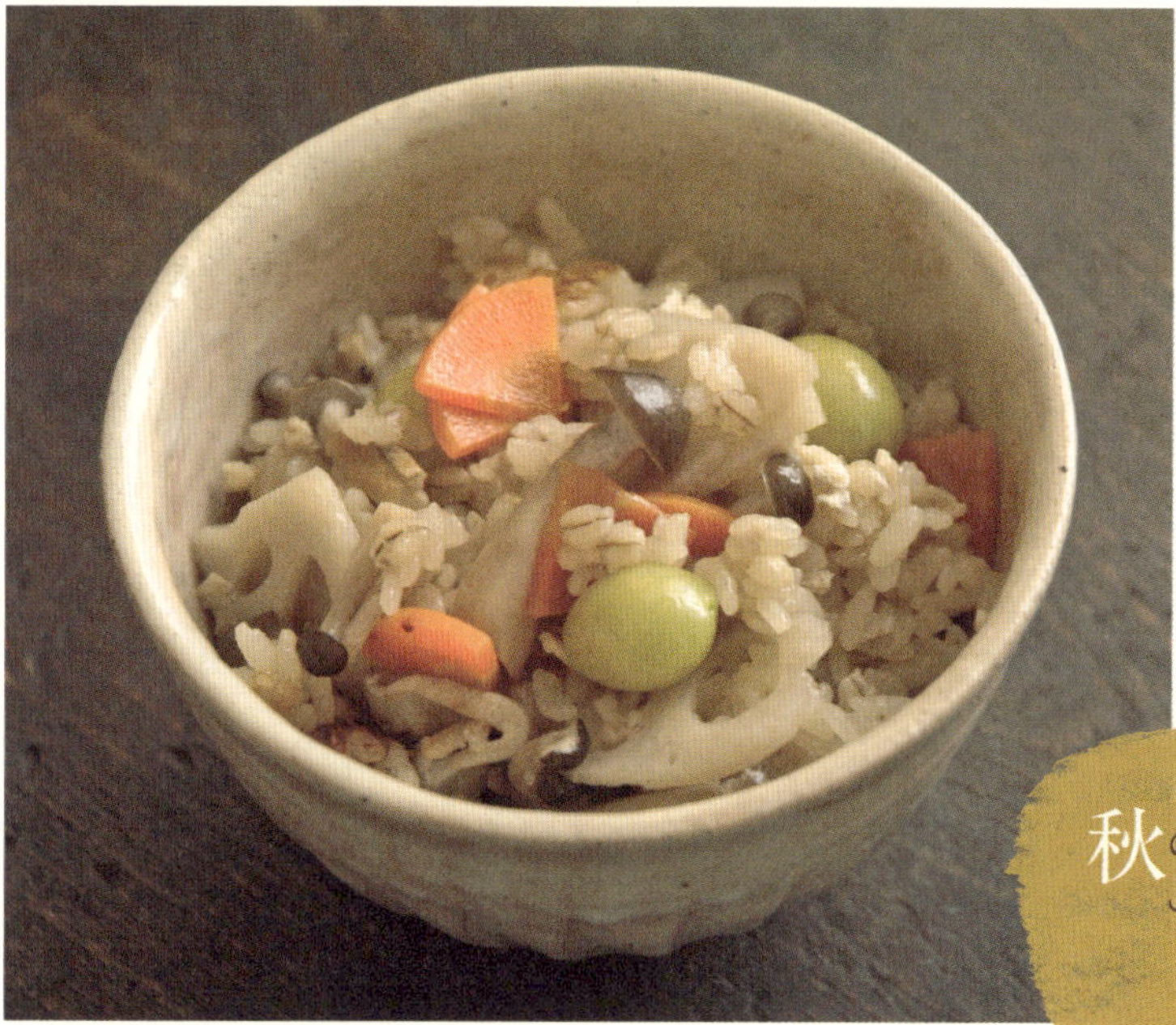

「秋のかやくごはん」

秋のごはん 6

材料（2人分）
米…2合
蓮根…60g
銀杏…10個
椎茸…2枚
しめじ…$\frac{1}{3}$パック
人参…$\frac{1}{4}$本
油揚げ…1枚
かつおと昆布のだし
…約400㎖（詳しくはP218のレシピを参照）

Ⓐ
薄口醤油…40㎖
（大さじ2と小さじ2）
みりん…40㎖
（大さじ2と小さじ2）

※好みでもち麦などの雑穀を加えても

雑穀を加える場合の作り方

P127を参照

作り方

❶米は炊く30分から1時間前に研いで、水に浸しておく。

❷銀杏はかたい殻を割って実を取り出し、数時間から一晩水につけておき、手でもむようにして薄皮をむく。蓮根と人参は皮をむいていちょう切り（蓮根は水にさらす）、椎茸は薄切り、しめじは石づきを切り落としてばらばらにする。油揚げはみじん切りにする（上品な仕上がりにしたい場合は、P122の要領で油抜きを）。

❸①の米をざる上げして水気をしっかりと切り、炊飯器に入れる。Ⓐを加えてから、2合の目盛りまでだしを注ぎ、ひと混ぜする（だし400㎖は目安なので、炊飯器の目盛りを参考に、米の状態、自分の体調などに合わせる）。

❹すべての具を入れて炊き、炊きあがったらさっくりと全体を混ぜて器に盛り付ける。

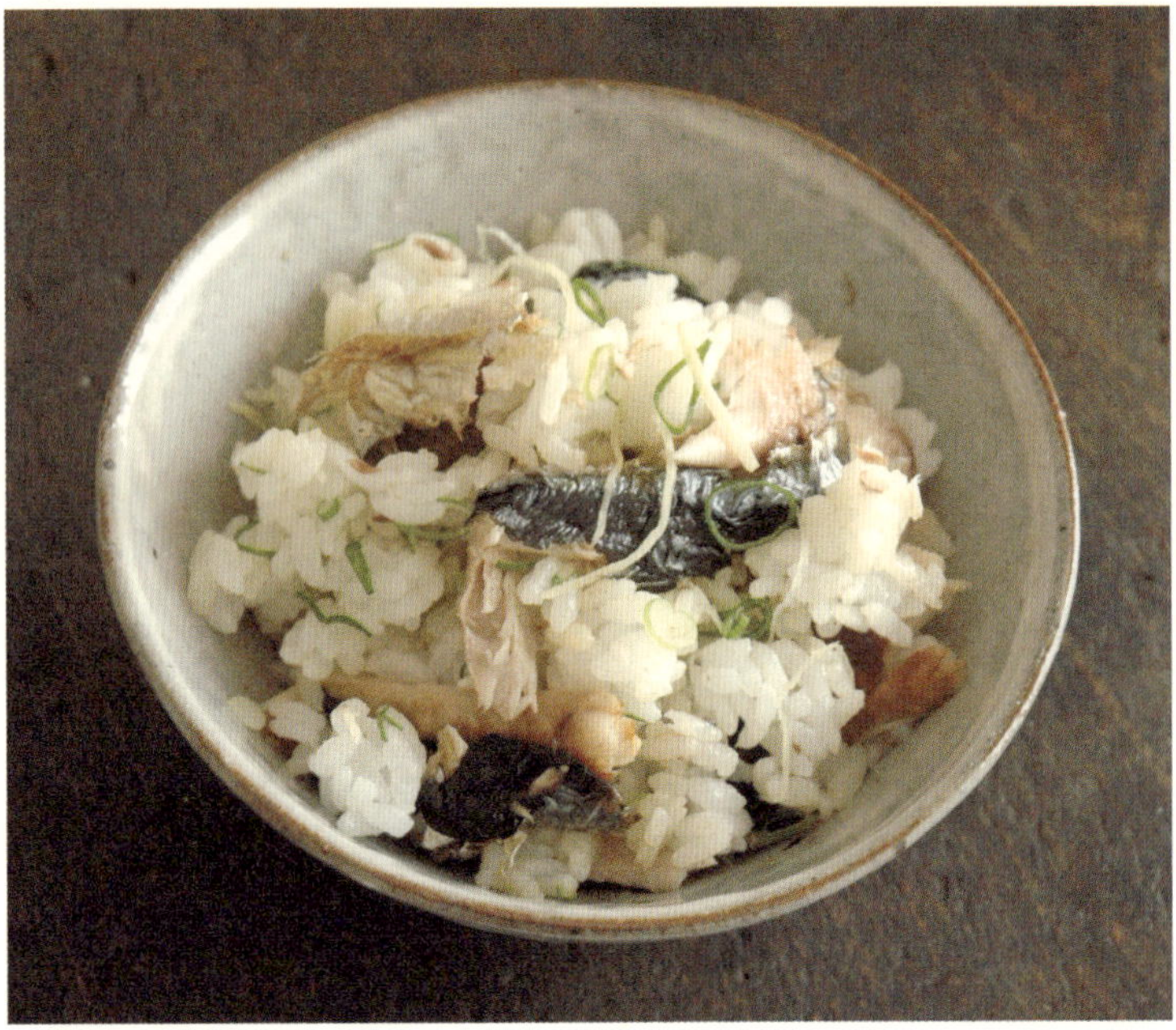

「秋刀魚《さんま》ごはん」

秋のごはん 7

材料（2人分）

米…2合
秋刀魚の塩焼き…1〜2尾分
青ねぎ…1〜2本
生姜…ひとかけ分
薄口醤油…10ml（小さじ2）

作り方

❶白ごはんを炊いて用意しておく。

❷秋刀魚は塩焼きで食べるときと同じように、身の両面に塩をふって魚焼きグリルなどで焼き、骨を取り除いて身をほぐしておく（焼き立てを混ぜるのが美味しいが、冷めた塩焼きでも十分美味しい。その場合は身をほぐした後、レンジで軽く温めてから混ぜ合わせる）。

❸ねぎは刻みねぎに、生姜は皮をむいて針生姜にする（できるだけ細く切ると美味しい）。

❹炊きたてのごはんに②と③を混ぜ合わせ、塩気とのバランスを味見しながら、足りないようなら醤油小さじ2を目安に加えて、さっくりと全体を混ぜて器に盛り付ける。

初女さんのこだわり

白ごはんの炊き方のコツはP220参照

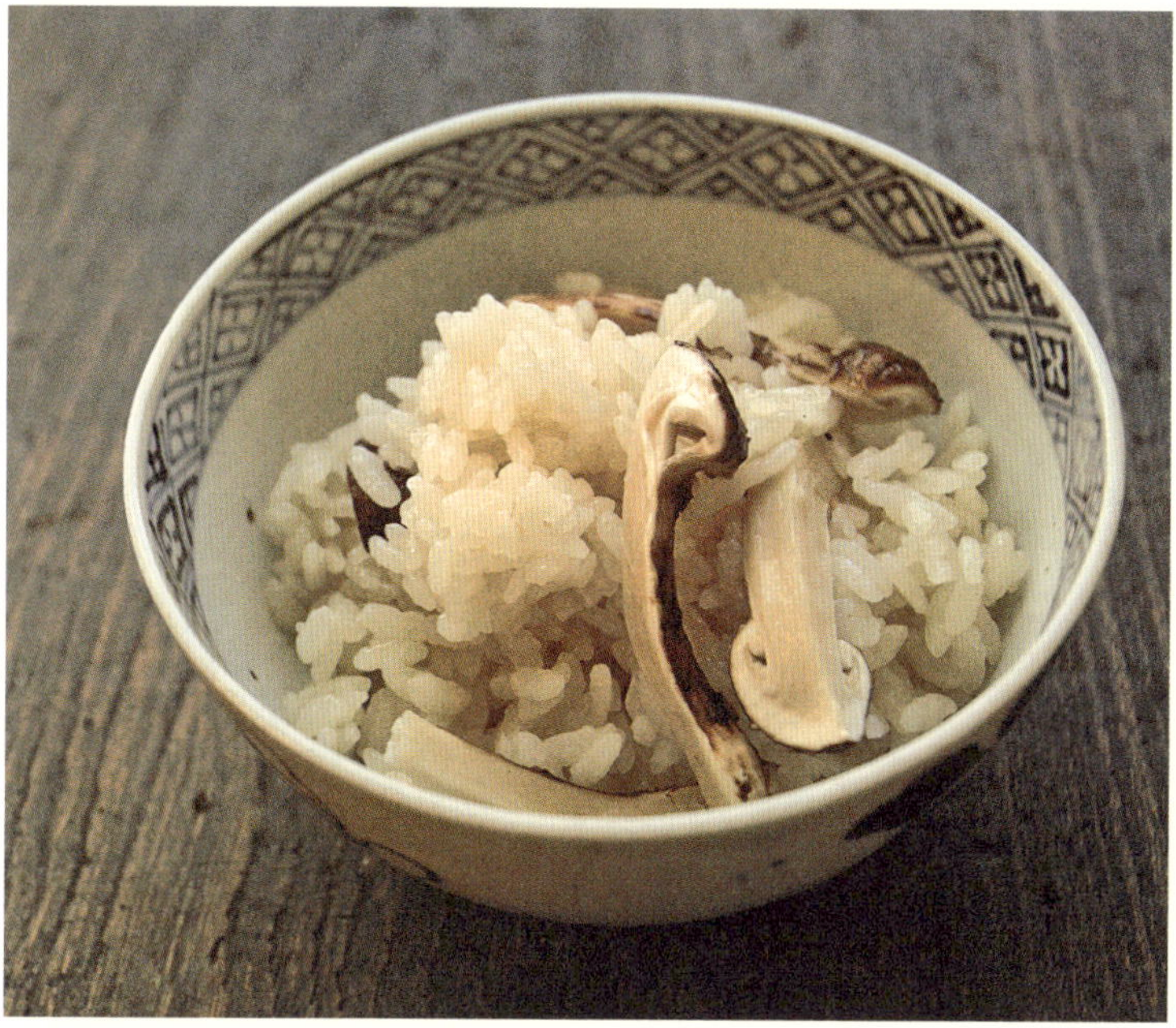

「松茸ごはん」

材料（2人分）
米…2合
松茸…大きいもので1本、
　小さいもので3～4本
昆布だし…約400㎖
　（詳しくは作り方❶を参照）

Ⓐ
薄口醤油…20㎖
　（大さじ1と小さじ1）
酒…40㎖
　（大さじ2と小さじ2）
塩…ひとつまみ

作り方

❶水400㎖に対して昆布5×3㎝ほどを使い、昆布を数時間水につけて水出しして昆布だしを用意する（炊く時に昆布は取り出す）。

❷米は炊く30分から1時間前に研いで、水に浸しておく。

❸松茸は石づきといわれる根元の硬い部分を、えんぴつを削るように包丁で切り落とし、次にため水の中でさっと土を落とす程度に、表面をなでるように洗う。洗った松茸はすぐにタオルなどに移し、水気を押さえるようにして丁寧にふき取り、手で大きく割いておく。

❹②の米をざる上げして水気をしっかりと切り、炊飯器に入れる。Ⓐを加えてから、手早く2合の目盛りまでだしを注ぎ、ひと混ぜする（だし400㎖は目安なので、炊飯器の目盛りを参考に、米の状態、自分の体調などに合わせる）。

❺③を④にのせて炊き、炊きあがったら、さっくりと全体を混ぜて器に盛り付ける。

秋のごはん 8

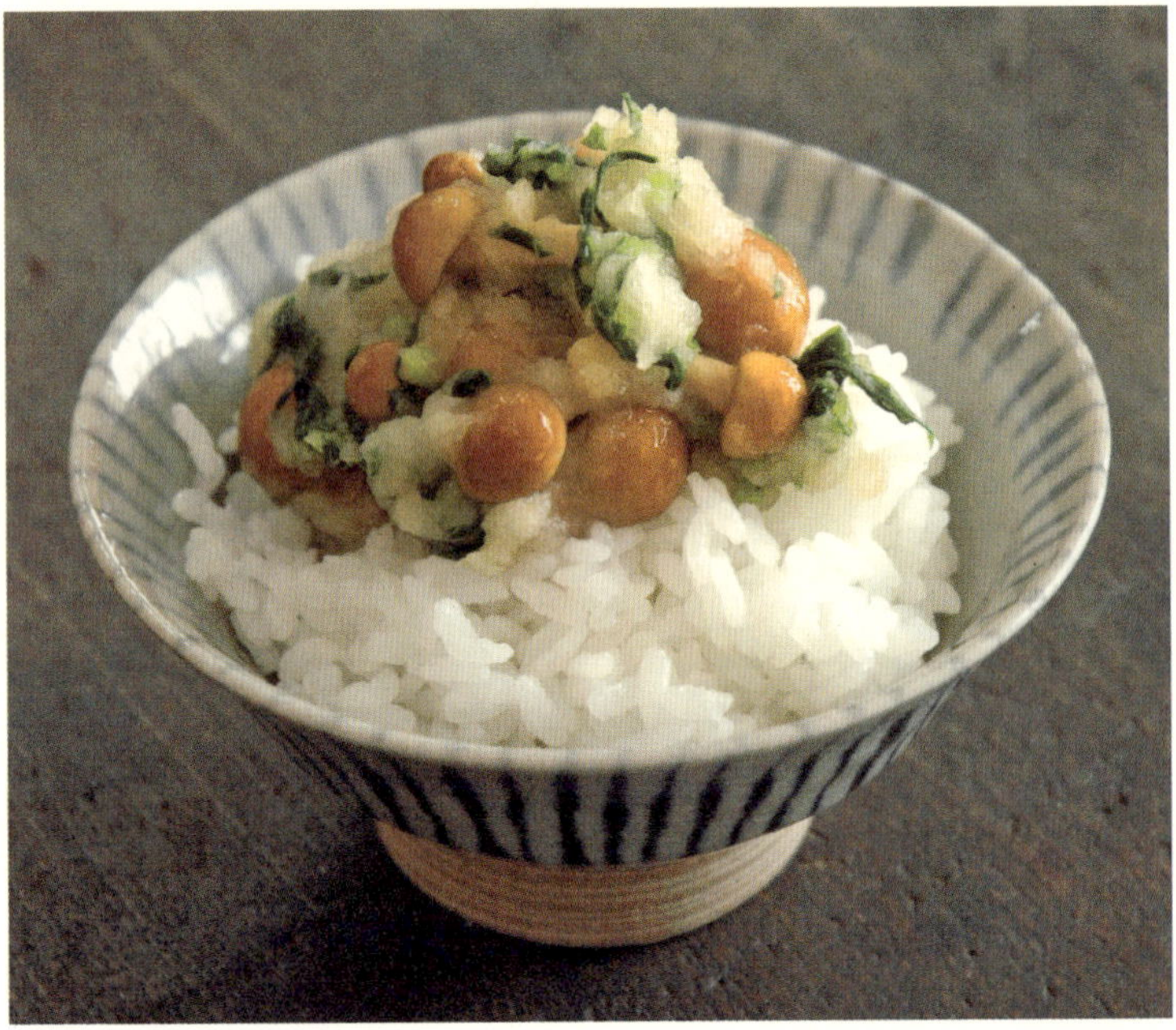

「なめこおろし丼」

秋のごはん 9

材料（2人分）
米…2合
なめこ…1袋（100g）
大根…400g
大根の葉…少々
薄口醤油…5～10㎖（小さじ1～2）

作り方

❶白ごはんを炊いて用意しておく。

❷鍋にお湯を沸かし、なめこを数秒ほどゆでてからざるあげして、水洗いはせずにそのまま冷ます。

❸大根は皮をむいておろし金ですりおろし、目の細かいざるに移して手の甲で押すようにして、水気を軽くしぼっておく。

❹大根の葉は細かく刻んで、熱湯で柔らかめに塩ゆでしてから、しっかり水気をしぼっておく。

❺大根おろしとなめこ、大根の葉を混ぜ合わせ、醤油小さじ1～2を味を見ながら加えて、ごはんの上に盛り付ける。

初女さんのこだわり

白ごはんの炊き方のコツはP220参照

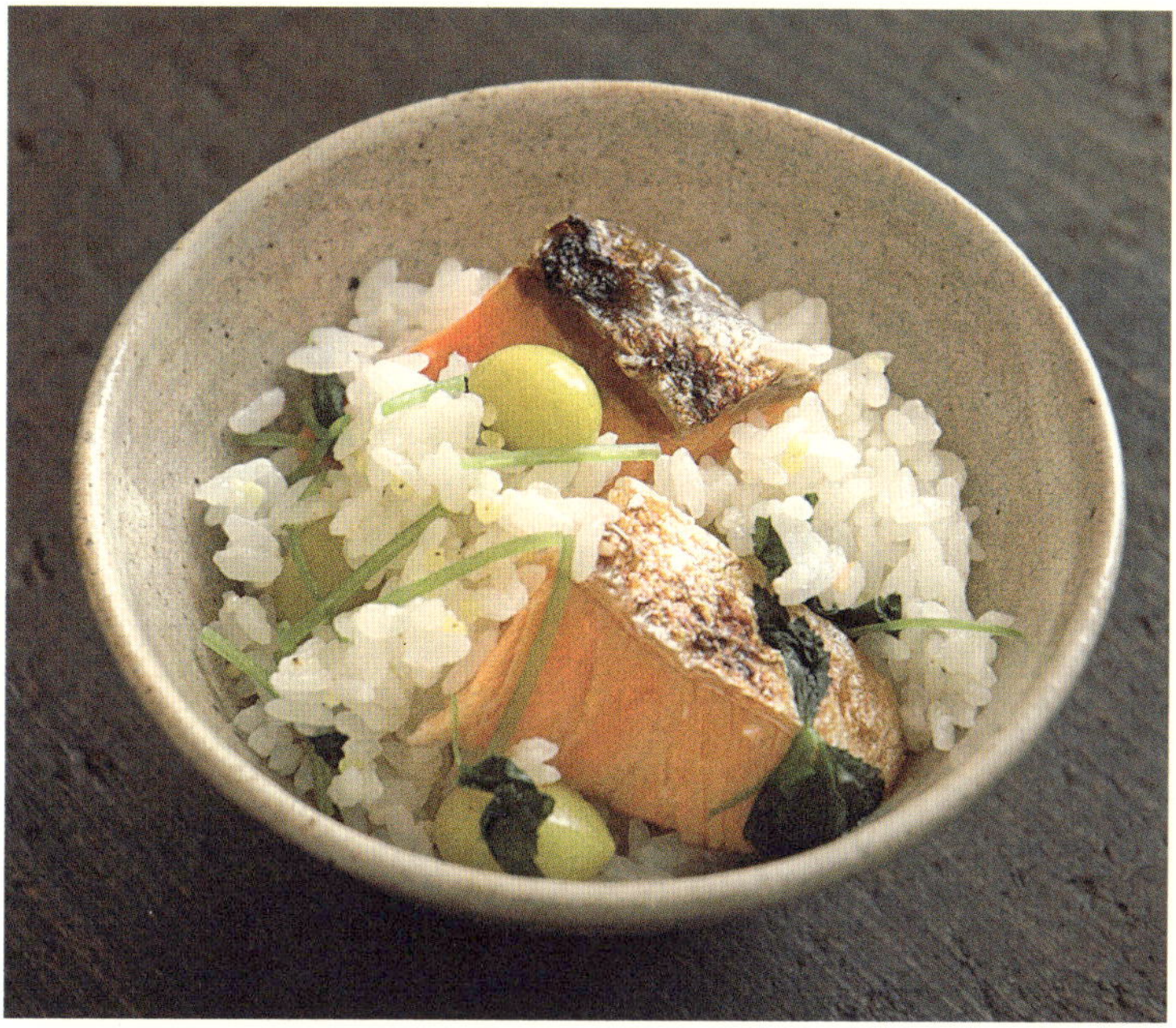

鮭と銀《ぎん》杏《なん》の炊き込みごはん

秋のごはん 10

材料（2人分）
米…2合
塩鮭（甘口）…2切れ
銀杏…20個
三つ葉…1/3束
塩…小さじ1
酒…適宜
※好みできびやあわなどの雑穀を加えても

作り方

❶白ごはんを炊く要領で、米を研ぎ、炊飯器の内釜の2合の目盛りまで水加減をして30分から1時間ほどおいて浸水させる。

❷銀杏はかたい殻を割って実を取り出し、数時間から一晩水につけておき、手でもむようにして薄皮をむく。

❸塩鮭は香ばしい香りと焼き色をつけるために、強火で皮に焼き色がつくまで魚焼きグリルなどで焼いておく。

❹①の釜に小さじ1の塩を加えて、軽く混ぜて溶かし、②と③をのせて炊きあげる。

❺炊きあがったら（好みで）酒をひと振りし、3〜4㎝に刻んだ三つ葉を加え、さっくりと全体を混ぜて少し蒸らした後に器に盛り付ける。

雑穀を加える場合の作り方

P127を参照

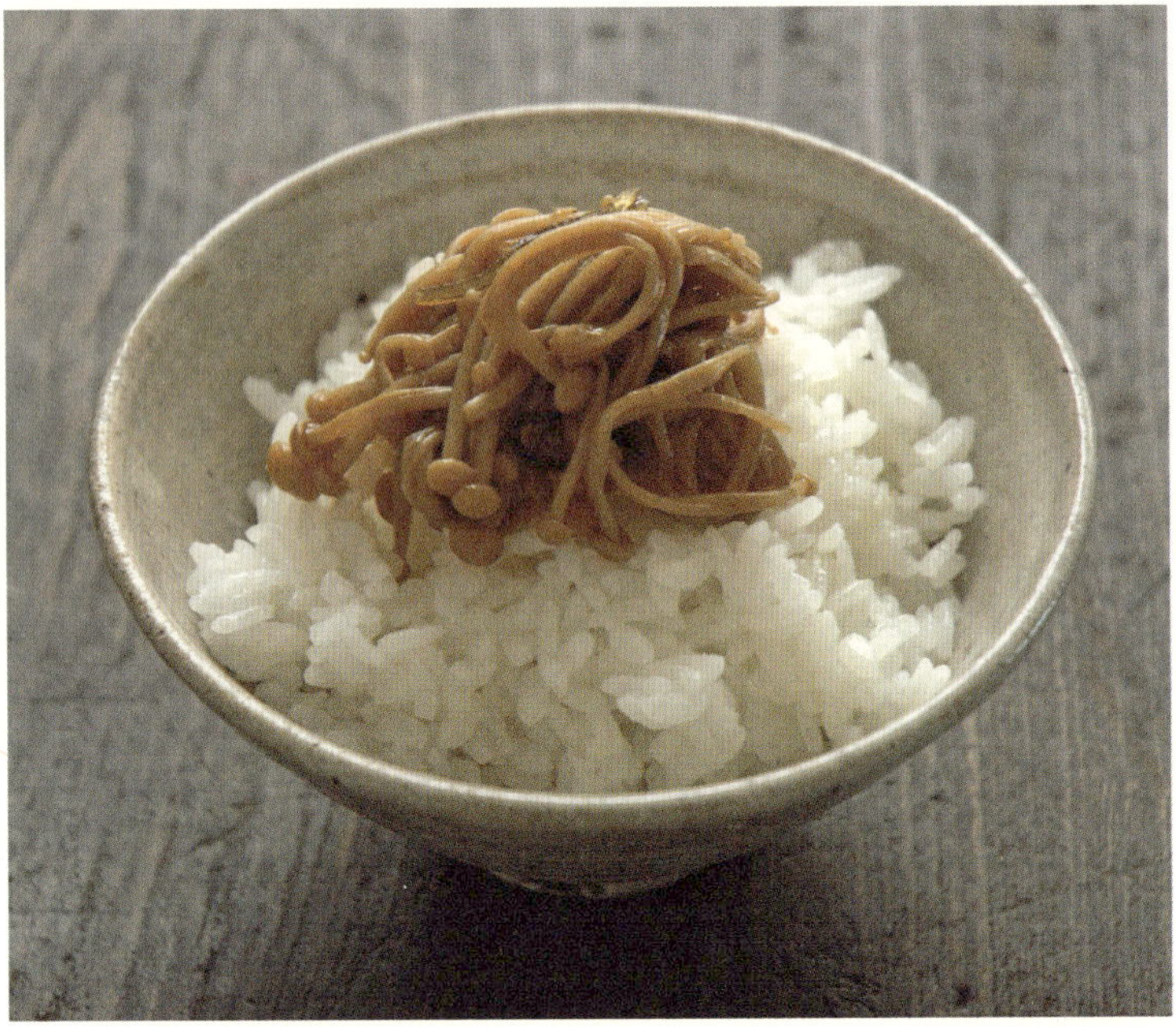

「なめたけ」

秋のごはんの友1

材料（作りやすい分量）
えのき…400g
（大サイズで約2束分）
昆布だし…100mℓ
Ⓐ
濃口醤油…90mℓ
（大さじ6）
みりん…60mℓ
（大さじ4）

作り方
❶水100mℓに対して昆布5×5㎝ほどを使い、30分以上水につけておき、昆布だしを用意する。えのきは石づきを切り落とし、半分の長さに切る。
❷鍋に①のえのきとだしを合わせて火にかける。沸いてきたら弱火にして2〜3分えのきに火を通す（昆布も美味しく食べられるので昆布も一緒に炊き込むとよい）。
❸えのきに火が通ったら、Ⓐを加え、途中アクをすくいながら3分ほど煮詰めていき、炊きたてのごはんの上に盛り付ける。

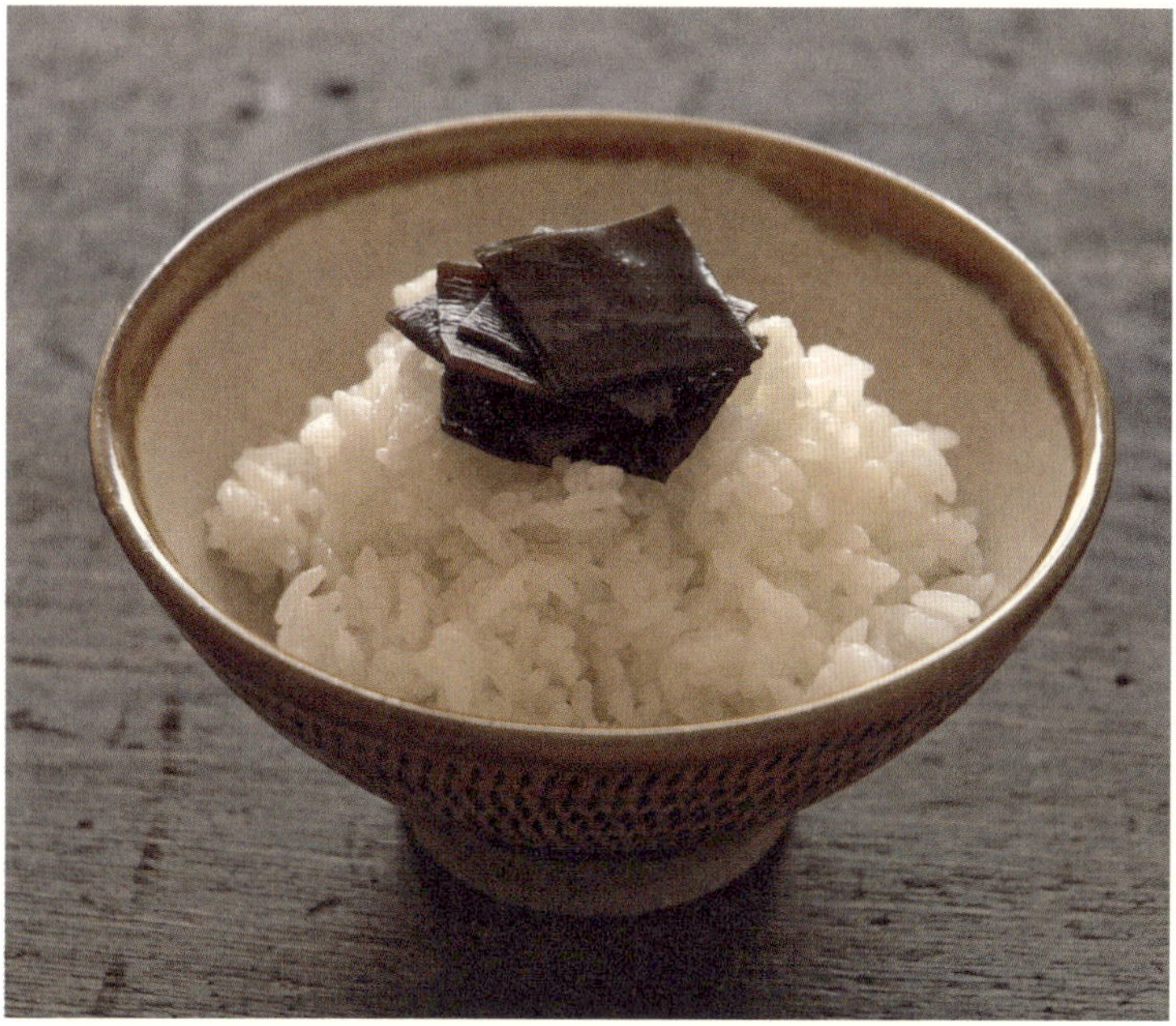

「昆布の佃煮」

秋のごはんの友2

材料（作りやすい分量）
だしがら昆布…300g
濃口醤油…150㎖
みりん…25㎖
（大さじ1と小さじ2）
酒…25㎖
（大さじ1と小さじ2）
砂糖…大さじ1と½

作り方
❶だしがら昆布を2～3㎝角の大きさに切る。
❷①とすべての調味料を鍋に入れて、火にかける。
❸鍋の調味料が沸騰したら、火加減を中火に落とし、ひたひただった煮汁がなくなるまで煮詰めていく（煮汁が少なくなってきたら火加減を弱火にして焦げないように注意しながら汁気を飛ばす）。
※だしを取る度にだしがら昆布を冷凍保存して、後からまとめて佃煮にするとよい。

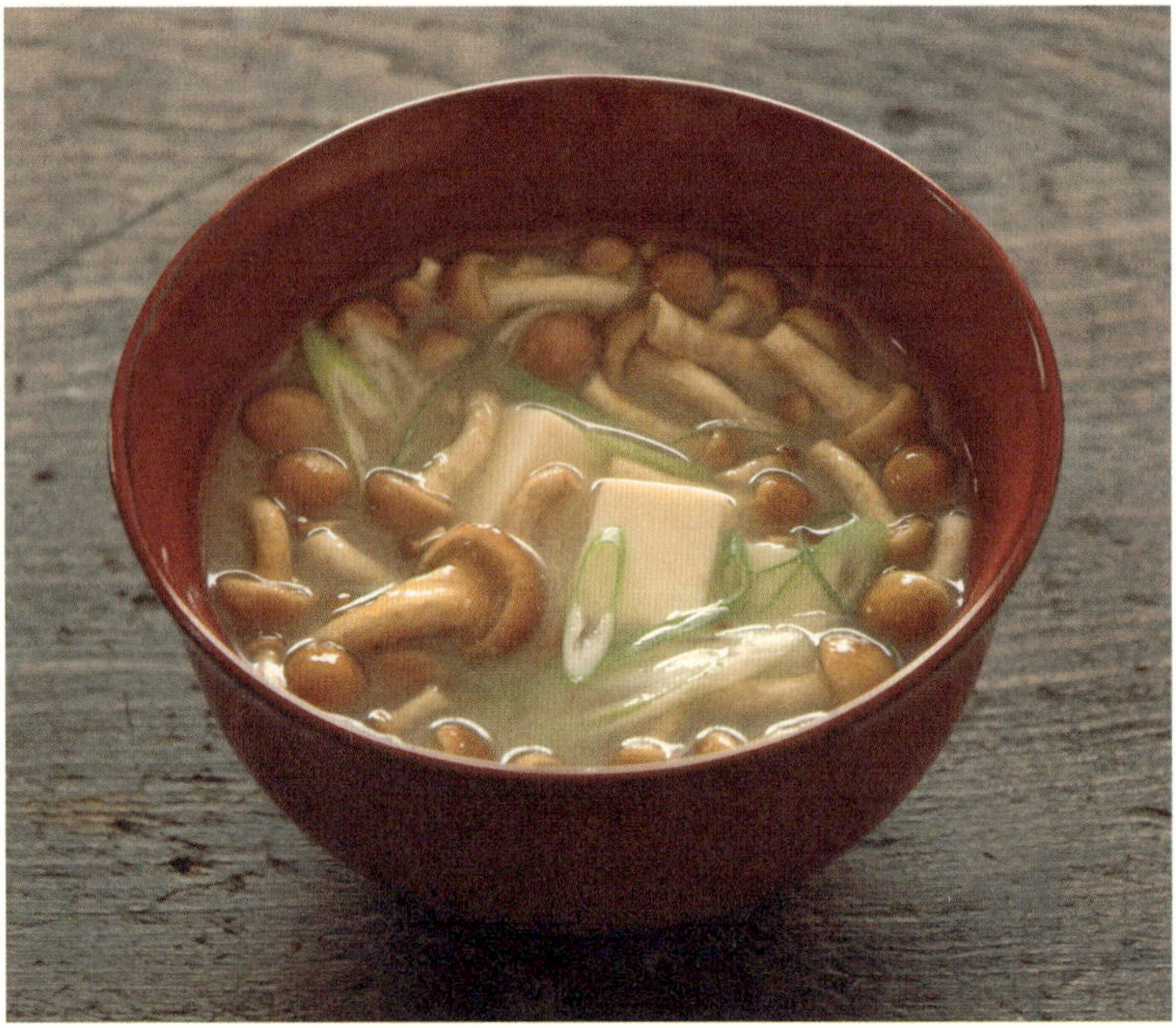

「なめこと豆腐の味噌汁」

秋の味噌汁 1

材料（2人分）
なめこ…1袋
絹ごし豆腐…½丁
ねぎ…1本
好みのだし…600㎖
味噌…大さじ4程度
◎写真は米味噌を使用

作り方
❶なめこはさっと洗ってざるあげし、豆腐は1.5㎝角に、ねぎは少し薄い斜め切りにする。
❷鍋に600㎖のだしを入れ、沸いてきたら①のなめこを入れて温める。
❸味噌大さじ4を目安に溶き入れ、豆腐を入れる。
❹最後にねぎを加え、沸騰直前まで熱くして火を止め、椀に注ぎ、盛り付ける。

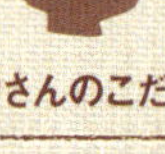

初女さんのこだわり

豆腐の下ごしらえのコツはP221参照

「きのこづくしの味噌汁」

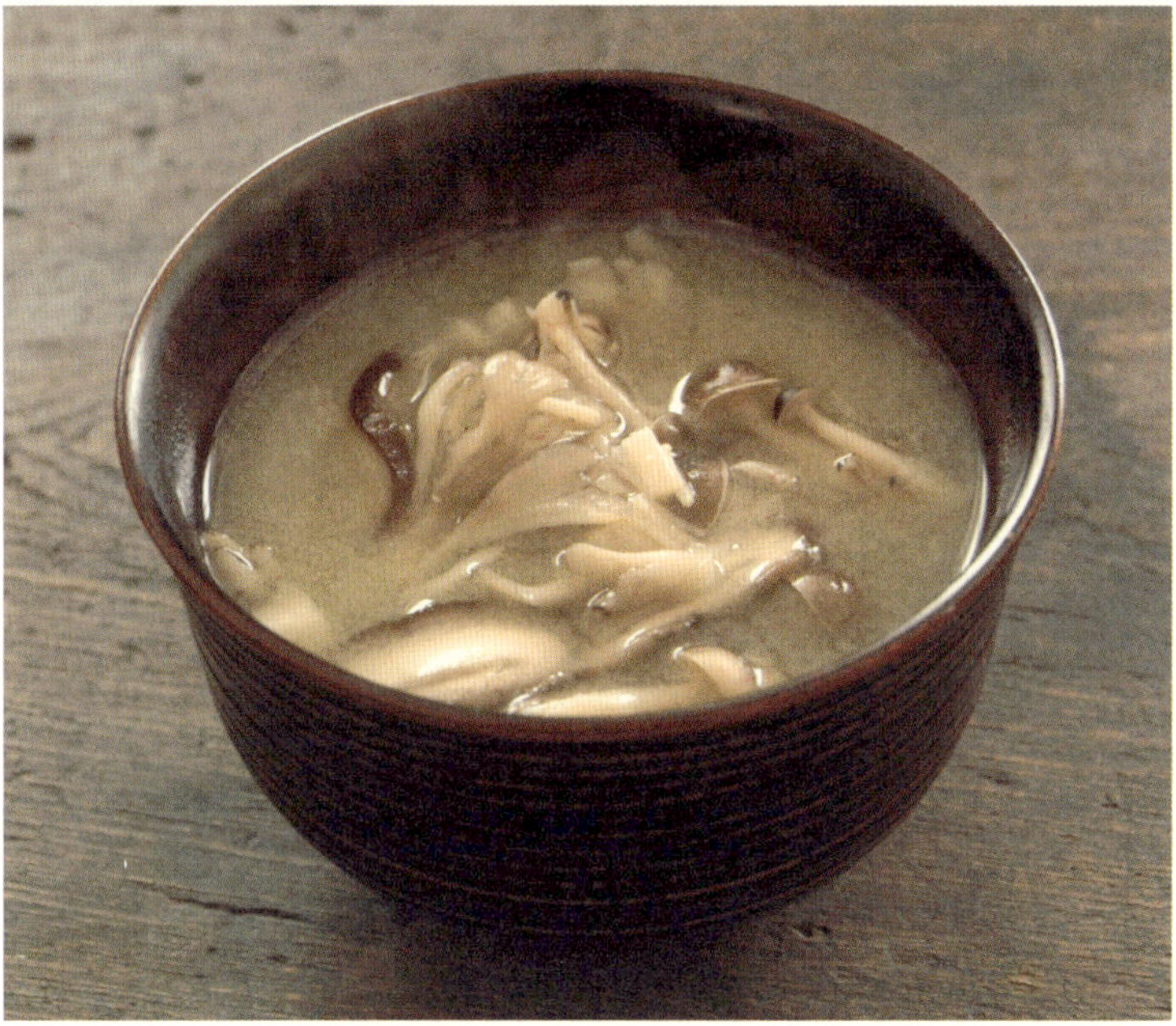

秋の味噌汁 2

材料（2人分）
しめじ＊…½パック
まいたけ＊…½パック
椎茸＊…2〜3枚
えのき＊…⅓束
＊お好みのきのこを正味200gくらい用意してもよい
好みのだし…600㎖
味噌…大さじ4程度
◎写真は米味噌を使用

作り方
❶きのこは石づきのついているものは切り落とし、それぞれ食べやすい大きさに切り分ける。
❷鍋に600㎖のだしを入れ、沸いてきたらすべてのきのこを入れて火を通す。アクが出てくるようなら、丁寧にすくう。
❸味噌大さじ4を目安に溶き入れ、沸騰直前まで熱くして火を止め、椀に注ぎ、盛り付ける。

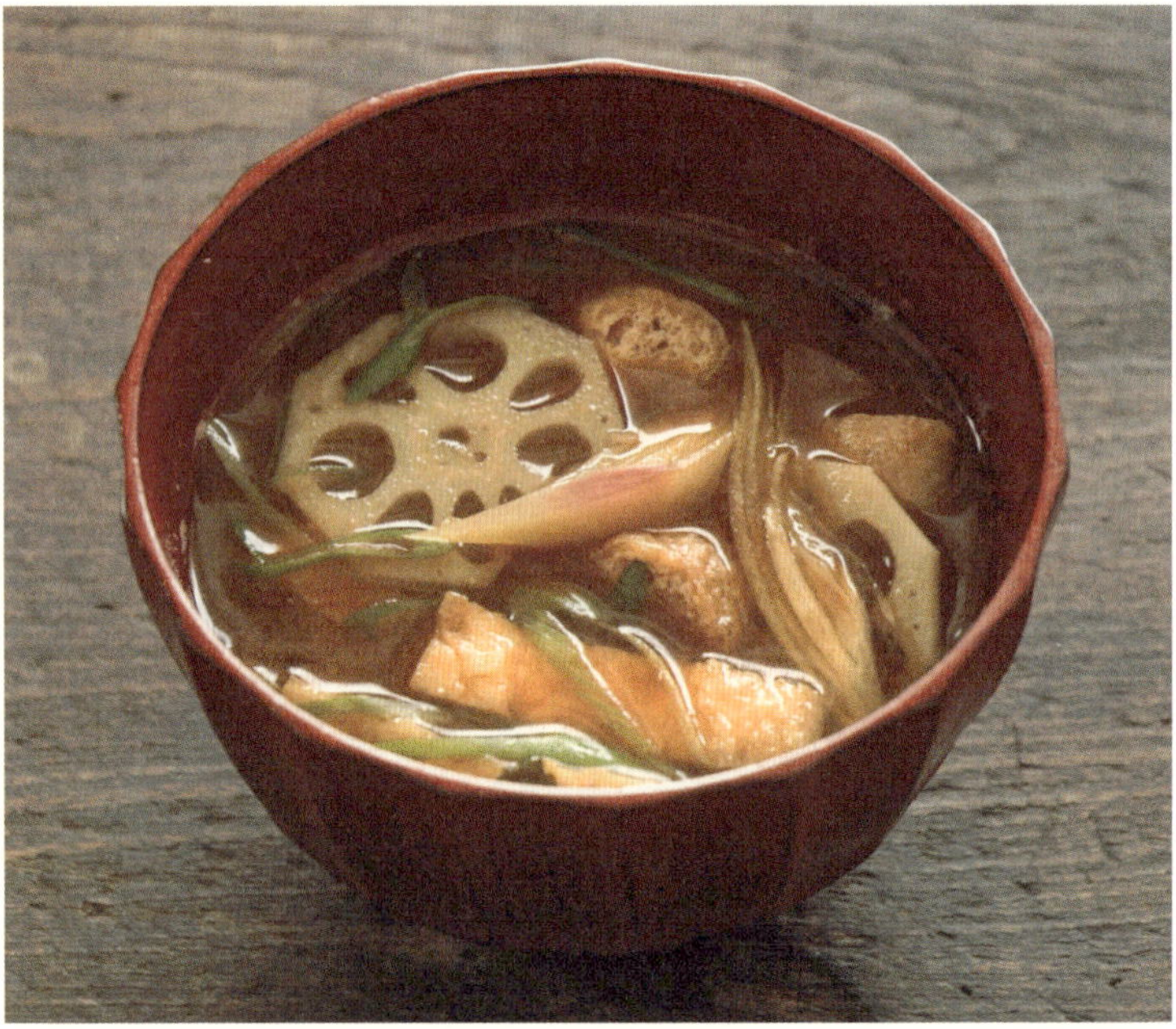

「みょうがと蓮根の味噌汁」

秋の味噌汁3

材料（2人分）
みょうが…1個
蓮根…70g
油揚げ…1枚
青ねぎ…1本
好みのだし…600㎖
味噌…大さじ4程度
◎写真は赤味噌に少しの米味噌を混ぜ合わせたものを使用

作り方
❶みょうがは縦半分に切ったものを3～4等分のくし切り、蓮根は皮をむいて5㎜くらいの輪切りにして水にさらす。油揚げは短冊切りに（上品な仕上がりにしたい場合は、P122の要領で油抜きを）、ねぎは薄い斜め切りにする。
❷鍋に600㎖のだしを入れ、沸いてきたら①の蓮根と油揚げを加えて具材に火を通す。
❸味噌大さじ4を目安に溶き入れ、①のみょうがとねぎを加え、沸騰直前まで熱くして火を止め、椀に注ぎ、盛り付ける。

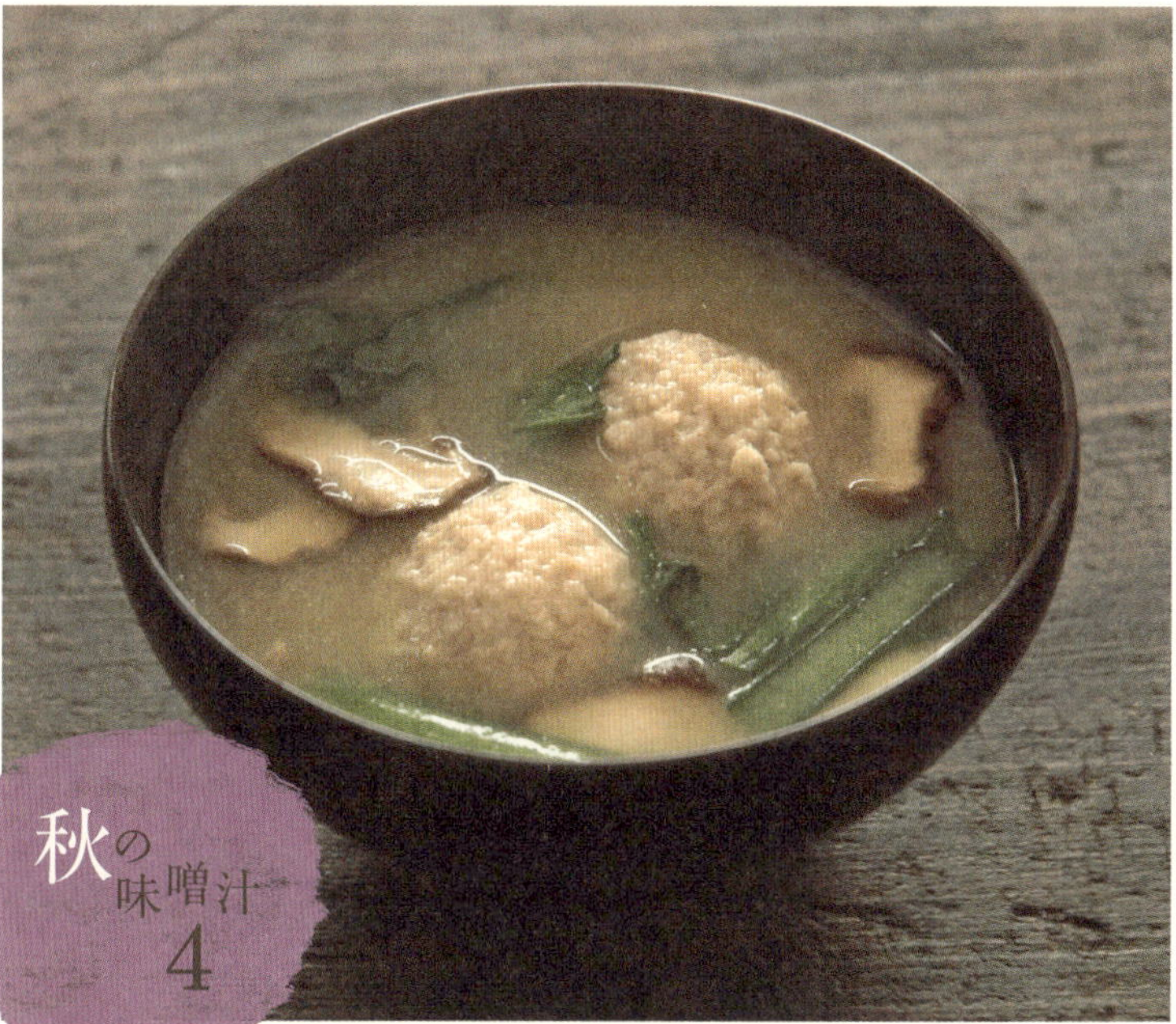

秋の味噌汁4

「鶏だんごと小松菜の味噌汁」

材料（2人分）
鶏だんごの材料
鶏ひき肉…200g
卵…½個
生姜のしぼり汁…小さじ¼
薄口醤油…小さじ½
塩…小さじ¼
酒…小さじ2
片栗粉…小さじ2
小松菜…½束
椎茸…4枚
水…600㎖
昆布…6g（5×5㎝大くらい）
味噌…大さじ3～4程度
◎写真は米味噌を使用

作り方
❶鶏だんごを作る。鶏ひき肉をボウルに入れ、分量の塩を加えて粘りが出るまで手でよく練る。次に残りの調味料をすべて加えてしっかり練り合わせておく。
❷小松菜は根元を切り落とし、3～4㎝幅に、椎茸は軸を取り、5㎜幅くらいの食べやすい大きさに切っておく。
❸鍋に600㎖の水と分量の昆布を入れ、水から火にかけ、昆布からじっくりうま味を引き出す（5分くらいで沸騰する程度の弱めの火にかけるとよい）。沸騰する直前に昆布を取り出す。
❹③が沸いたら、①をスプーンで落とし入れて弱火で鶏だんごに火を通していく。
❺鶏だんごが浮いてきて火が通ったら、②の小松菜と椎茸を加え、こちらにも火が通ったら味噌大さじ3を目安に溶き入れ、沸騰直前まで熱くして火を止め、椀に注ぎ、盛り付ける。

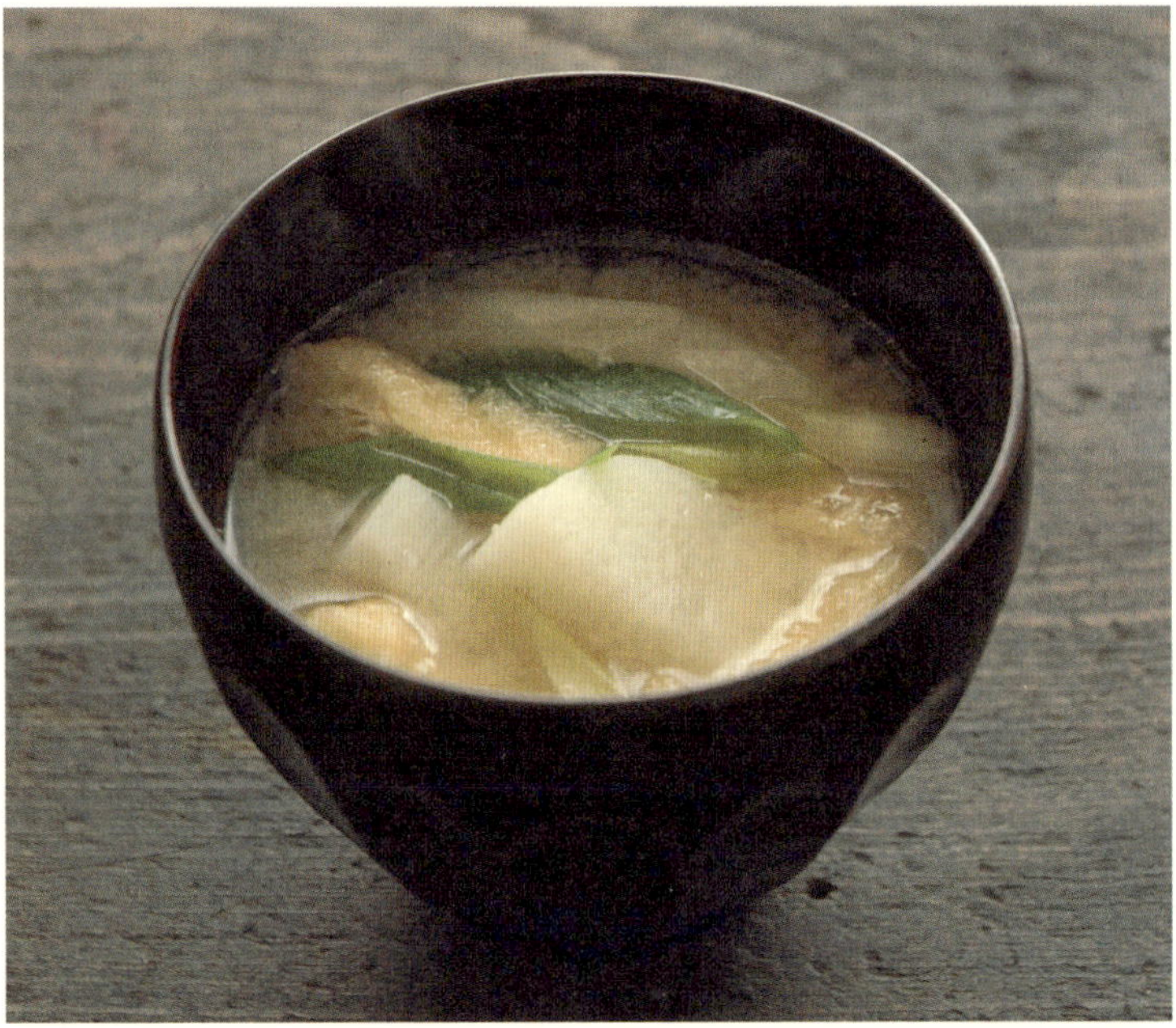

「長芋と白ねぎの味噌汁」

秋の味噌汁 5

材料（2人分）
長芋…200g
白ねぎ…1本
油揚げ…1枚
好みのだし…600㎖
味噌…大さじ4程度
◎写真は米味噌を使用

作り方
❶長芋は皮をむいて2〜3㎝幅の輪切りもしくは半月切りに、白ねぎは斜め切りに、油揚げは短冊切りにする（上品な仕上りにしたい場合は、P122の要領で油抜きを）。
❷鍋に600㎖のだしを入れ、沸いてきたら①の長芋を入れて、長芋に火が通るまで火にかける。
❸長芋に火が通ったら、①の油揚げと白ねぎを加え、味噌大さじ4を目安に溶き入れ、沸騰直前まで熱くして火を止め、椀に注ぎ、盛り付ける。

「具だくさん豚汁」

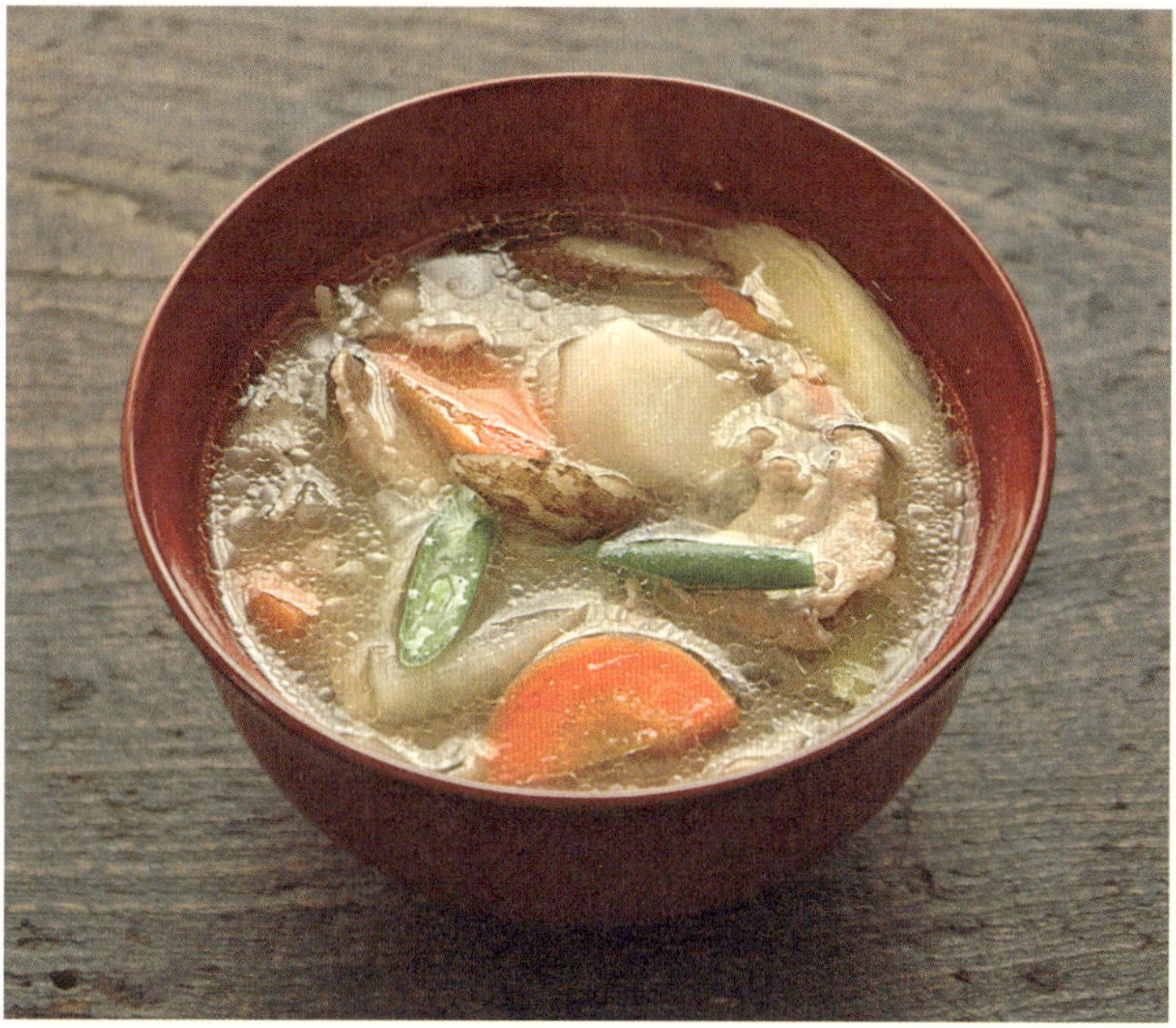

材料（2人分）
豚バラ肉…150g
大根…100g
人参…⅓本
ごぼう…½本
里芋…4個
白ねぎ…1本
いんげん…4〜5本
好みのだし…700㎖
味噌…大さじ4程度
一味唐辛子…好みで適宜
◎写真は米味噌を使用

作り方
❶豚バラ肉は3〜4㎝幅、大根、人参、里芋は皮をむき、大根はいちょう切り、人参は半月切り、里芋は半分から¼に切る。ごぼうは乱切りにしてから一度さっと水にさらし、水気をしっかりと切っておく。また、白ねぎは斜め切りにする。いんげんだけは、塩ゆでして、2〜3㎝幅の斜め切りにしておく。
❷鍋にサラダ油小さじ1（分量外）を加え、豚肉といんげん以外の野菜を炒める。
❸野菜の表面が少し半透明になった頃に700㎖のだしを入れ、沸いてきたらアクを取り除き、味噌の半量程度（大さじ2）を溶き入れる。
❹弱火でコトコトと火を入れていき、一番火の通りにくい里芋に火が通った頃に、残りの味噌を溶き入れる。最後に①のいんげんを加え、沸騰直前まで熱くして火を止め、椀に注ぎ、盛り付ける。好みで一味唐辛子をふっても美味しい。

秋の味噌汁 6

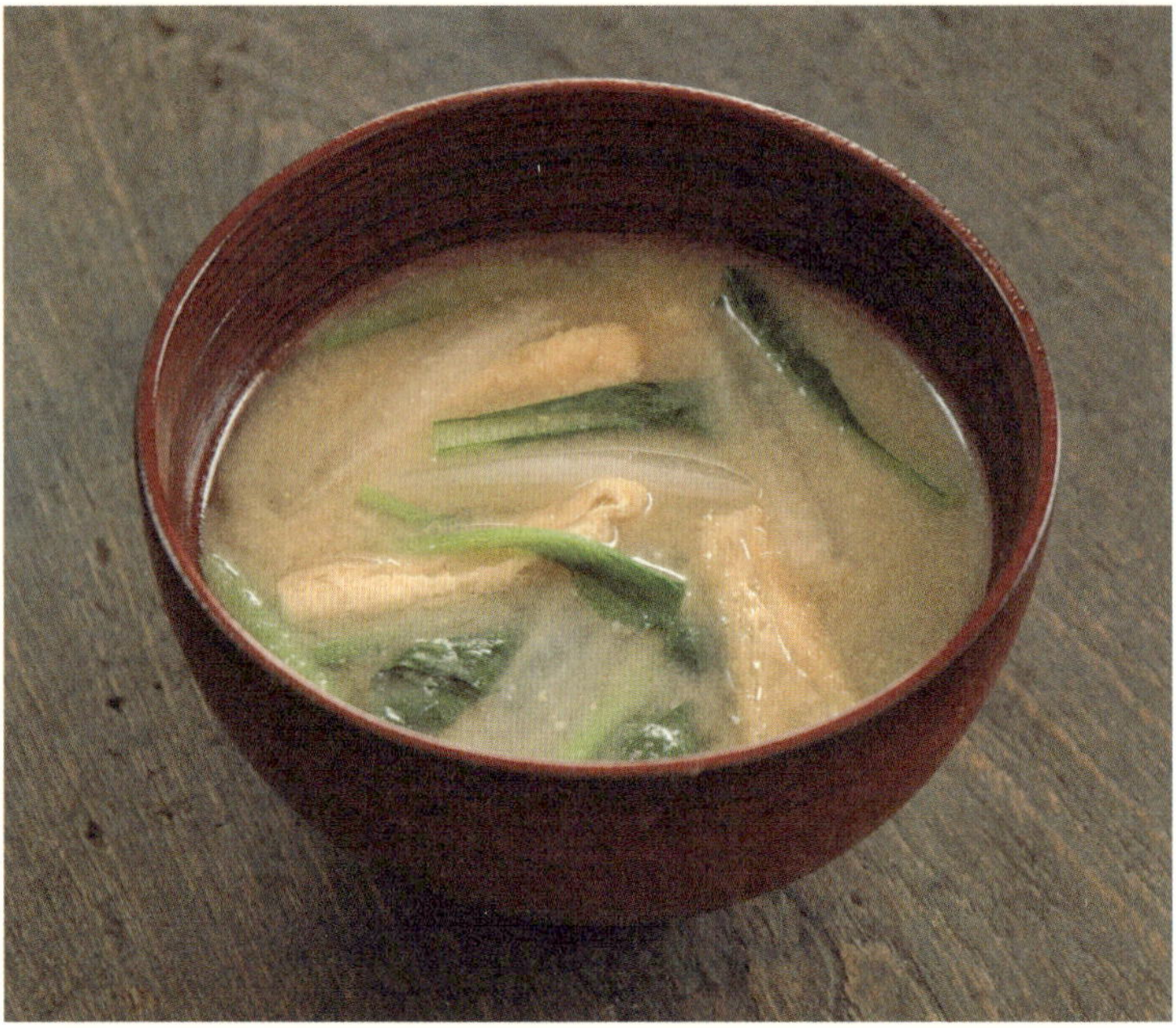

「大根、小松菜、油揚げの味噌汁」

秋の味噌汁 7

材料（2人分）
大根…150g
小松菜…½束
油揚げ…1枚
好みのだし…600mℓ
味噌…大さじ4程度
◎写真は米味噌を使用

作り方
❶大根は皮をむいて短冊切りに、小松菜は3～4cm幅に、油揚げは短冊切りにする（上品な仕上がりにしたい場合は、P122の要領で油抜きを）。
❷鍋に600mℓのだしを入れ、沸いてきたら①の大根と油揚げを入れて火を通す。
❸大根に火が通ったら小松菜を加え、味噌大さじ4を目安に溶き入れ、沸騰直前まで熱くして火を止め、椀に注ぎ、盛り付ける。

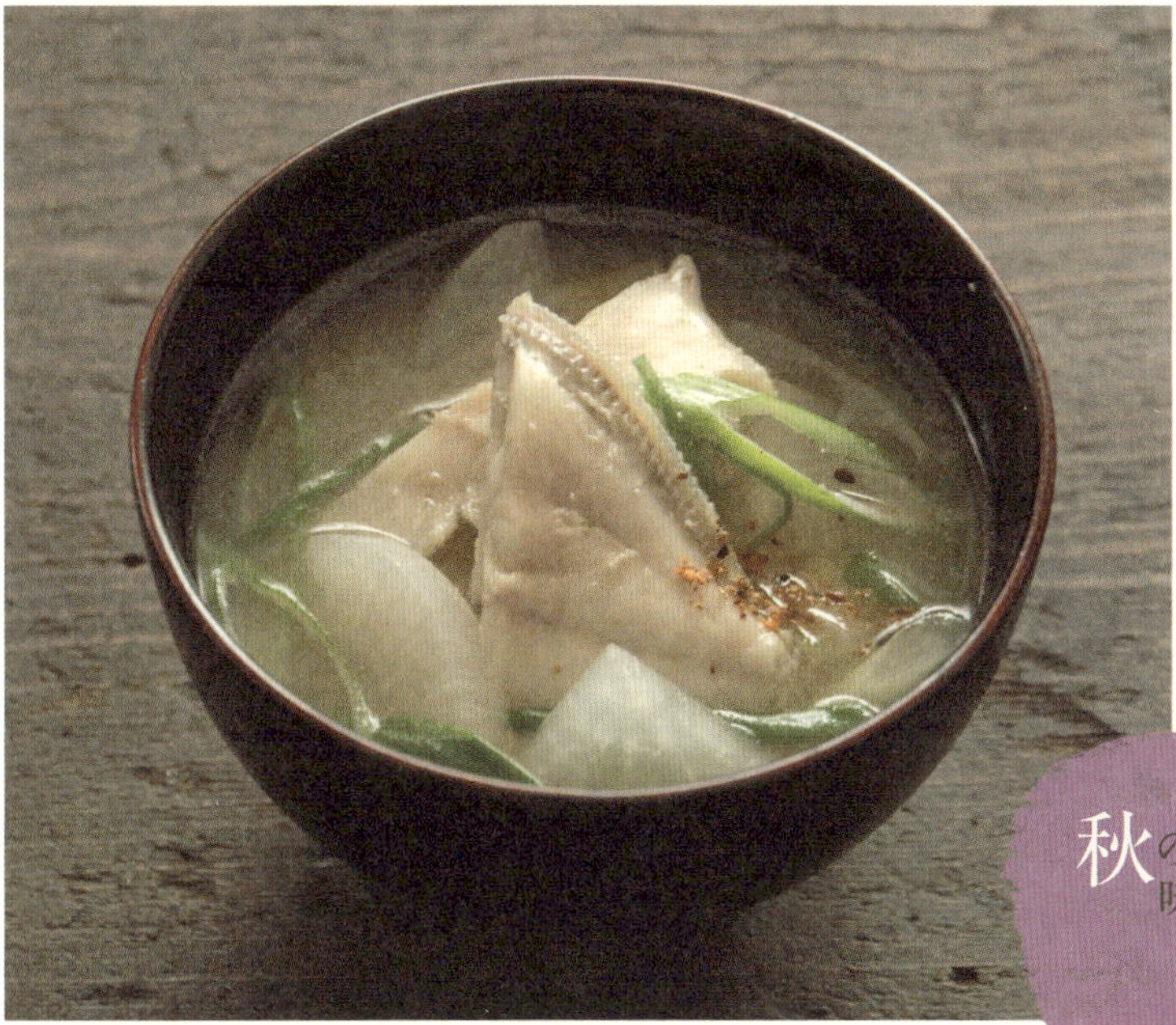

「カワハギの味噌汁」

秋の味噌汁 8

材料(2人分)
カワハギ(下処理済のもの)
…2～3尾
大根…100g
油揚げ…1枚
ねぎ…1本
水…600mℓ
昆布…6g程度
(5×5cm大くらい)
味噌…大さじ4程度
七味唐辛子…好みで適宜
◎写真は米味噌を使用

作り方
❶カワハギは食べやすいように、ひれや尾びれの部分を調理バサミなどを使って切り落とす。食べやすい1/2～1/3程度の大きさに骨ごと切り分ける。
❷90℃くらいの熱湯にカワハギを入れて霜降りをし、身が白くなったらすぐに取り出し、表面のぬめりやおなかの中の汚れを洗い落とす(鮮度がよい場合は霜降りはしてもよい)。
❸大根は皮をむきいちょう切り、油揚げは短冊切り(上品な仕上りにしたい場合は、P122の要領で油抜きを)、ねぎは斜め切りにする。
❹鍋に600mℓの水と昆布、③の大根を入れ、水から火にかけて大根にじっくり火を通す(5分くらいで沸騰する程度の弱めの火加減がよい。沸騰直前に昆布を取り出す)。
❺沸いてきたら残りの具材を加え、カワハギに火が通るまで火にかける。味噌大さじ4を目安に溶き入れ、沸騰直前まで熱くして火を止め、椀に注ぎ、盛り付ける。好みで七味唐辛子をふっても美味しい。

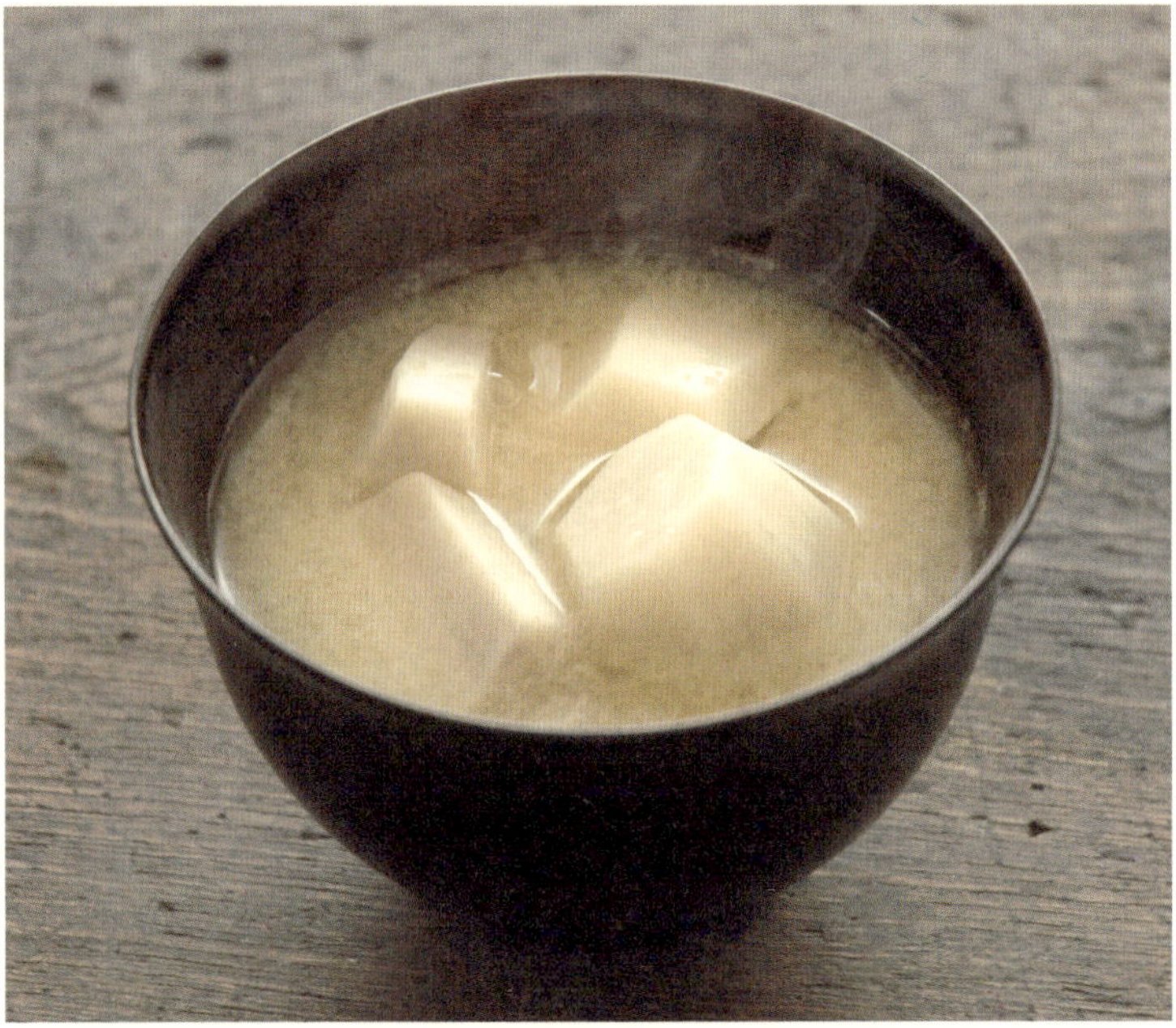

「里芋の味噌汁」

秋の味噌汁 9

材料(2人分)
里芋…300g
好みのだし…600㎖
味噌…大さじ4程度
◎写真は米味噌を使用

作り方
❶里芋は皮をむき、半分から¼くらいの食べやすい大きさに切る。
❷鍋に600㎖のだしと①を入れ、沸いてきたら弱火に落として里芋に火を通す。
❸味噌大さじ4を目安に溶き入れ、沸騰直前まで熱くして火を止め、椀に注ぎ、盛り付ける。

秋の味噌汁 10

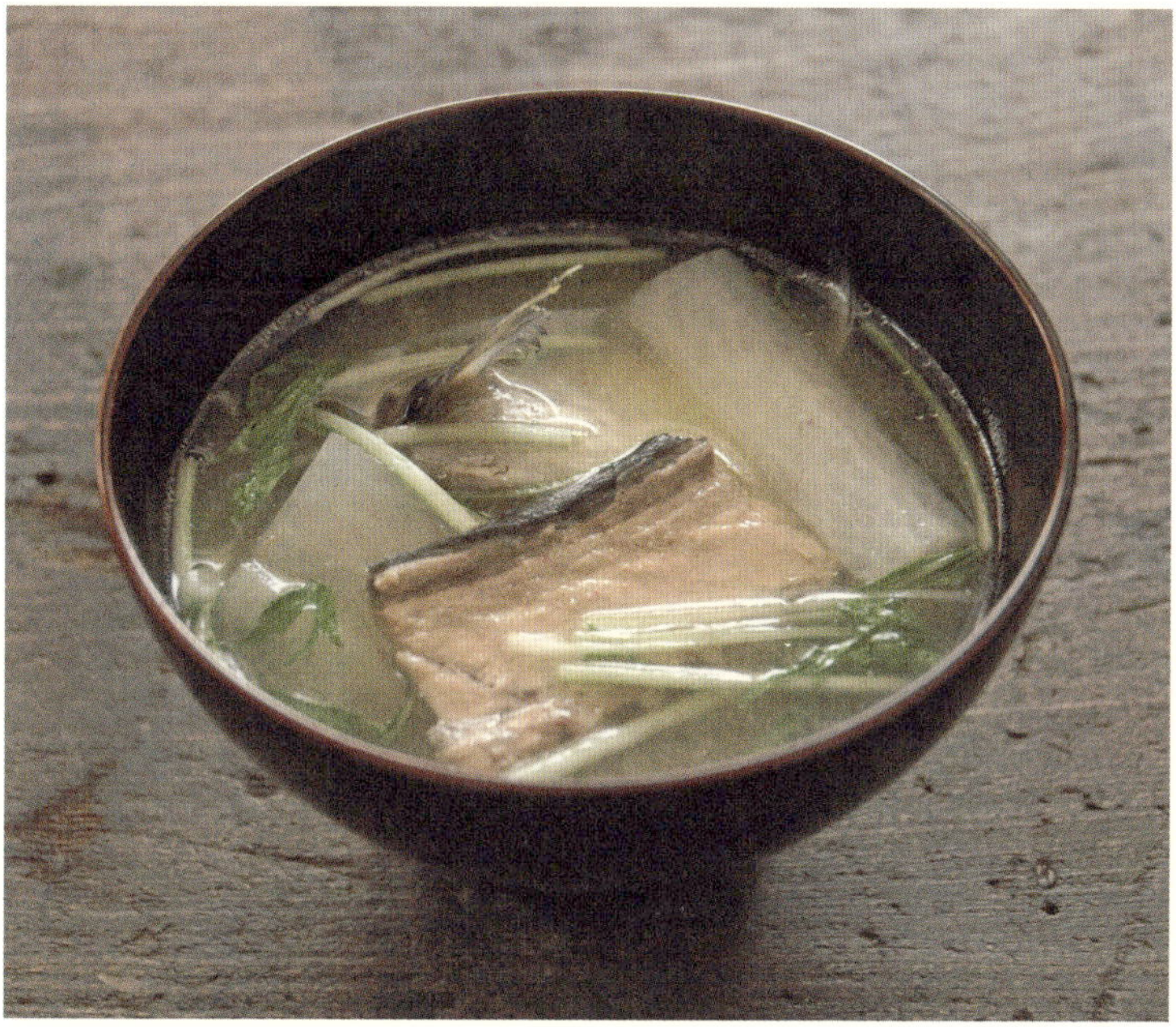

「鯖《さば》のあら汁」

材料（2人分）
鯖のあら…1尾分
大根…150g
水菜…適宜
水…600㎖
昆布…6g程度
（5×5㎝大くらい）
味噌…大さじ3程度
◎写真は米味噌を使用

作り方

❶鯖のあらは、包丁の刃元を使って食べやすい大きさに切り分けてざるに並べ、両面に薄く塩を振って5～10分おく。

❷90℃くらいの熱湯に鯖のあらを入れて霜降りをし、身が白くなったらすぐに取り出し、表面のぬめりや血合いの汚れを洗い落とす（鮮度がよい場合は霜降りはしなくてもよい）。

❸大根は皮をむいて厚めの短冊切りに、水菜は4～5㎝幅に切る。

❹鍋に600㎖の水と昆布、②と③の大根を入れ、水から火にかける（5分くらいで沸騰する程度の弱めの火加減がよい）。沸いてきたらアクを取り除き、昆布を取り出し、大根と鯖のあらに火を通す。

❺味噌大さじ3を目安に溶き入れ、最後に水菜を加え、沸騰直前まで熱くして火を止め、椀に注ぎ、盛り付ける。

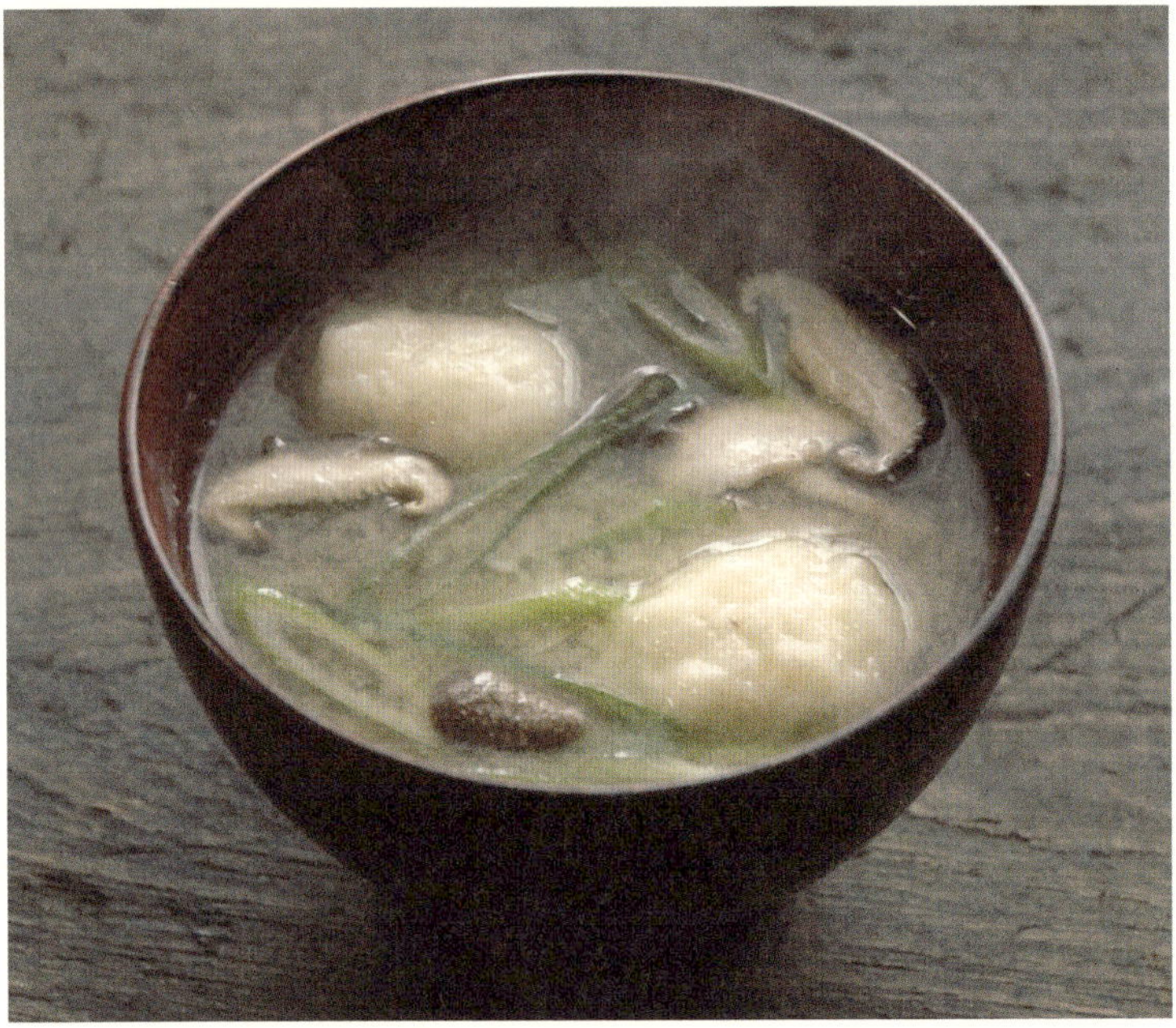

「山芋だんごの味噌汁」

秋の味噌汁11

材料（2人分）
山芋＊…150〜200g
＊粘りの強い、大和芋、いちょう芋、自然薯など
椎茸…2〜3枚
ねぎ…1本
好みのだし…600㎖
味噌…大さじ4程度
◎写真は米味噌を使用

作り方
❶椎茸は軸を取って薄切りに、ねぎは薄い斜め切りにする。
❷鍋に600㎖のだしを入れて軽く温めておき、山芋に火を通す準備をしてから、山芋の皮をむいておろし金ですりおろす（すりおろして時間をおくと黒ずんでしまうため）。
❸②のだしを沸かし、おろした山芋をスプーンなどを使って落とし入れ、だんご状にして火を通す。
❹①の椎茸を加えてから、味噌大さじ4を目安に溶き入れる。最後にねぎを加え、沸騰直前まで熱くして火を止め、椀に注ぎ、盛り付ける。

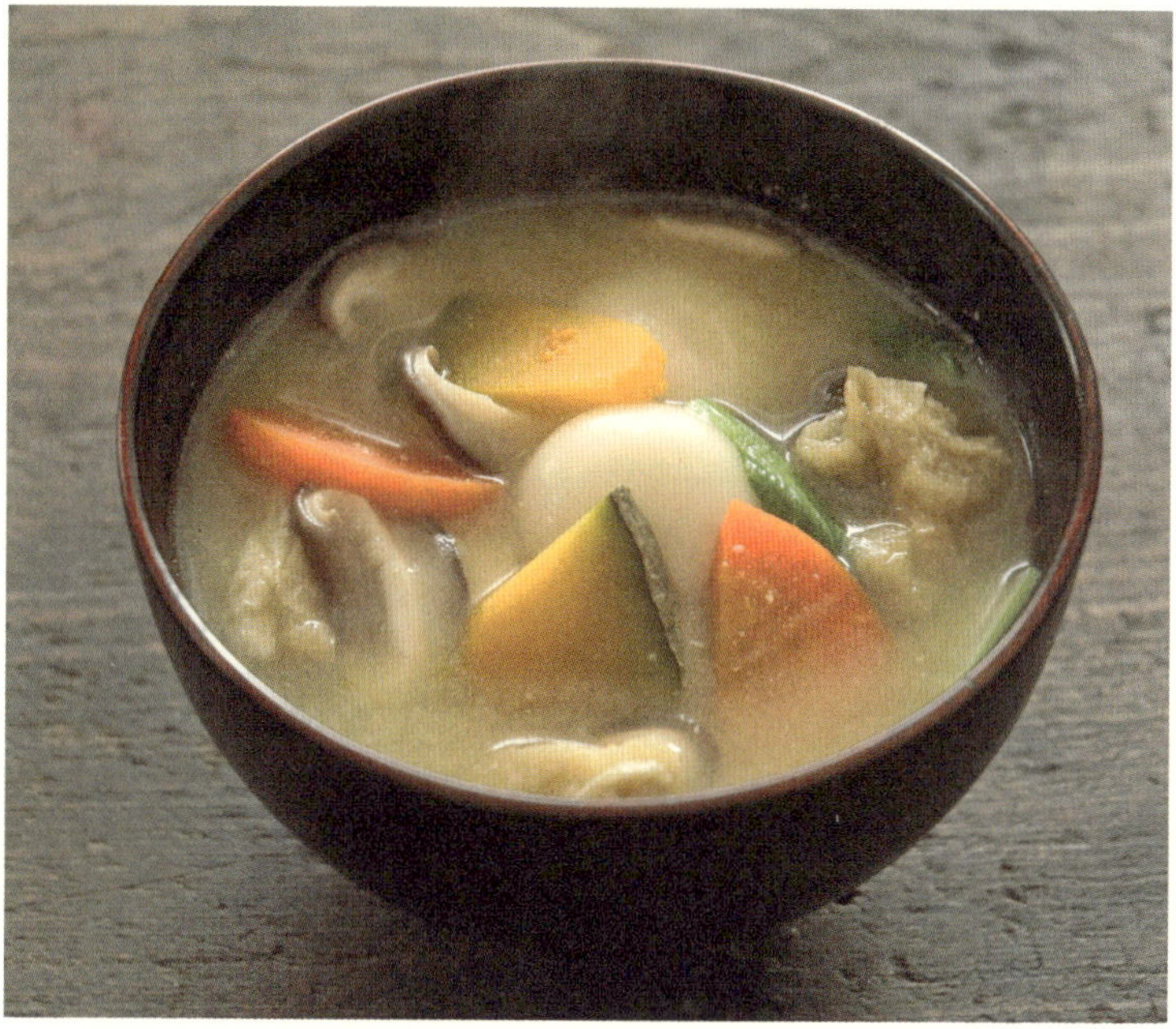

「かぼちゃのほうとう風味噌汁」

秋の味噌汁 12

材料（2人分）
かぼちゃ…150〜200g
椎茸…2〜3枚
人参…1/3本
小松菜…1/3束
油揚げ…2枚
白玉団子*…8個程度
*白玉団子の代わりに、うどんや餅でも美味しい
好みのだし…700ml
味噌…大さじ4程度
◎写真は米味噌を使用

作り方
❶かぼちゃはわたと種を取り除き、皮ごと5㎜幅の厚みの食べやすい大きさに、人参は皮をむき半月切り、椎茸は軸を取って薄切り、小松菜は根元を切り落として3〜4㎝幅に、油揚げは短冊切りにする（上品な仕上がりにしたい場合は、P122の要領で油抜きを）。白玉団子を手作りする場合は、市販の白玉粉の作り方を参照して団子をゆでておく。
❷鍋に700mlのだしを入れて沸かし、小松菜と白玉団子以外の具材を加えてじっくり煮込む。具材に火が通ったら味噌大さじ4を目安に溶き入れる。
❸白玉団子を加えて弱火で芯まで温め、最後に小松菜を加えて、沸騰直前まで熱くして火を止め、椀に注ぎ、盛り付ける。

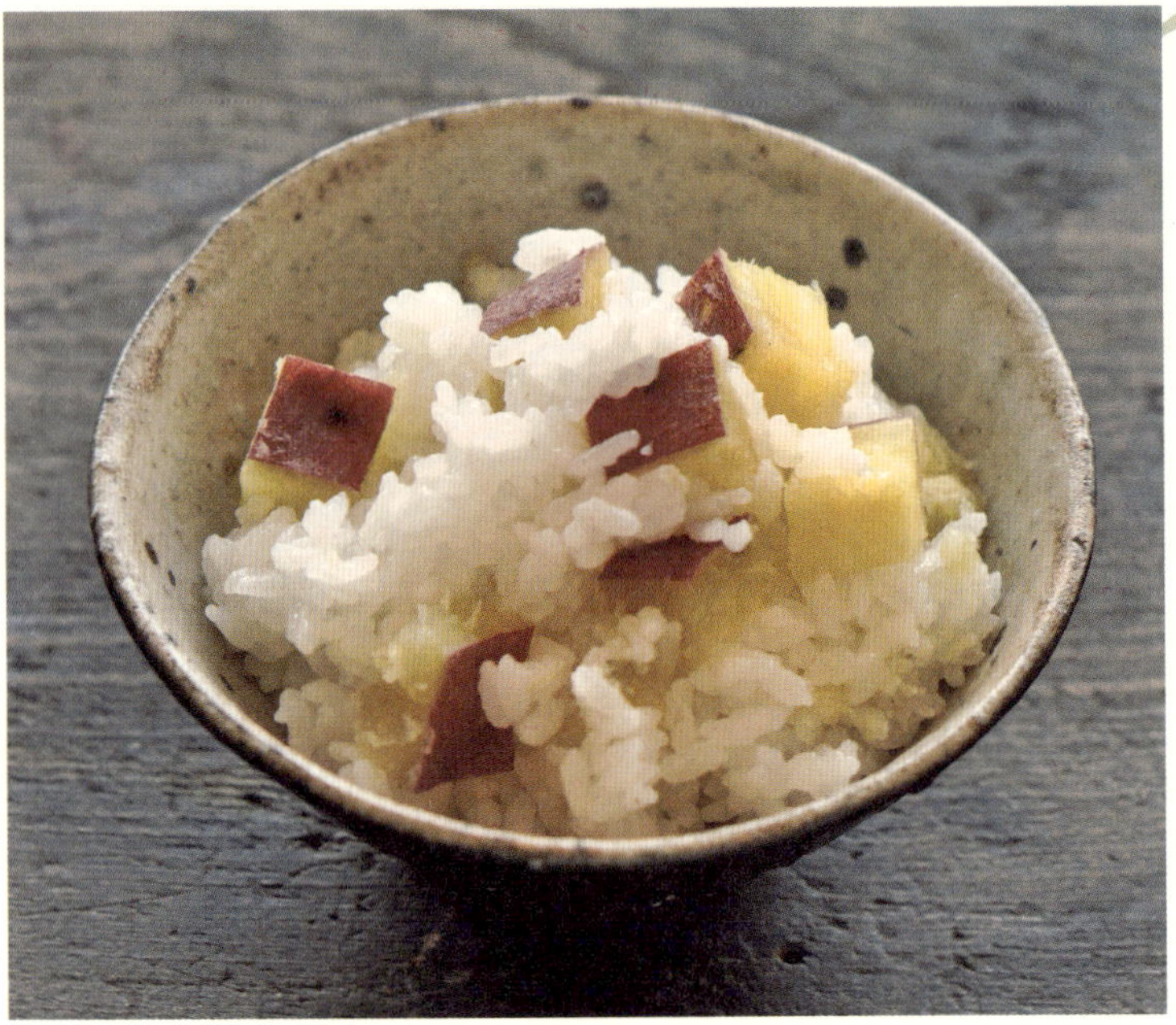

「さつまいもごはん」

冬のごはん 1

材料（2人分）
米…2合
さつまいも（小）…1本
（正味150g）
塩…小さじ1と⅓
酒…好みで適宜

作り方
❶白ごはんを炊く要領で、米を研ぎ、炊飯器の内釜の2合の目盛りまで水加減をして30分から1時間ほどおいて浸水させる。
❷さつまいもは皮ごと1～1.5㎝の角切りにして、切ったら一度水にさらし、ざる上げして水気を切っておく。
❸①の釜に小さじ1と⅓の塩を加えて、軽く混ぜて溶かし、さつまいもをのせて炊きあげる。
❹炊きあがったら（好みで）酒をひと振りし、さっくりと全体を混ぜて器に盛り付ける。

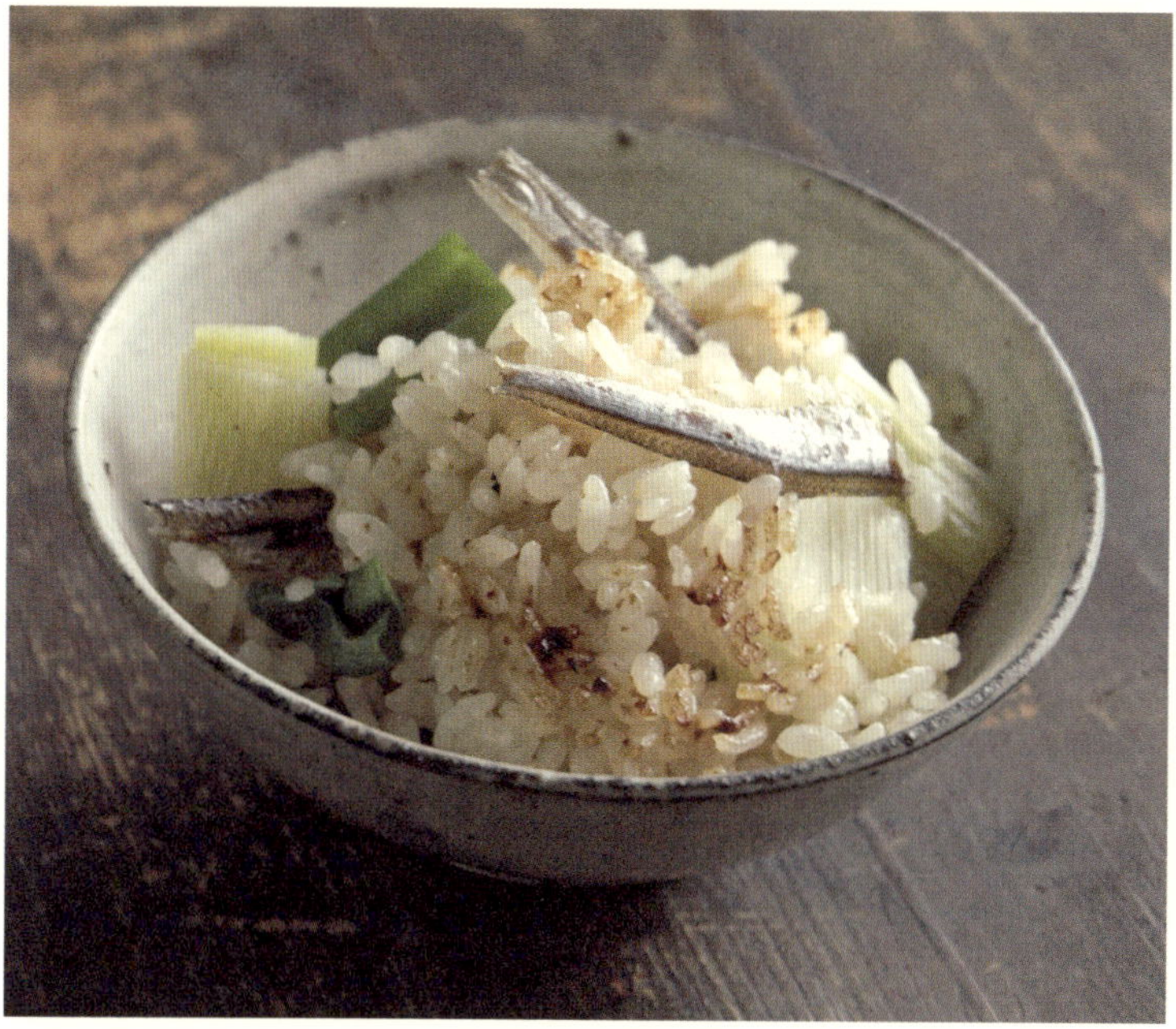

「ねぎごはん」

材料（2人分）
米…2合
白ねぎ…2〜3本
煮干しだし…約400ml
（詳しくは作り方❶を参照）
Ⓐ
薄口醤油…40ml
（大さじ2と小さじ2）
みりん…40ml
（大さじ2と小さじ2）

作り方
❶水400mlに対して煮干し4〜5本、昆布5×3cmほどを使い、一晩水につけて水出しして煮干しだしを用意する。
❷米は炊く30分から1時間前に研いで、水に浸しておく。
❸ねぎは1〜1.5cm幅に切り、白い部分と青い部分をわけておき、煮干しだしに使った煮干しは取り出して、頭とわた、内臓を手で取り除く（煮干しも一緒に炊き込みごはんの具として炊き込むため）。
❹②の米をざる上げして水気をしっかりと切り、炊飯器に入れる。Ⓐを加えてから、手早く2合の目盛りまでだしを注ぎ、ひと混ぜする（だし400mlは目安なので、炊飯器の目盛りを参考に、米の状態、自分の体調などに合わせる）。
❺白ねぎの白い部分と煮干しを④にのせて炊く。炊きあがったらねぎの青い部分を入れて、さっくりと全体を混ぜて少し蒸らした後に器に盛り付ける。

冬のごはん 2

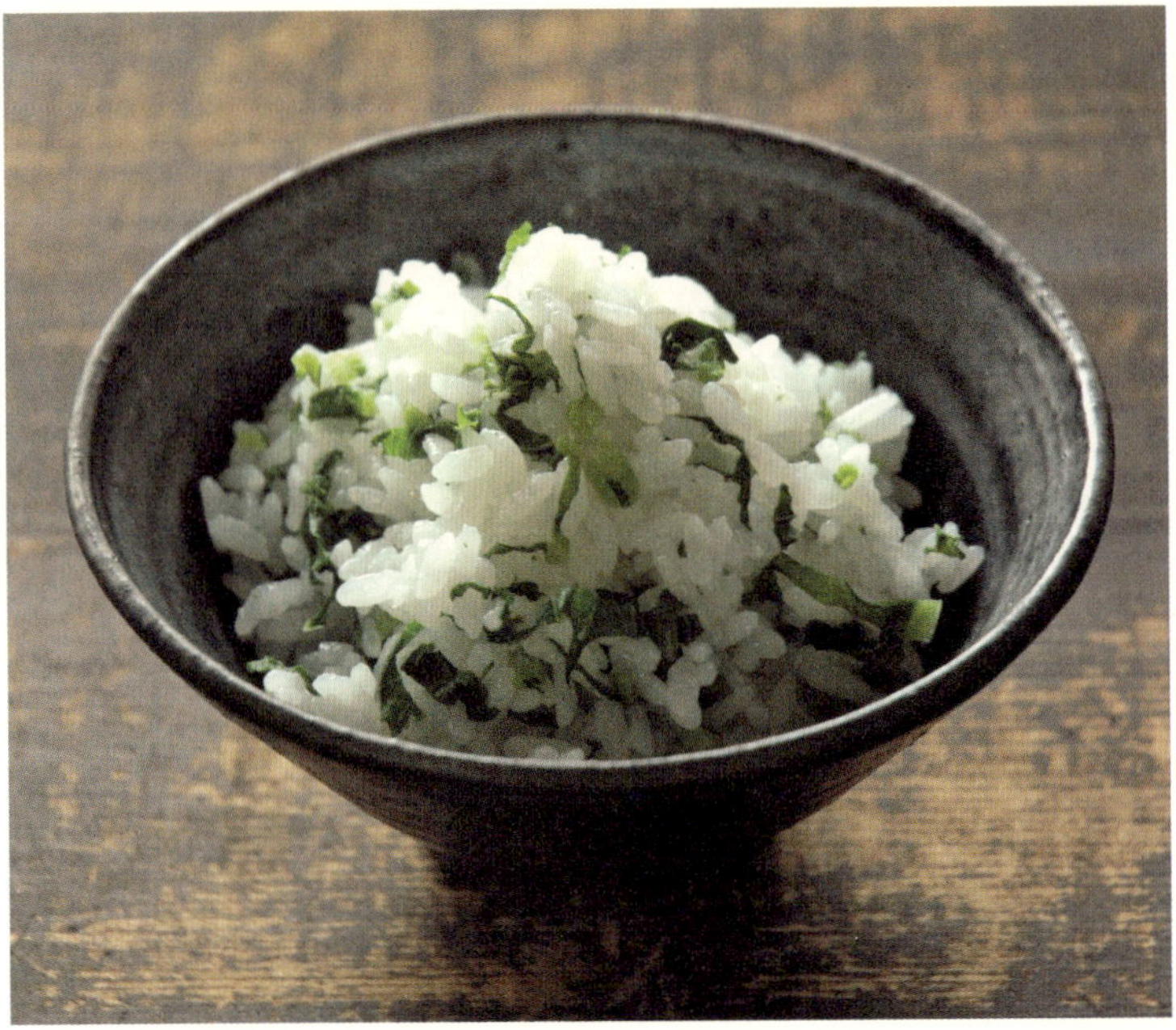

「冬の菜《な》飯《めし》」

冬のごはん 3

材料（2人分）
米…2合
好みの旬の青菜（大根やかぶの葉、小松菜や春菊など）
…1束分（300g程度）
塩…小さじ1と1/3

作り方
❶白ごはんを炊いて用意しておく。
❷青菜はゆですぎに注意して、さっと塩ゆでする。ゆでたら冷水に取り、手でよく水気をしぼってから細かく刻む。
❸②の青菜の刻んだものに塩小さじ1と1/3を混ぜ、軽くもみ込んだ後に、再度手でしっかりと水気をしぼる。
❹ごはんが炊きあがったら③を加え、さっくりと全体を混ぜて器に盛り付ける。

初女さんのこだわり

白ごはんの炊き方のコツはP220参照

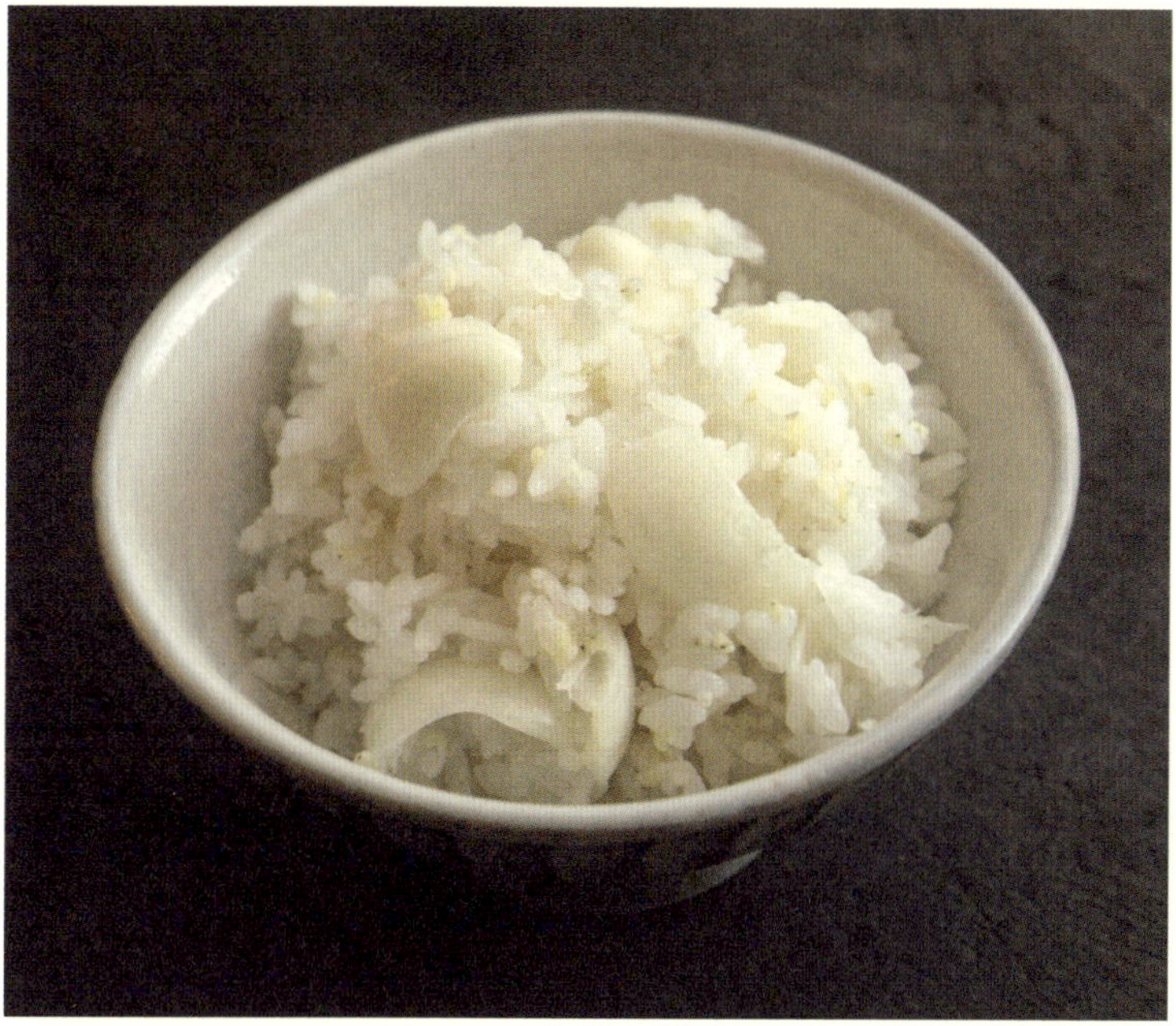

「ゆり根ごはん」

冬のごはん 4

材料（2人分）
米…2合
ゆり根…1個
（正味100g）
塩…小さじ1と1/3
酒…好みで適宜
※好みであわ、きびなどの雑穀を加えても

作り方
❶白ごはんを炊く要領で、米を研ぎ、炊飯器の内釜の2合の目盛りまで水加減をして30分から1時間ほどおいて浸水させる。
❷ゆり根は1片ずつはがして内側の汚れなどを洗い落としておく。
❸①の釜に小さじ1と1/3の塩を加えて、軽く混ぜて溶かし、②をのせて炊きあげる。
❹炊きあがったら（好みで）酒をひと振りし、さっくりと混ぜて器に盛り付ける。

雑穀を加える場合の作り方

P127を参照

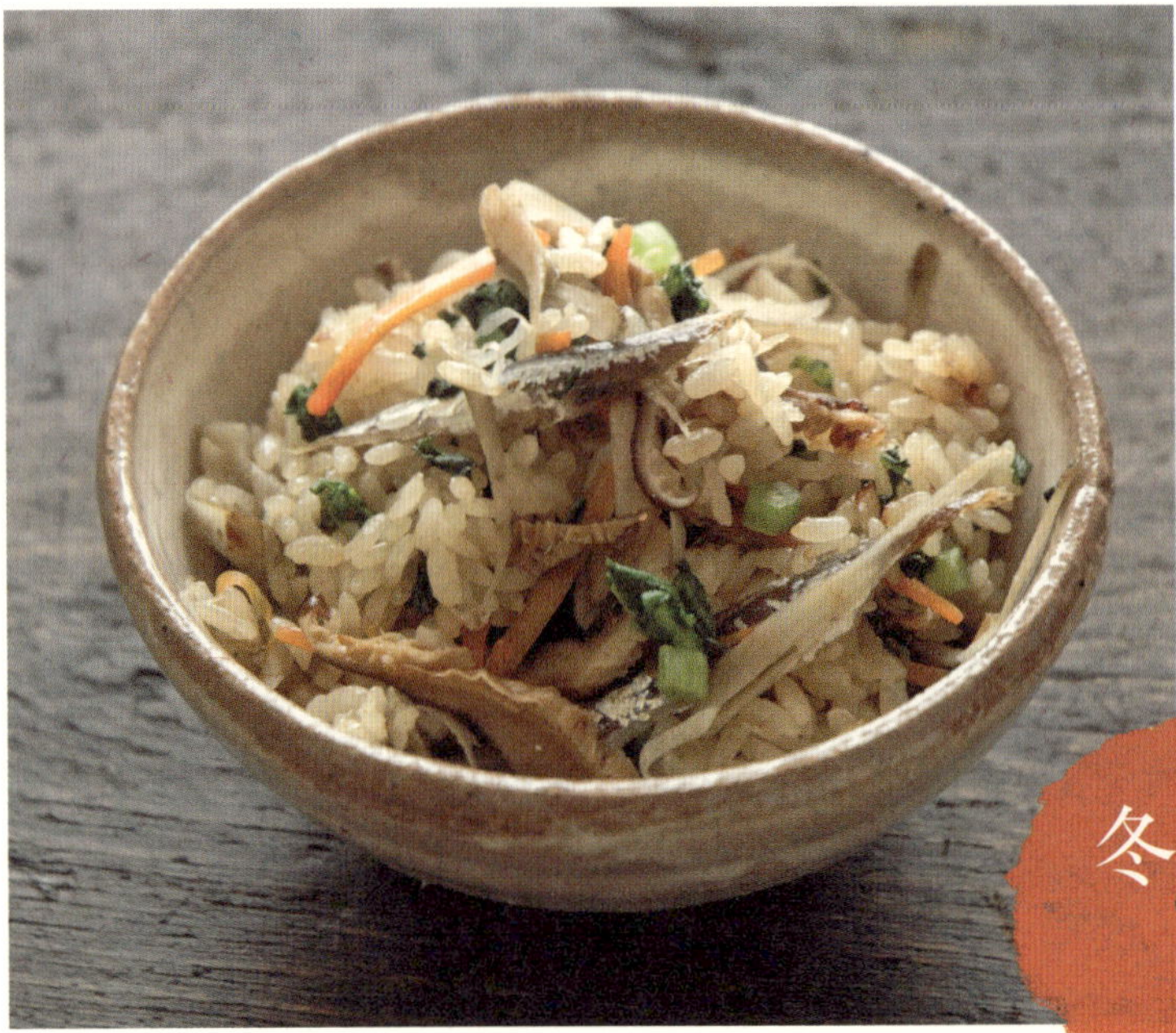

「冬のかやくごはん」

冬のごはん 5

材料（2人分）
米…2合
ごぼう…1/3本
人参…1/3本
干し椎茸…2〜3枚
春菊…1/3束
だし…約400㎖
（詳しくは作り方❶を参照）
Ⓐ
薄口醤油…40㎖
（大さじ2と小さじ2）
みりん…40㎖
（大さじ2と小さじ2）

作り方
❶水450㎖に対して煮干し4〜5本、昆布5×3㎝、炊き込みごはんに加える干し椎茸を合わせ、一晩水につけて水出しして煮干しだしを用意する。干し椎茸についていたごみなどが入らないように、炊飯器に入れる前に一度こしておく（こした後には約400㎖のだしが残る）。
❷米は炊く30分から1時間前に研いで、水に浸しておく。
❸ごぼうはささがきにして水にさらし、人参は皮をむきマッチ棒程度の太さの細切り、干し椎茸は薄切り、煮干しだしに使った煮干しは取り出して、頭とわた、内臓を取り除く（煮干しも一緒に具として炊き込むため）。また、春菊は根元を切り落とし、塩ゆでしてから細かく刻んで、手で水気をしっかりしぼっておく。
❹②の米をざる上げして水気をしっかりと切り、炊飯器に入れる。Ⓐを加えてから、2合の目盛りまでだしを注ぎ、ひと混ぜする（だし400㎖は目安なので、炊飯器の目盛りを参考に、米の状態、自分の体調などに合わせる）。
❺春菊以外の具を④にのせて炊き、炊きあがったら刻んだ春菊を合わせ、さっくりと全体を混ぜて器に盛り付ける。

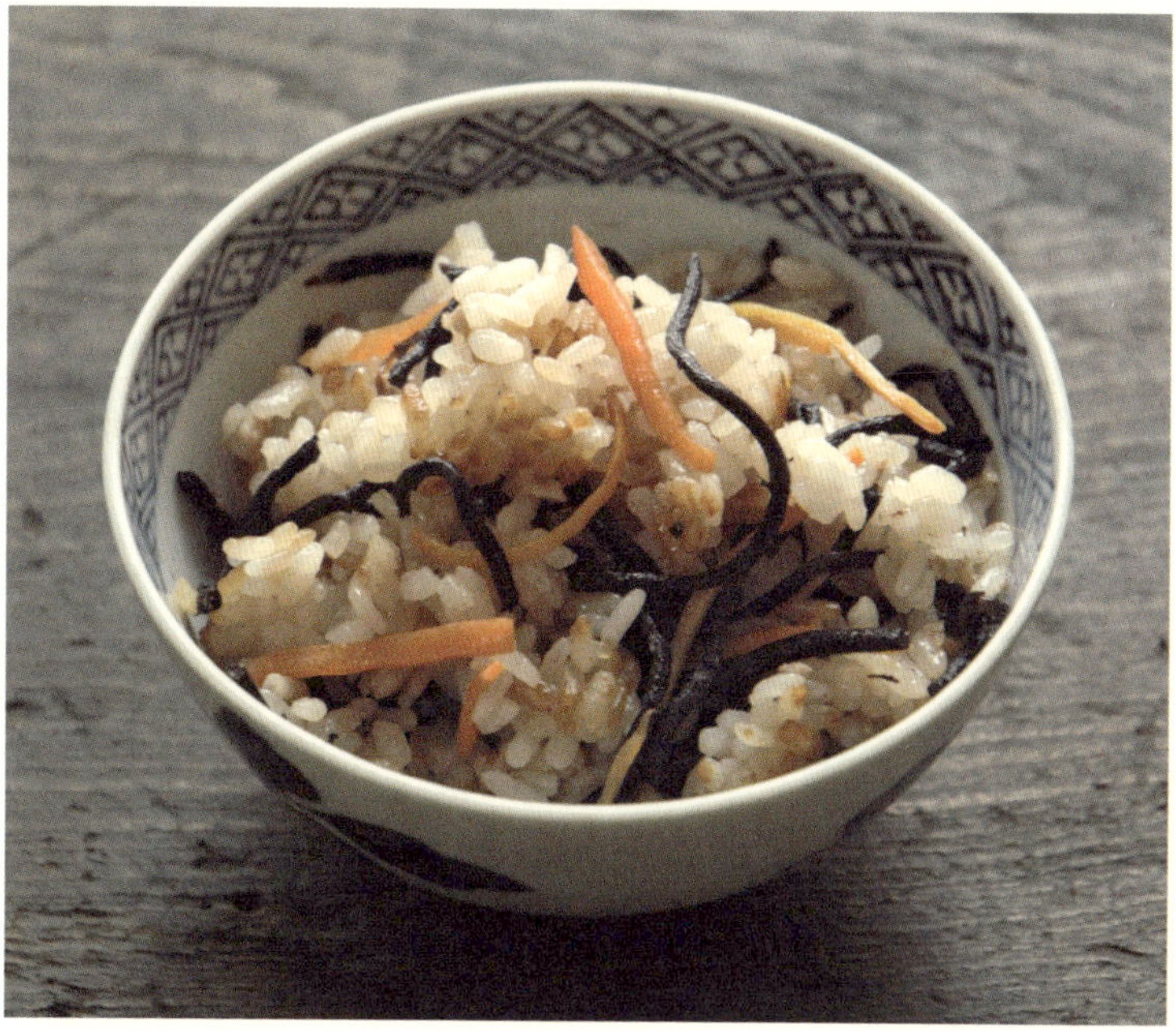

「ひじきごはん」

冬のごはん 6

材料（2人分）
米…2合
乾燥ひじき…10〜15g
人参…1/3本
油揚げ…1枚
かつおと昆布のだし
…約400㎖（詳しくはP218のレシピを参照）

Ⓐ
薄口醤油…40㎖
（大さじ2と小さじ2）
みりん…40㎖
（大さじ2と小さじ2）

作り方

❶米は炊く30分から1時間ほど前に研いで、水に浸しておく。

❷ひじきはたっぷりの水に30分ほどつけて戻して、長いものは食べやすい長さに切る。人参は皮をむきマッチ棒程度の太さの細切りに、油揚げは細かく刻んでみじん切りにする（上品な仕上がりにしたい場合は、P122の要領で油抜きを）。

❸①の米をざる上げして水気をしっかりと切り、炊飯器に入れる。Ⓐを加え、手早く2合の目盛りまでだしを注ぎ、ひと混ぜする（だし400㎖は目安なので、炊飯器の目盛りを参考に、米の状態、自分の体調などに合わせる）。

❹③に②の具材をすべてのせて炊き、炊きあがったらさっくりと全体を混ぜて器に盛り付ける。

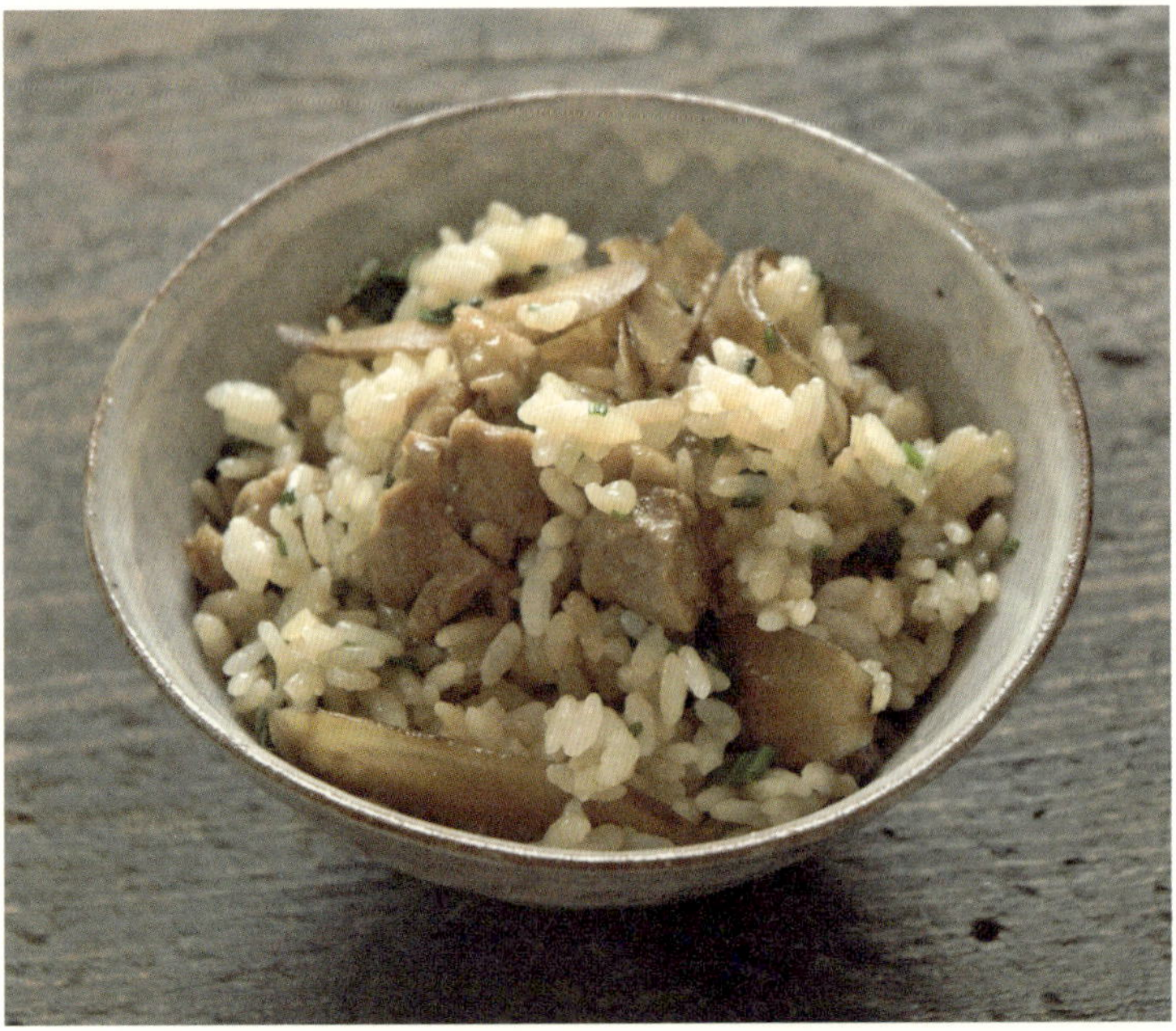

「鶏ごぼう飯」

冬のごはん 7

材料（2人分）
米…2合
鶏もも肉…150g
ごぼう…1本
（太いものなら½本程度）
三つ葉またはせり…⅓束

Ⓐ
濃口醤油…45㎖（大さじ3）
酒…30㎖（大さじ2）
みりん…30㎖（大さじ2）
砂糖…大さじ1と½

作り方

❶米2合は少し硬めに炊いておく（目安として、炊飯器の内釜の2合の目盛りに合わせた後、大さじ3～4の水を抜く）。

❷鶏もも肉は1～1.5㎝角に、ごぼうは薄めの斜め切りにする（ごぼうは切った後に二度さっと水にさらし、しっかり水気を切っておく）。また、三つ葉やせりの青菜はさっと塩ゆでして細かく刻んで、水気を手でしっかりしぼっておく。

❸鍋にⒶをすべて合わせ、沸いたらごぼうを加え、ごぼうに8割方火が通るまで弱火で炊き、次に鶏もも肉を加える。肉に火が通ったら火を止め、煮汁につかったまま冷ましておく。

❹ごはんが炊きあがったら、③で炊いた具材をざる上げして煮汁を切ってごはんに混ぜる。次に残った煮汁を大さじ3～4ほど味を見ながら加えていく。最後に刻んだ青菜を混ぜ合わせ、器に盛り付ける。

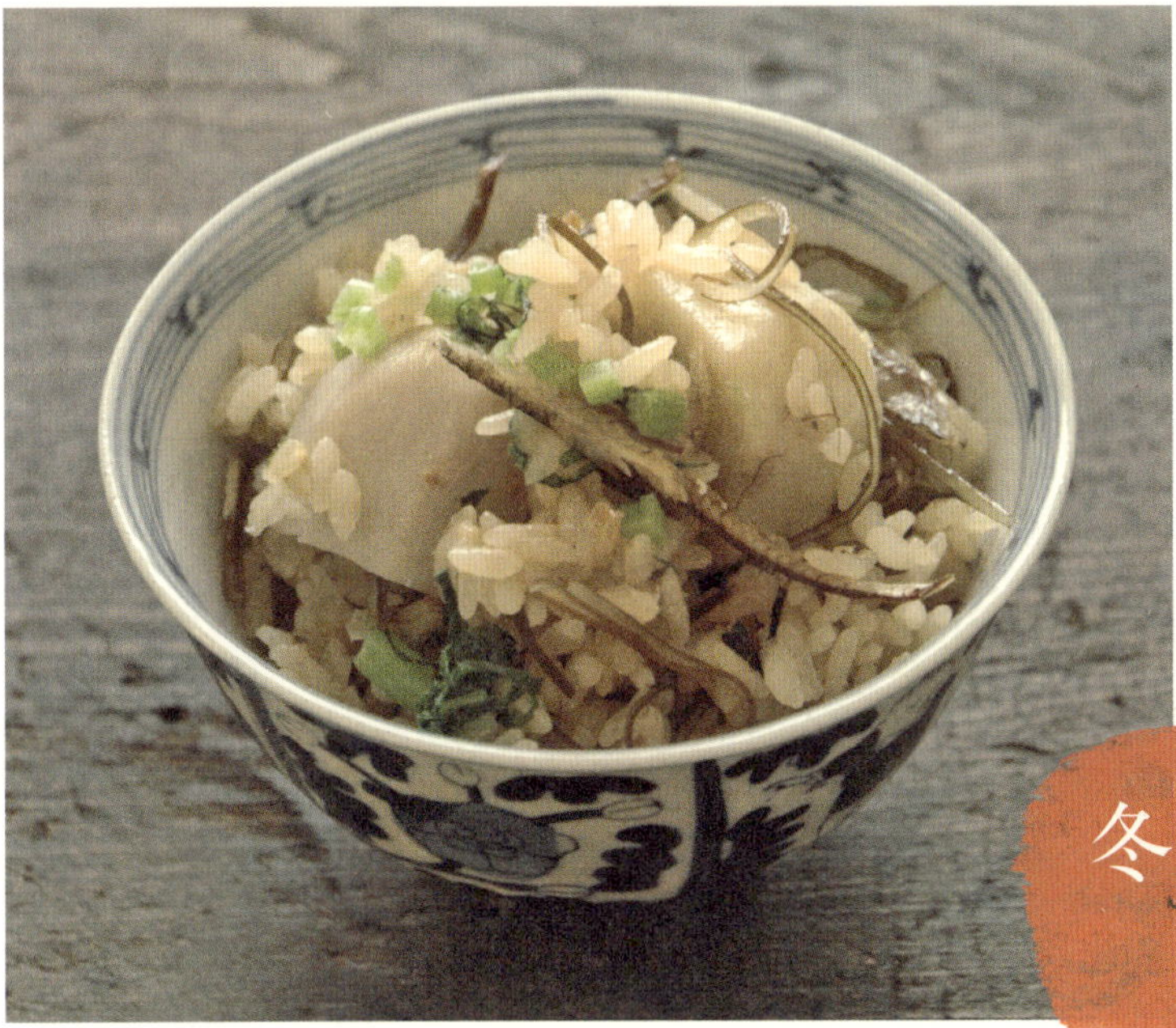

「里芋ごはん」

冬のごはん 8

材料（2人分）
米…2合
里芋…300g
大根やかぶの葉などの青菜…少々
煮干しだし…約400㎖
（詳しくは作り方❶を参照）

Ⓐ
薄口醤油…40㎖
（大さじ2と小さじ2）
みりん…40㎖
（大さじ2と小さじ2）

作り方
❶水400㎖に対して煮干し4〜5本、昆布5×3㎝を合わせ、一晩水につけて水出しして煮干しだしを用意する。
❷米は炊く30分から1時間前に研いで、水に浸しておく。
❸里芋は皮をむいて1/4程度の大きさに切り、煮干しだしに使った昆布と煮干しを取り出し、昆布は細切り、煮干しは頭とわた、内臓を取り除く（昆布と煮干しも一緒に炊き込みごはんの具として炊き込むため）。また、大根やかぶの葉などの青菜があれば塩ゆでしてから細かく刻んで、手で水気をしっかりしぼっておく。
❹②の米をざる上げして水気をしっかりと切り、炊飯器に入れる。Ⓐを加えてから、手早く2合の目盛りまでだしを注ぎ、ひと混ぜする（だし400㎖は目安なので、炊飯器の目盛りを参考に、米の状態、自分の体調などに合わせる）。
❺④に青菜以外の具をのせて炊き、炊きあがったら刻んだ青菜を合わせ、さっくりと全体を混ぜて器に盛り付ける。

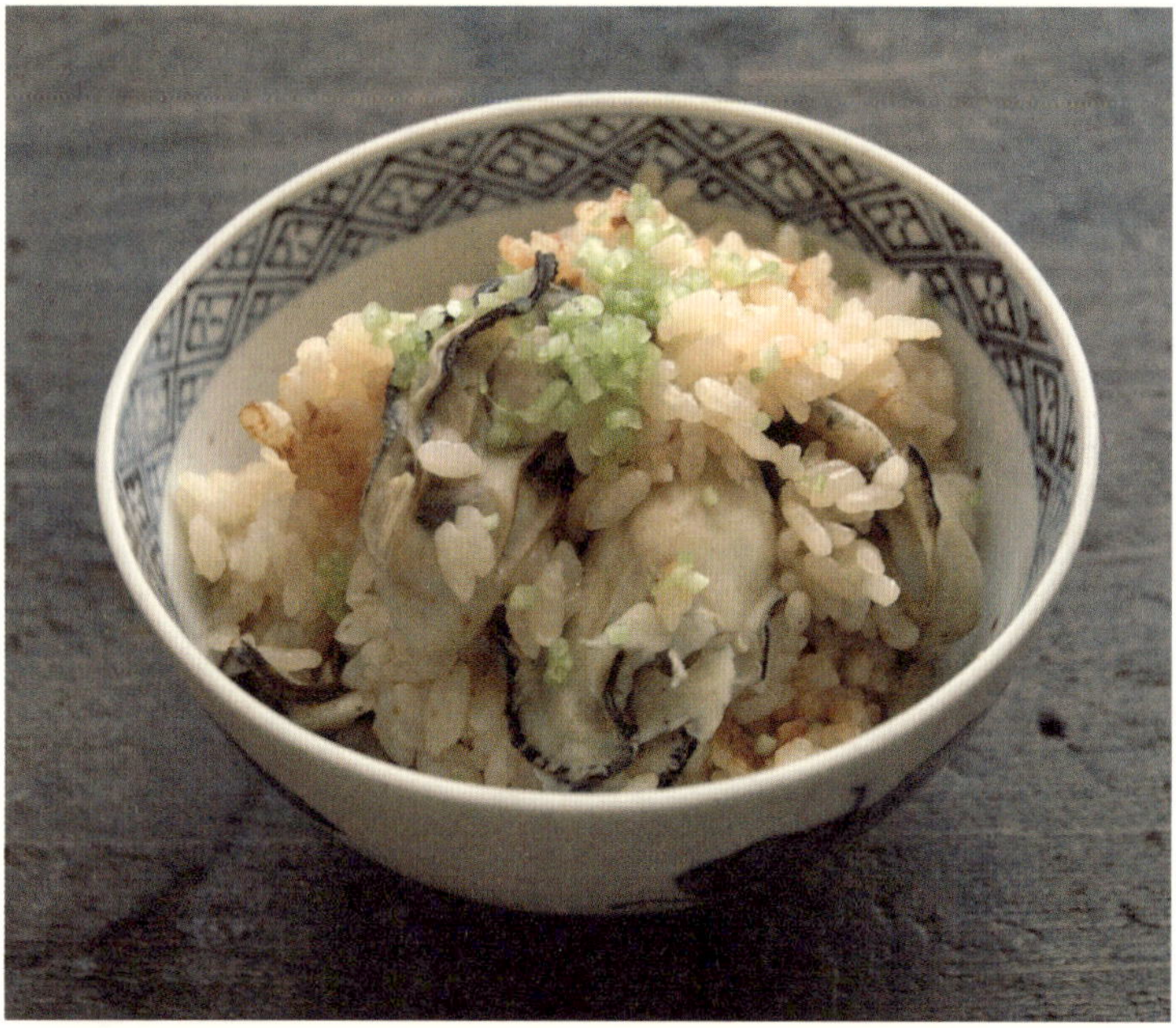

「牡《か》蠣《き》ごはん」

冬のごはん 9

材料（2人分）

米…2合

牡蠣（加熱用）…1パック

（正味250g程度）

三つ葉…好みで少々

Ⓐ

かつおと昆布のだし

…400㎖（詳しくはP218のレシピを参照）

薄口醤油…40㎖

（大さじ2と小さじ2）

酒…40㎖

（大さじ2と小さじ2）

作り方

❶米は炊く30分から1時間ほど前に研いで、水に浸しておく。

❷鍋にⒶを合わせて火にかけ、沸いてきたら水洗いした牡蠣を入れて、2分ほど火を通してから一旦取り出す。

❸牡蠣は炊きあがってから混ぜ合わせるので粗熱を取っておき、牡蠣を煮出した煮汁も同じく粗熱を取る。

❹①の米をざる上げして水気をしっかりと切り、炊飯器に入れる。③で粗熱を取った煮汁を2合の目盛りまで注ぎ、ひと混ぜする（炊飯器の目盛りを優先させ、もし煮汁が足りなければ水を適宜追加する）。

❺炊きあがったら②の牡蠣をごはんの上にのせて、少し蒸らしてから牡蠣の身を壊さないようにさっくりと全体を混ぜて器に盛り付ける。好みで細かく刻んだ三つ葉の軸を散らして食べても美味しい。

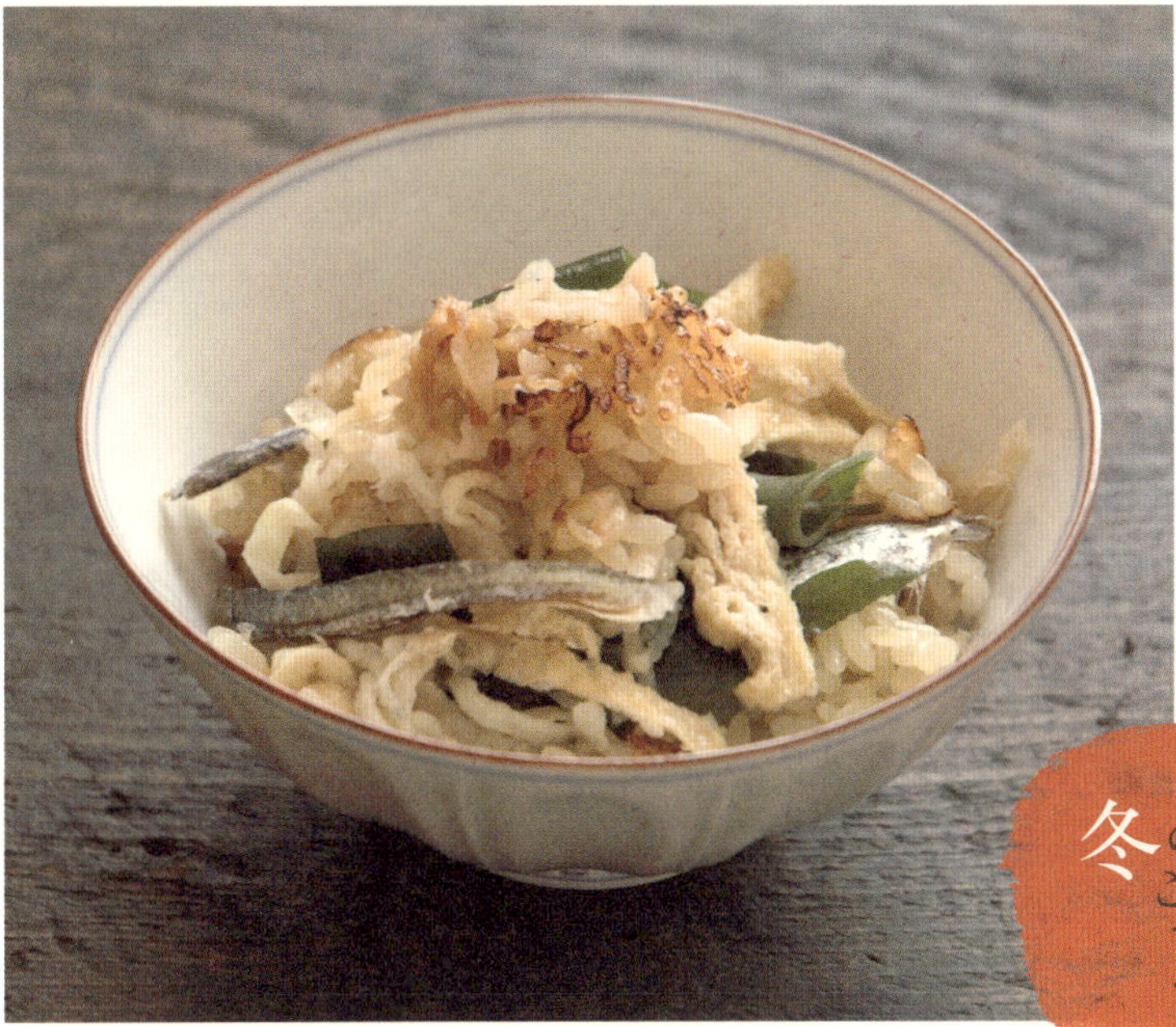

「切干大根ごはん」

冬のごはん 10

材料（2人分）
米…2合
切干大根
…20～30g（乾燥の状態で）
塩蔵わかめ…20g
油揚げ…1枚
煮干しだし…約400㎖
（詳しくは作り方❶を参照）

Ⓐ
薄口醤油…40㎖
（大さじ2と小さじ2）
みりん…40㎖
（大さじ2と小さじ2）

作り方

❶水400㎖に対して煮干し4～5本、昆布5×3㎝ほどを使い、一晩水につけて水出しして煮干しだしを用意する。

❷米は炊く30分から1時間ほど前に研いで、水に浸しておく。

❸切干大根はたっぷりの水に30分ほどつけて戻し、しっかりと水気をしぼる。また、油揚げは5㎜幅ほどの細切りに（上品な仕上がりにしたい場合は、P122の要領で油抜きを）、塩蔵わかめは水につけて塩抜きをしてから2～3㎝幅に切る。煮干しだしに使った煮干しは取り出して、頭とわた、内臓を取り除く（煮干しも一緒に炊き込みごはんの具として炊き込むため）。

❹②の米をざる上げして水気をしっかりと切り、炊飯器に入れる。Ⓐを加えてから、手早く2合の目盛りまでだしを注ぎ、ひと混ぜする（だし400㎖は目安なので、炊飯器の目盛りを参考に、米の状態、自分の体調などに合わせる）。

❺④にわかめ以外の具材をのせて炊き、炊きあがったらわかめを入れて少し蒸らし、さっくりと全体を混ぜて器に盛り付ける。

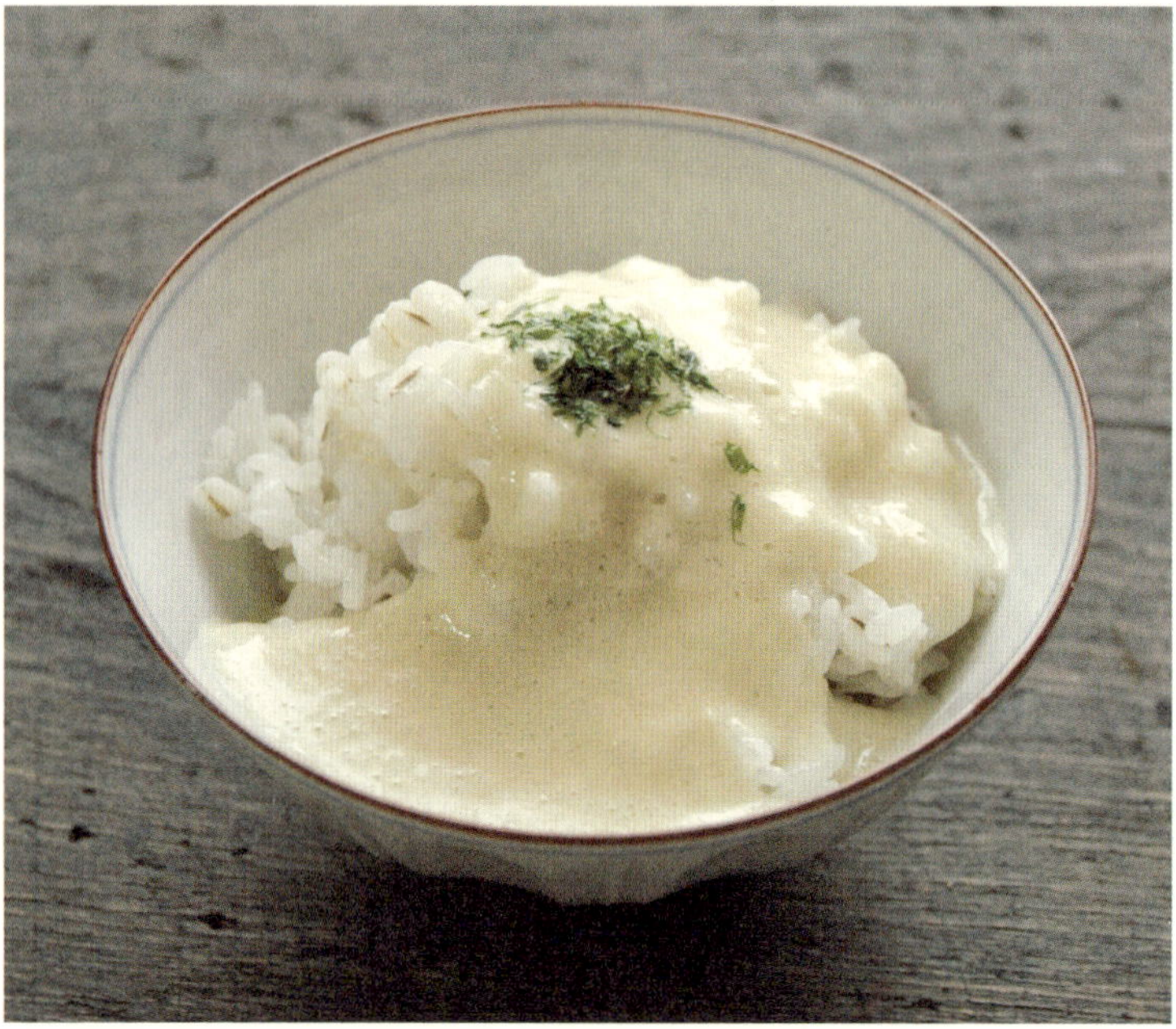

「麦とろごはん」

冬のごはん 11

材料（2人分）
米…1と½合
押し麦…½合
山芋＊…300g程度
＊山芋は、粘りの強い、大和芋、いちょういも、自然薯などがおすすめ
卵（全卵）…½個分
青のり…少々
かつおと昆布のだし
…100㎖（詳しくはP218のレシピを参照）
薄口醤油…30㎖（大さじ2）
みりん…15㎖（大さじ1）

作り方
❶押し麦はさっと洗って、研いだ米と合わせ1時間以上浸水させ、炊くときに1～2割ほど水加減を増やして炊く（市販の押し麦に記載されている標準の炊き方で）。
❷山芋は手で持つ部分以外の皮をむいて、おろし金を使ってすりおろす。
❸②を大きめのすり鉢かボウルに移し、卵をはじめに加えて混ぜ、その後に他の調味料を混ぜ合わせる（すり鉢ですりながら混ぜると口当たりのなめらかな麦とろになる）。
❹押し麦入りのごはんが炊けたら、③のとろろをかけて、好みで青のりを盛り付ける。

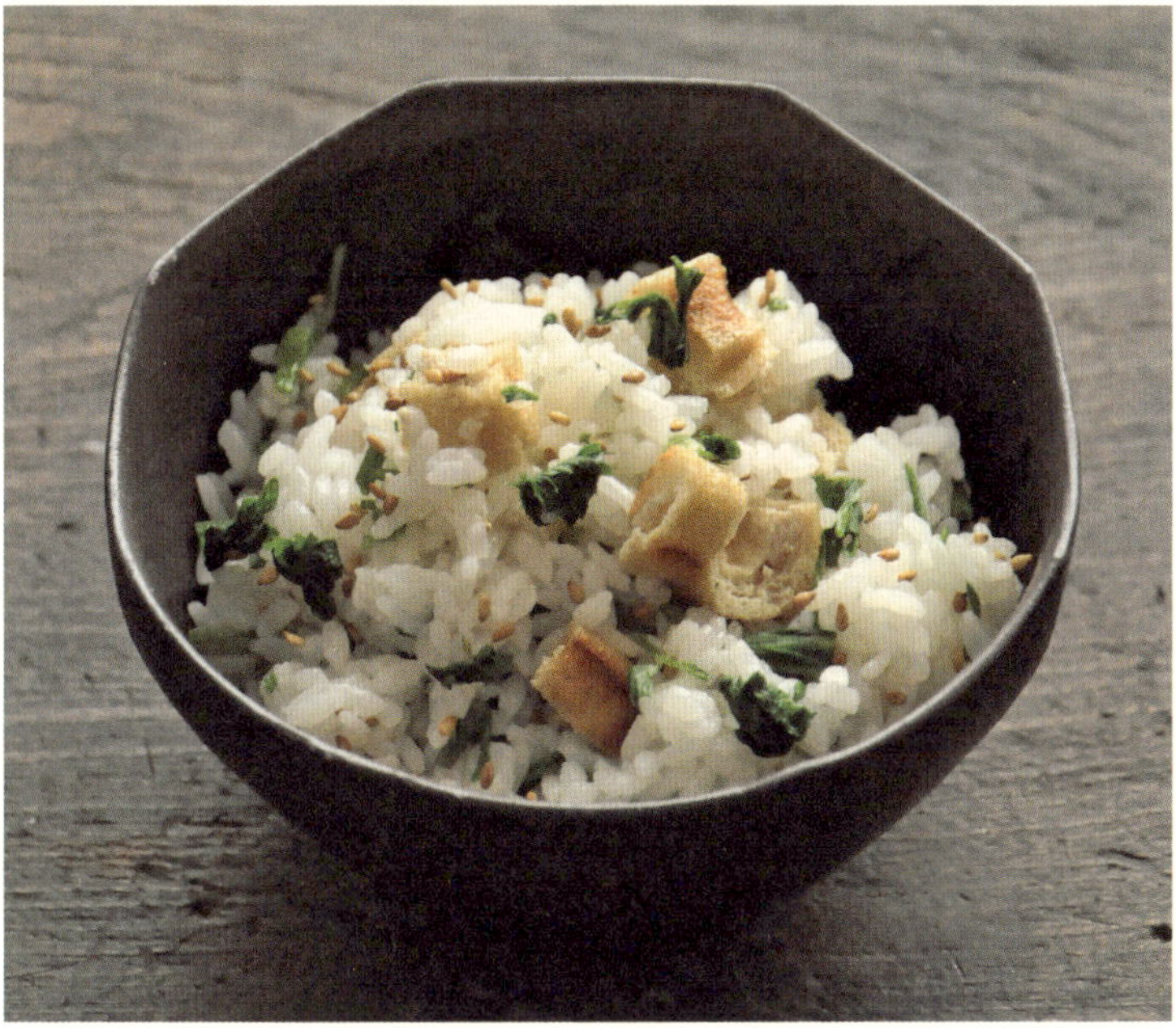

「せりと油揚げの混ぜごはん」

冬のごはん 12

材料（2人分）
米…2合
せり…1束（120g）
油揚げ…2枚
炒りごま…大さじ1
薄口醤油…30㎖（大さじ2）

作り方
❶白ごはんを炊いて用意しておく。
❷せりは塩ゆでしてから1㎝幅くらいに細かく刻み、手でしっかりと水気をしぼる。
❸油揚げはフライパンなどで表面に焼き色がつく程度に焼き、1㎝角の食べやすい大きさに切る。
❹②で用意したせりと③の油揚げをボウルに入れ、薄口醤油大さじ2を入れて混ぜ合わせる。
❺③のボウルに炊けたごはん2合分を加え、炒りごま大さじ1を全体にふりかけ、さっくりと全体を混ぜて器に盛り付ける。

初女さんのこだわり

白ごはんの炊き方のコツはP220参照

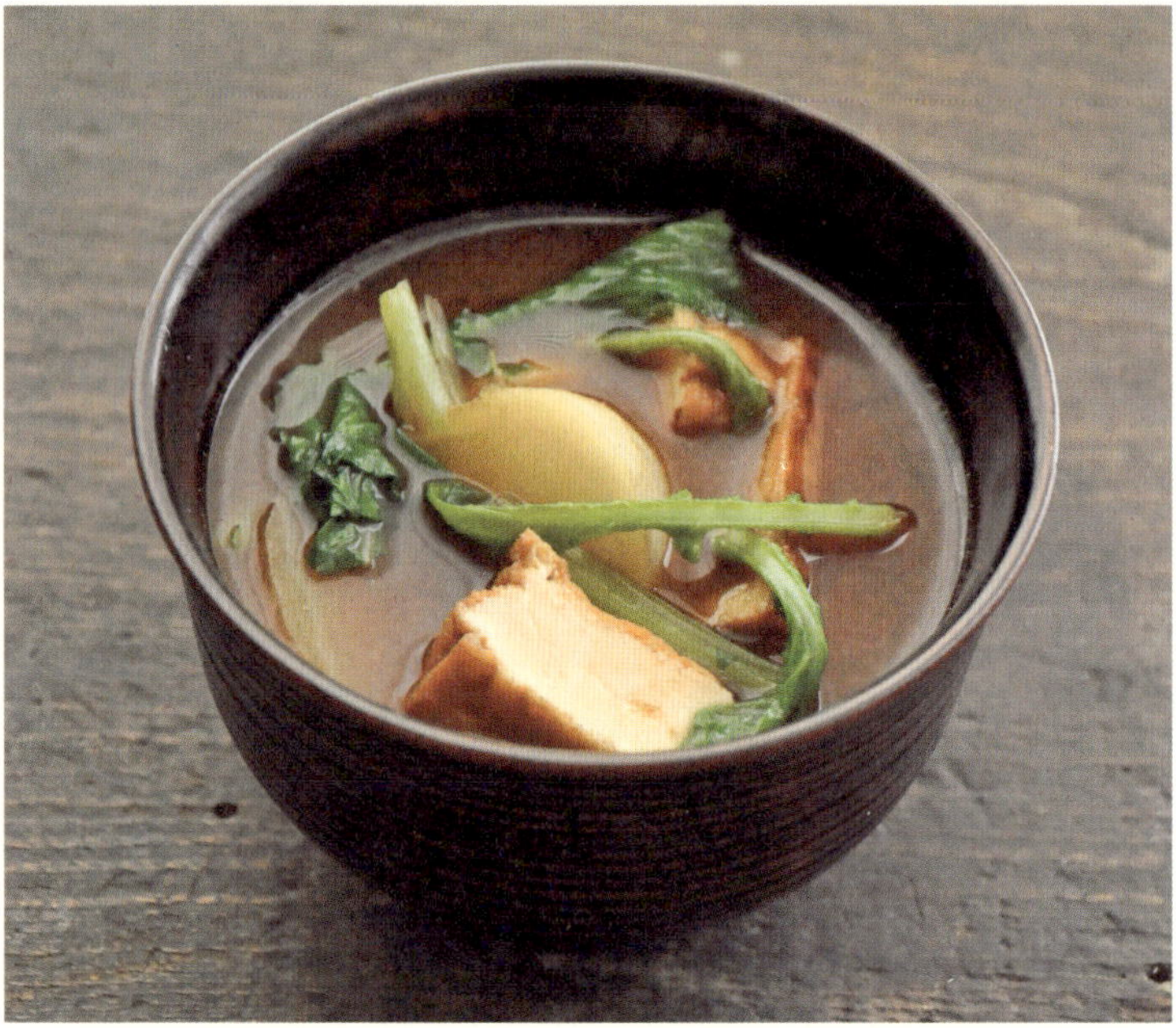

「かぶと厚揚げの味噌汁」

冬の味噌汁 1

材料（2人分）
小かぶ…2玉（葉がついていない状態で1玉100g程度の大きさのもの）
厚揚げ…1枚
好みのだし…600㎖
味噌…大さじ4程度
粉山椒…好みで適宜
◎写真は赤味噌に少しの米味噌を混ぜたものを使用

作り方
❶かぶは皮ごと縦8等分のくし切りにして、かぶの葉があれば3㎝幅に切っておく（かぶの頭に葉を多少残す場合は、茎の付け根に土が残っているので、ため水の中で竹串などを使って洗い落とす）。また、厚揚げは1㎝幅くらいの食べやすい大きさに切り分ける。
❷鍋に600㎖のだしを入れ、沸いてきたらかぶを入れて火を通す。
❸かぶに火が通ったら、厚揚げとかぶの葉を加え、味噌大さじ4を目安に溶き入れ、沸騰直前まで熱くして火を止め、椀に注ぎ、盛り付ける。好みで粉山椒をふっても美味しい。

「白菜と厚揚げの味噌汁」

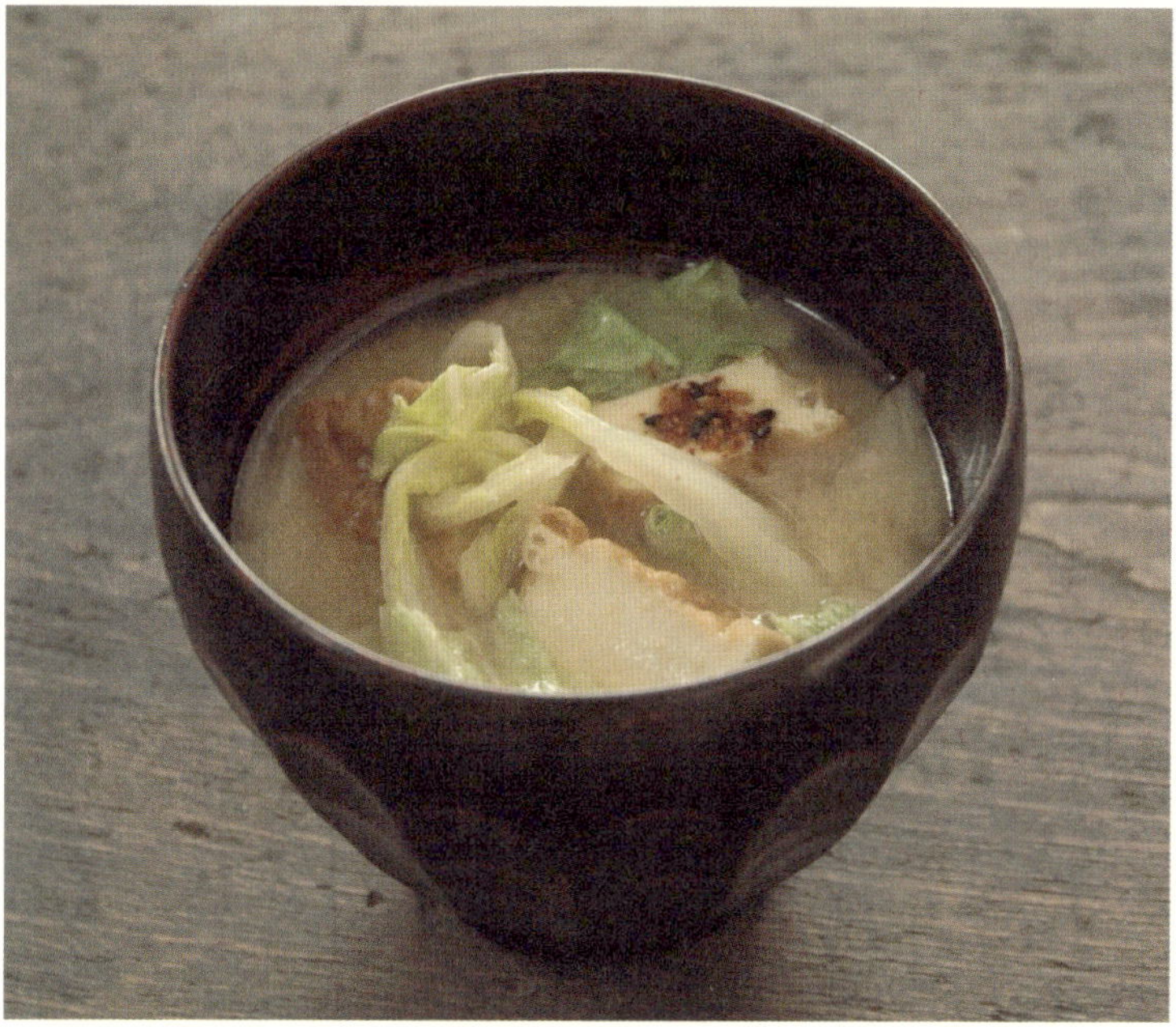

材料（2人分）
白菜…2〜3枚
厚揚げ…1枚
好みのだし…600㎖
味噌…大さじ4程度
七味唐辛子…好みで適宜
◎写真は米味噌を使用

作り方
❶白菜は2〜3㎝幅に、厚揚げは1㎝幅くらいに、それぞれ食べやすい大きさに切り分ける。
❷鍋に600㎖のだしを入れ、沸いてきたら白菜を入れて火を通す。
❸白菜に火が通ったら、厚揚げを入れて温め、味噌大さじ4を目安に溶き入れ、沸騰直前まで熱くして火を止め、椀に注ぎ、盛り付ける。好みで七味唐辛子をふっても美味しい。

冬の味噌汁
2

「大根と油揚げの味噌汁」

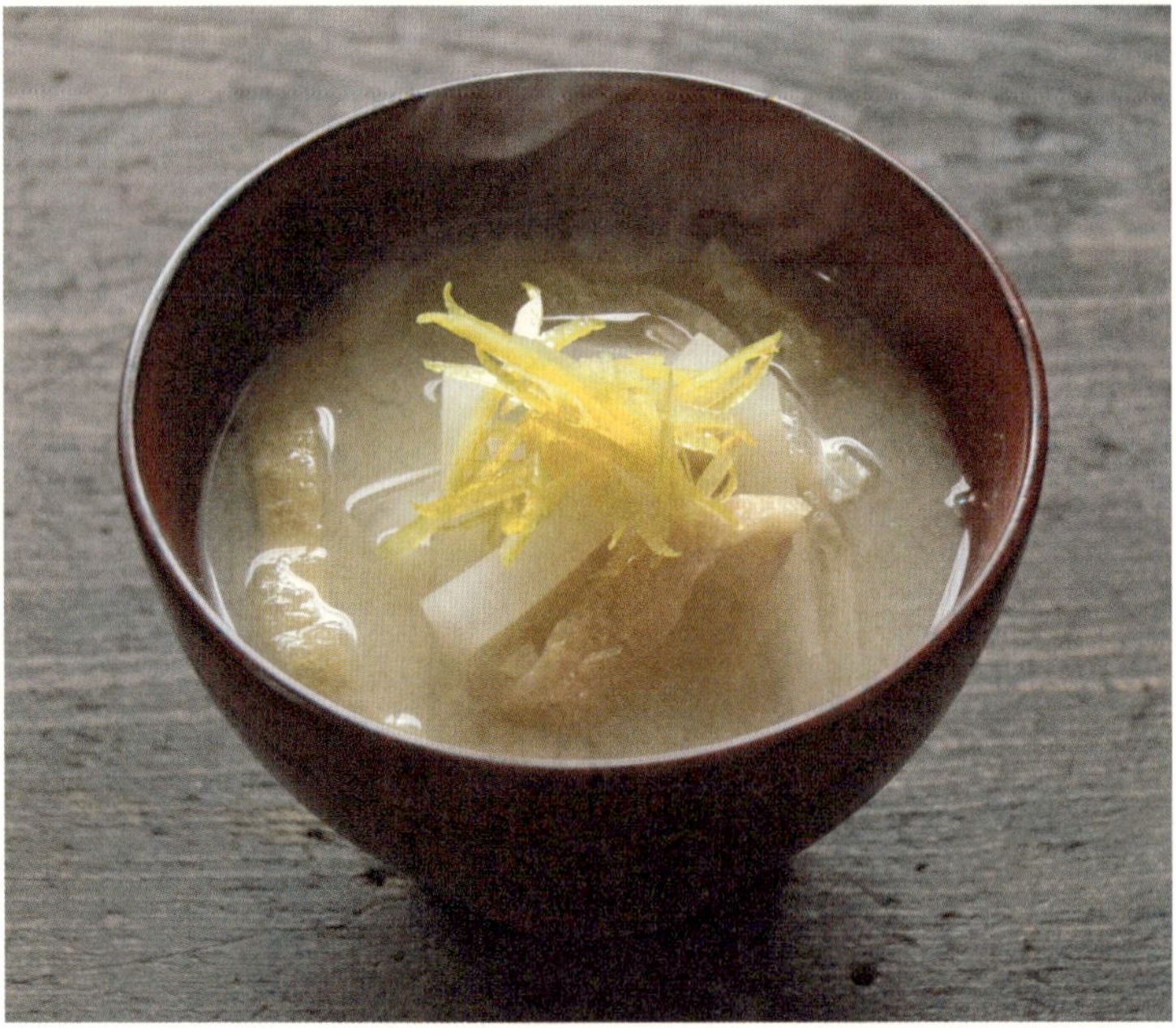

冬の味噌汁 3

材料（2人分）
大根…150g
油揚げ…1枚
黄柚子《ゆず》…あれば少々
好みのだし…600㎖
味噌…大さじ4程度
◎写真は白味噌を使用。白味噌の場合は大さじ4〜5を目安に

作り方
❶大根は皮をむき幅1㎝角くらいの拍子木切りに、油揚げは短冊切りにする（上品な仕上がりにしたい場合は、P122の要領で油抜きを）。
❷黄柚子があれば皮だけを包丁でむき取り、せん切りにしてから一度水にさらして水気を切っておく。
❸鍋に600㎖のだしを入れ、沸いてきたら大根と油揚げを入れて火を通す。
❹味噌大さじ4を目安に溶き入れ、沸騰直前まで熱くして火を止め、椀に注ぎ、黄柚子のせん切りを盛り付ける。

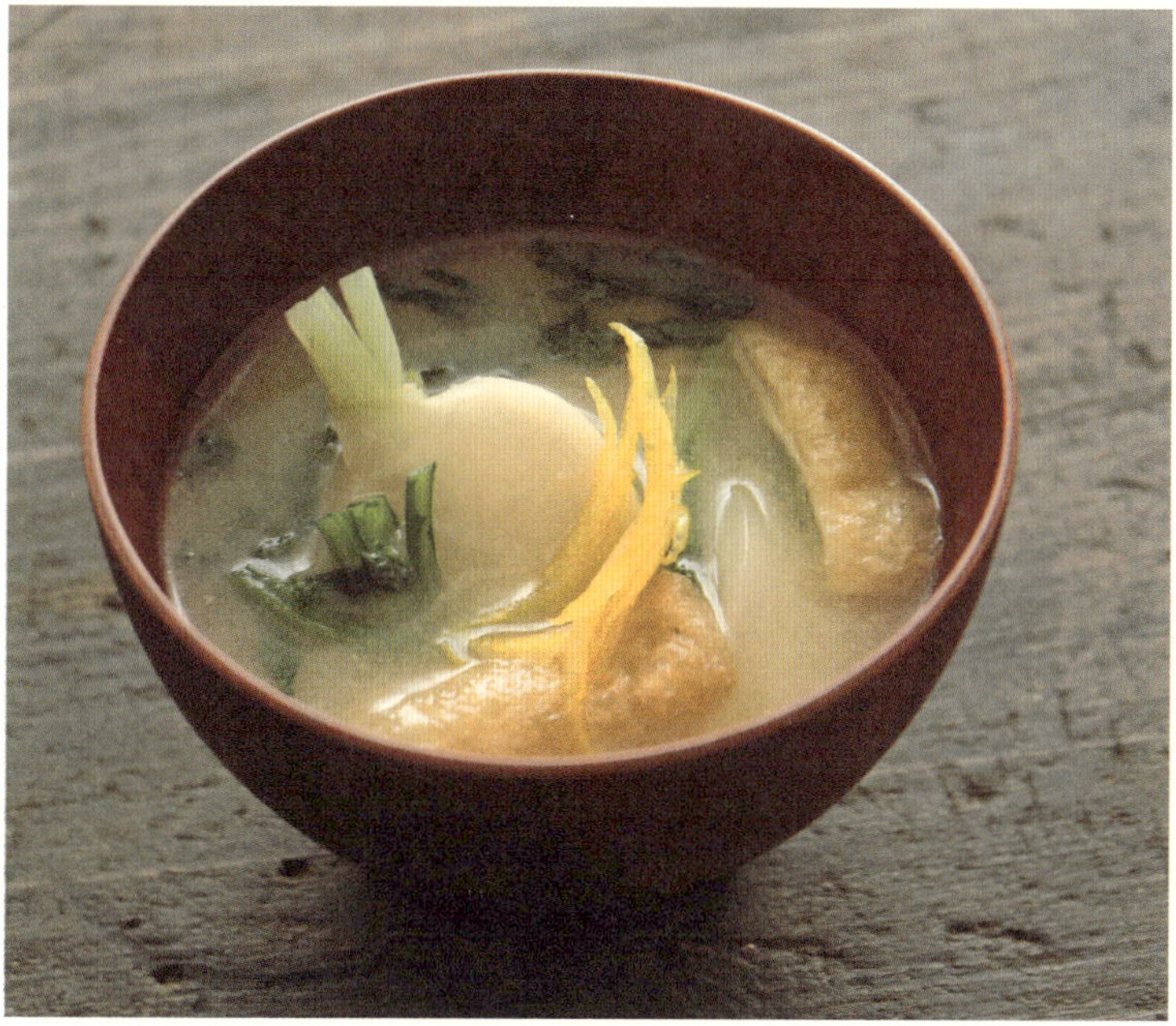

「かぶと春菊の味噌汁」

冬の味噌汁 4

材料（2人分）
小かぶ…2玉（葉がついていない状態で1玉100g程度の大きさのもの）
春菊…½束
油揚げ…1枚
黄柚子…あれば少々
好みのだし…600㎖
味噌…大さじ4程度
◎写真は米味噌を使用

作り方
❶かぶは皮ごと縦8等分のくし切りに（かぶの頭に葉を多少残す場合は、茎の付け根に土が残っているので、ため水の中で竹串などを使って洗い落とす）、油揚げは短冊切りに（上品な仕上がりにしたい場合は、P122の要領で油抜きを）、春菊は3～4㎝幅に切る。また、黄柚子があれば皮だけをむき取り、せん切りにしてから一度水にさらして水気を切っておく。
❷鍋に600㎖のだしを入れ、沸いてきたらかぶと油揚げを入れて火を通す。
❸かぶに火が通ったら、春菊の茎の部分を入れ、味噌大さじ4を目安に溶き入れる。最後に春菊の葉の部分を加え、沸騰直前まで熱くして火を止め、椀に注ぎ、黄柚子のせん切りを盛り付ける。

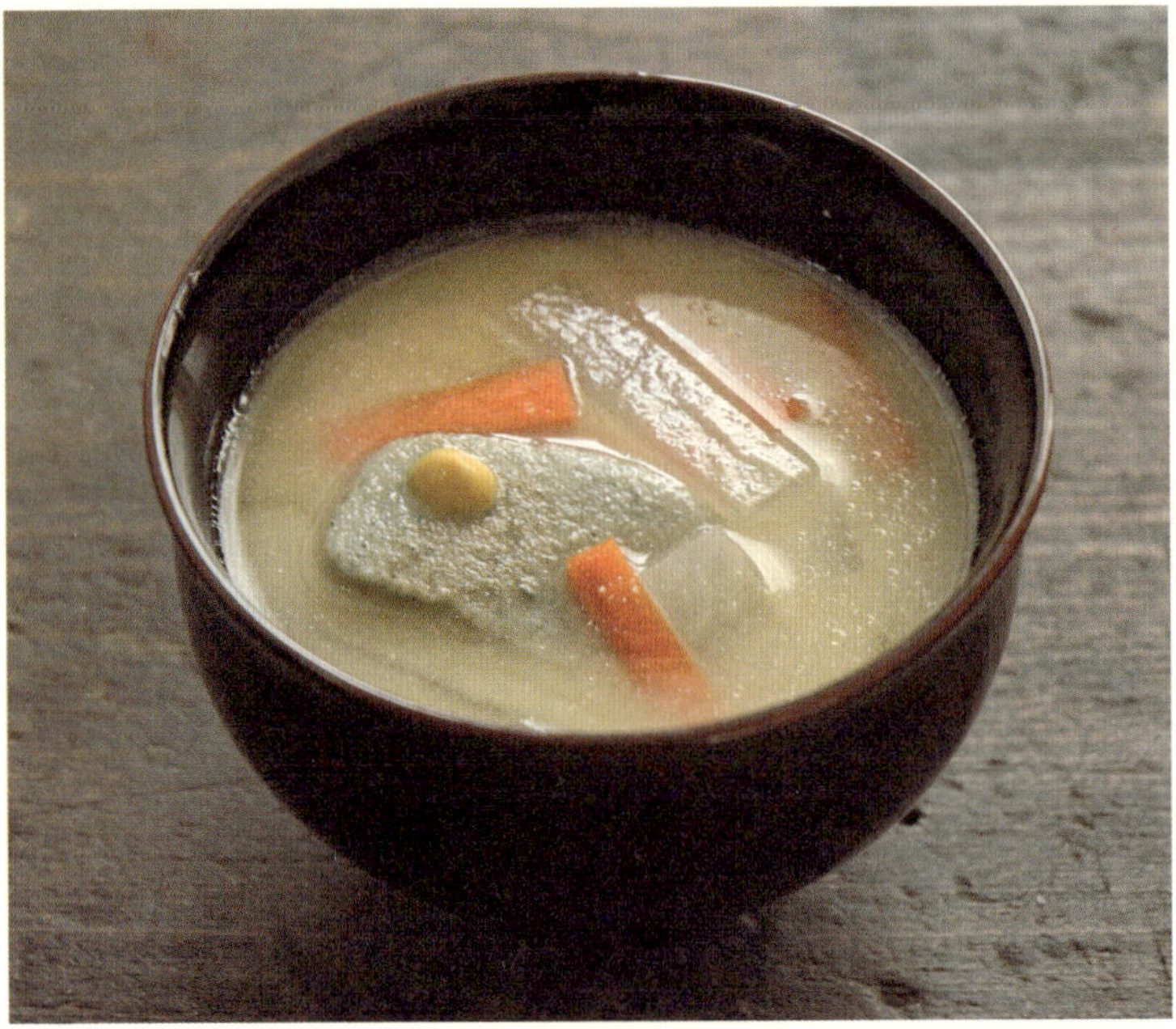

「よもぎ麩、大根、京人参の味噌汁」

冬の味噌汁 5

材料（2人分）
よもぎ麩（生麩）…70g
大根…100g
京人参…40g
好みのだし…600㎖
味噌…大さじ4程度
溶き辛子…好みで適宜
◎写真は白味噌を使用。白味噌の場合は大さじ4〜5を目安に

作り方
❶よもぎ麩は1㎝弱くらいの厚みに切り、サラダ油少々（分量外）をひいたフライパンで少し焼き色をつけておく。
❷大根と京人参は皮をむき短冊切りにする。
❸鍋に600㎖のだしを入れ、沸いてきたら②を入れて火を通す。
❹③に①を加えて温め、味噌大さじ4を目安に溶き入れ、沸騰直前まで熱くして火を止め、椀に注ぎ、盛り付ける。好みで溶き辛子を少し落としても美味しい。

「せり、わかめ、油揚げの味噌汁」

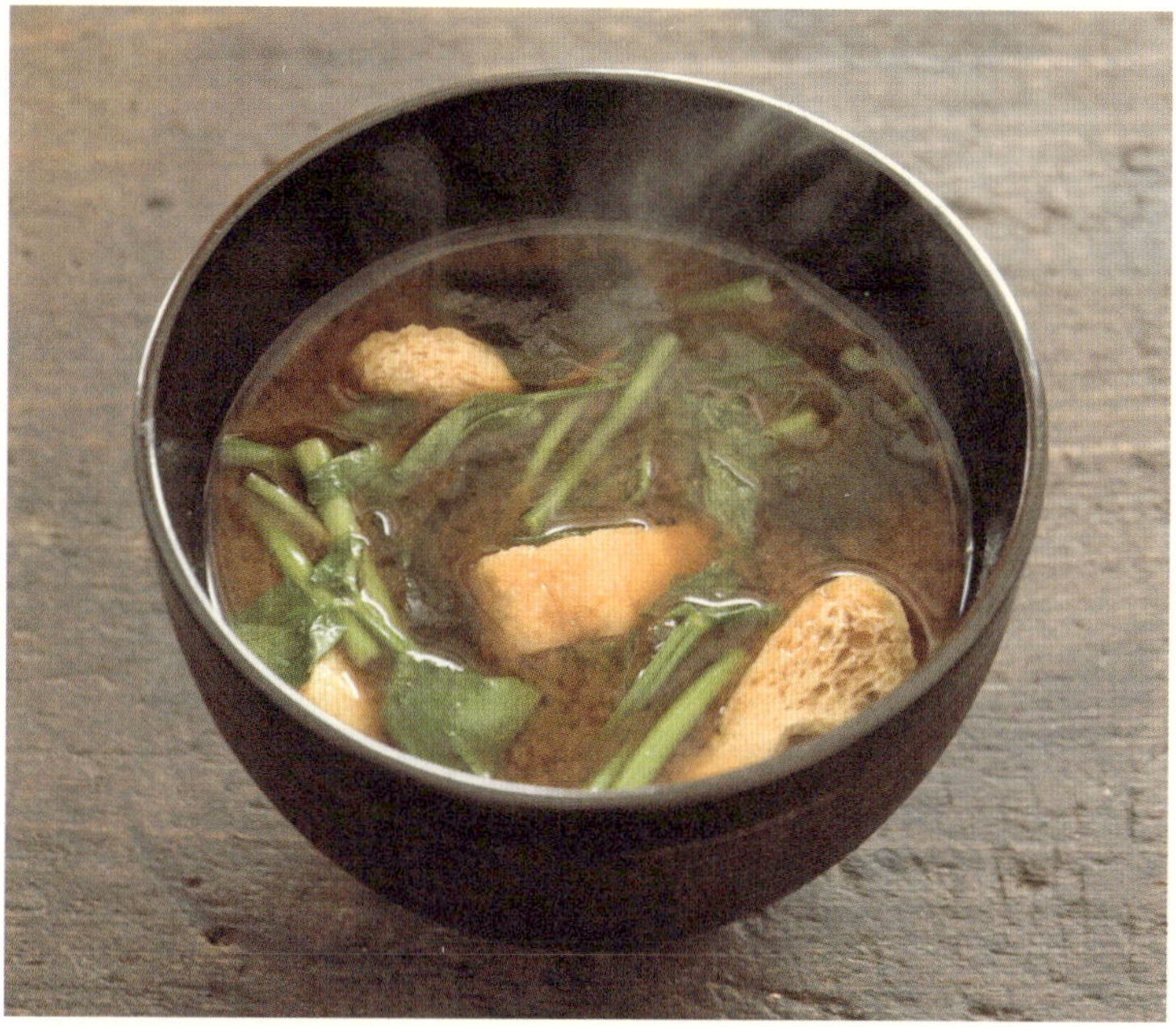

冬の味噌汁6

材料（2人分）
せり…½束（正味60g）
塩蔵わかめ…30g
油揚げ…1枚
好みのだし…600㎖
味噌…大さじ4程度
◎写真は赤味噌に少しの米味噌を混ぜたものを使用

作り方
❶せりは3～4㎝幅に切り、油揚げは短冊切りにする（上品な仕上がりにしたい場合は、P122の要領で油抜きを）。また、塩蔵わかめは水につけて塩抜きをしてから2～3㎝幅に切る。
❷鍋に600㎖のだしを入れ、沸いてきたら①の油揚げを入れて温める。
❸味噌大さじ4を目安に溶き入れ、①のせりとわかめを入れ、沸騰直前まで熱くして火を止め、椀に注ぎ、盛り付ける。

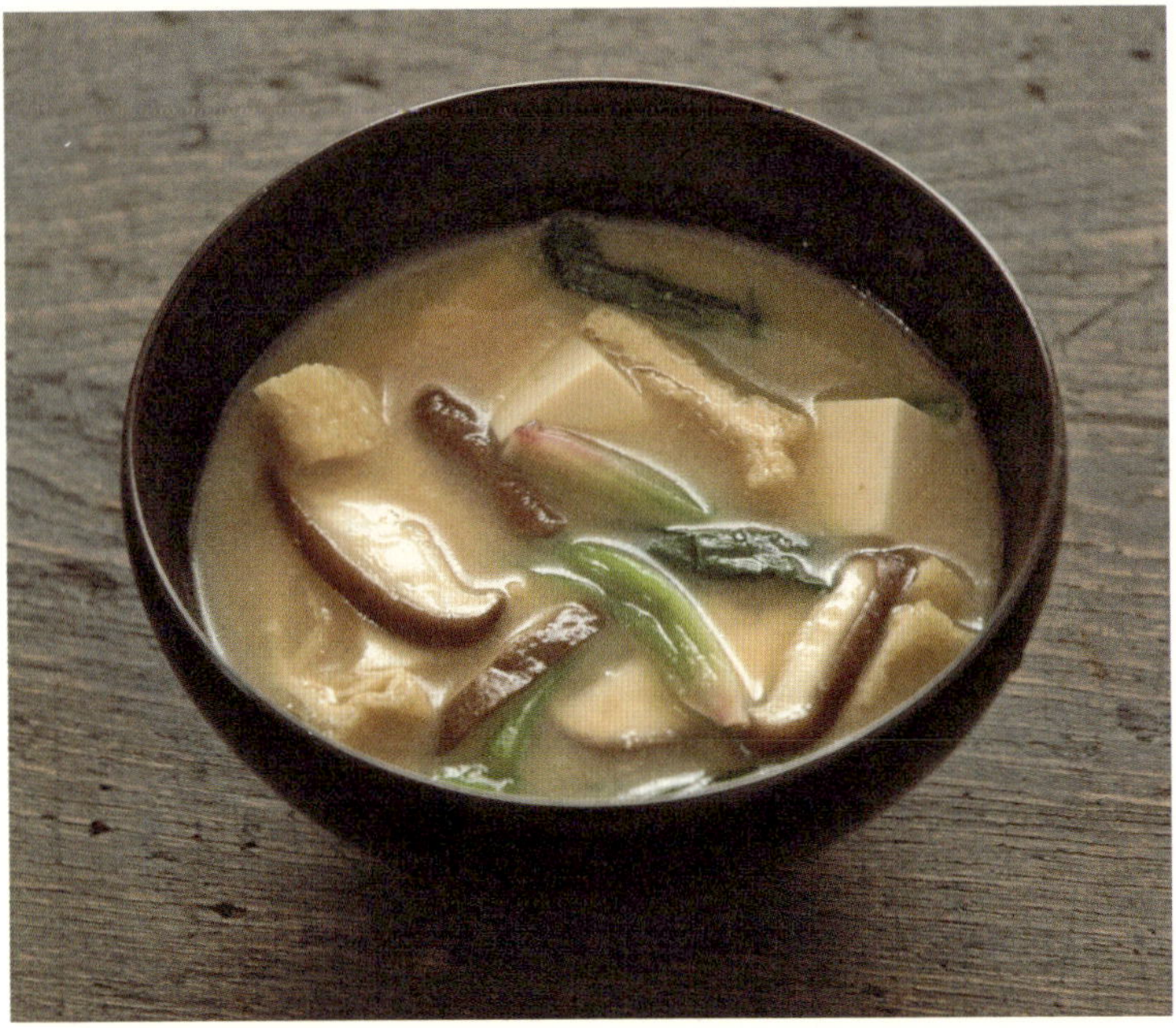

「豆腐、ほうれん草、椎茸の味噌汁」

冬の味噌汁 7

材料（2人分）
絹ごし豆腐…½丁
ほうれん草
…⅓束（１００ｇ程度）
椎茸…2枚
油揚げ…½枚
好みのだし…６００㎖
味噌…大さじ4程度
◎写真は米味噌を使用

作り方
❶豆腐は1.5㎝角に、椎茸は軸を取って薄切りに、油揚げは短冊切りにする（上品な仕上がりにしたい場合は、Ｐ１２２の要領で油抜きを）。
❷ほうれん草は茎の赤い部分も食べるので、茎の先の部分だけを切り落とし、付け根に十字に切り込みを入れて水の中でしっかり洗う。水気を切ったほうれん草は3～4㎝幅に切る。
❸鍋に６００㎖のだしを入れ、沸いてきたら①の椎茸と油揚げを入れて火を通す。
❹椎茸に火が通ったら①の豆腐と②のほうれん草を加え、味噌大さじ4を目安に溶き入れ、沸騰直前まで熱くして火を止め、椀に注ぎ、盛り付ける。

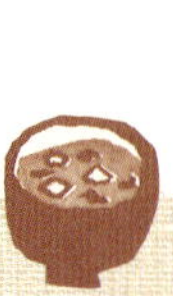

初女さんのこだわり

豆腐の下ごしらえのコツはP221参照

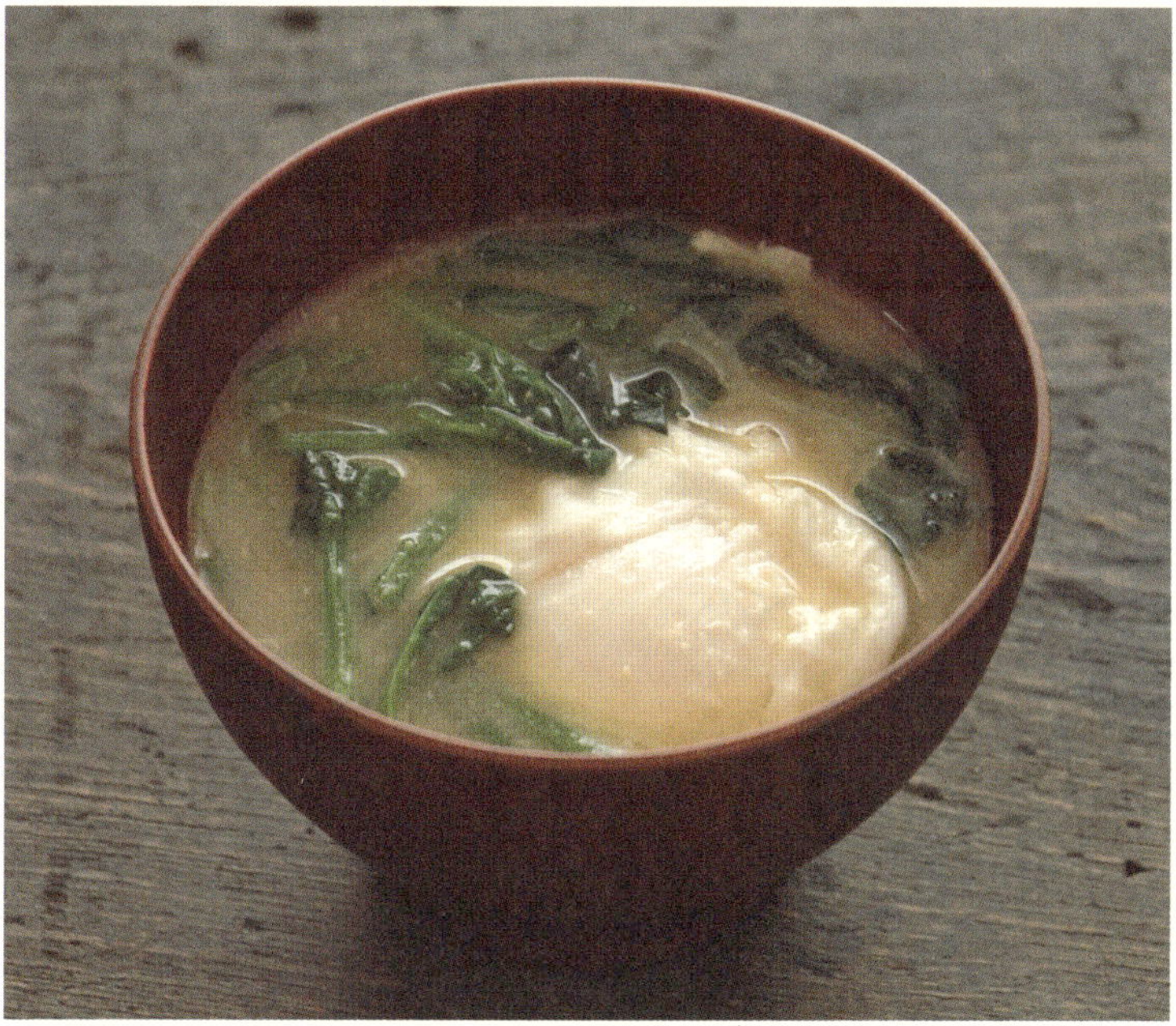

「ほうれん草と落とし卵の味噌汁」

材料（2人分）
ほうれん草
…½束（150g程度）
卵…2個
好みのだし…600㎖
味噌…大さじ4程度
◎写真は米味噌を使用

作り方
❶ほうれん草は茎の赤い部分も食べるので、茎の先の部分だけを切り落とし、付け根に十字に切り込みを入れて水の中でしっかり洗う。水気を切ったほうれん草は3〜4㎝幅に切る。また、卵は器などに割り入れておく。
❷塩と酢各小さじ1（分量外）を加えた1ℓのお湯を沸騰させ、1個ずつ落とし卵を作る。火加減を弱火に落として卵を静かに落とし入れ、鍋の中が渦を巻くように箸でくるくる回し、中央によせて2分程度火を通す。できあがった落とし卵は順に穴じゃくしなどですくい、椀に入れておく。
❸鍋に600㎖のだしを沸かし、①のほうれん草を加えて軽く火を通し、味噌大さじ4を目安に溶き入れる。
❹沸騰直前まで熱くして火を止め、落とし卵の入った椀に注ぎ、盛り付ける。

冬の味噌汁 8

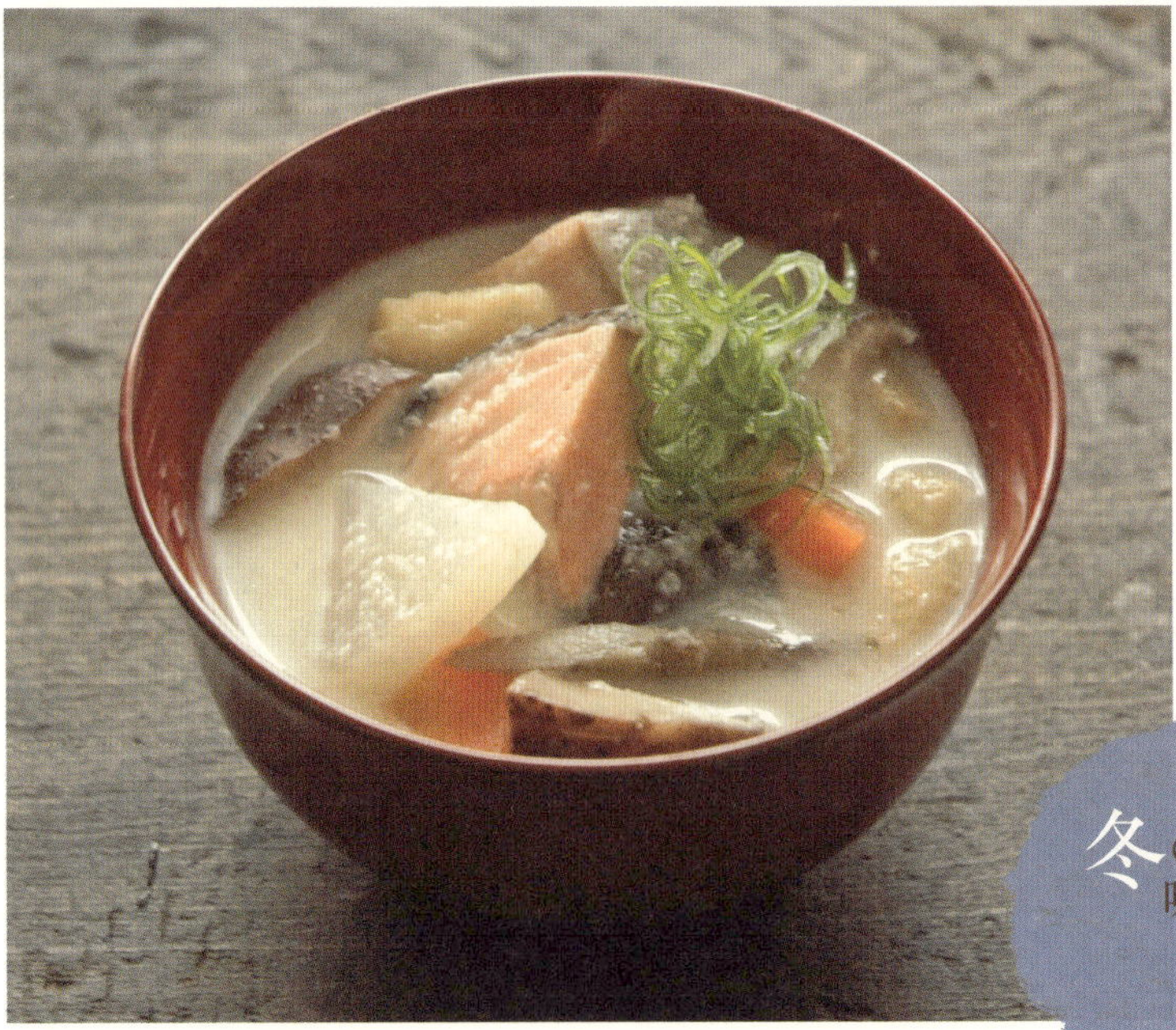

冬の味噌汁9

「鮭の粕《かす》汁《じる》」

材料（2人分）
塩鮭（甘口）…2切れ
大根…100g
人参…⅓本
ごぼう…¼〜⅓本
干し椎茸…2枚
油揚げ…1枚
ねぎ…1本
好みのだし…600mℓ
酒粕…100g
味噌…大さじ2〜3程度
◎写真は白味噌を使用。白味噌の場合は大さじ3を目安に

作り方

❶干し椎茸は100mℓの水で戻してから食べやすい大きさに切る（戻し汁は後からだしに加えるので、ごみを取り除くためにこしておく）。

❷塩鮭は2〜3等分に、大根、人参は皮をむいて少し厚めのいちょう切りに、ごぼうは乱切りに、油揚げは短冊切りにする（ごぼうは切った後に一度さっと水にさらし、しっかりと水気を切っておく）。また、ねぎは刻みねぎにする。

❸酒粕はだし100mℓ程度を加えて柔らかくして、木べらなどでつぶしておく。

❹鍋に③の残りのだしと①の干し椎茸の戻し汁を合わせて入れ、沸いてきたら②の大根、人参、ごぼうを加えて火を通す。

❺次に鮭と干し椎茸、油揚げを加え、鮭に火が通ったら、③と味噌大さじ2を目安に溶き入れる。

❻沸騰直前まで熱くして火を止め、椀に注ぎ、刻みねぎを盛り付ける。

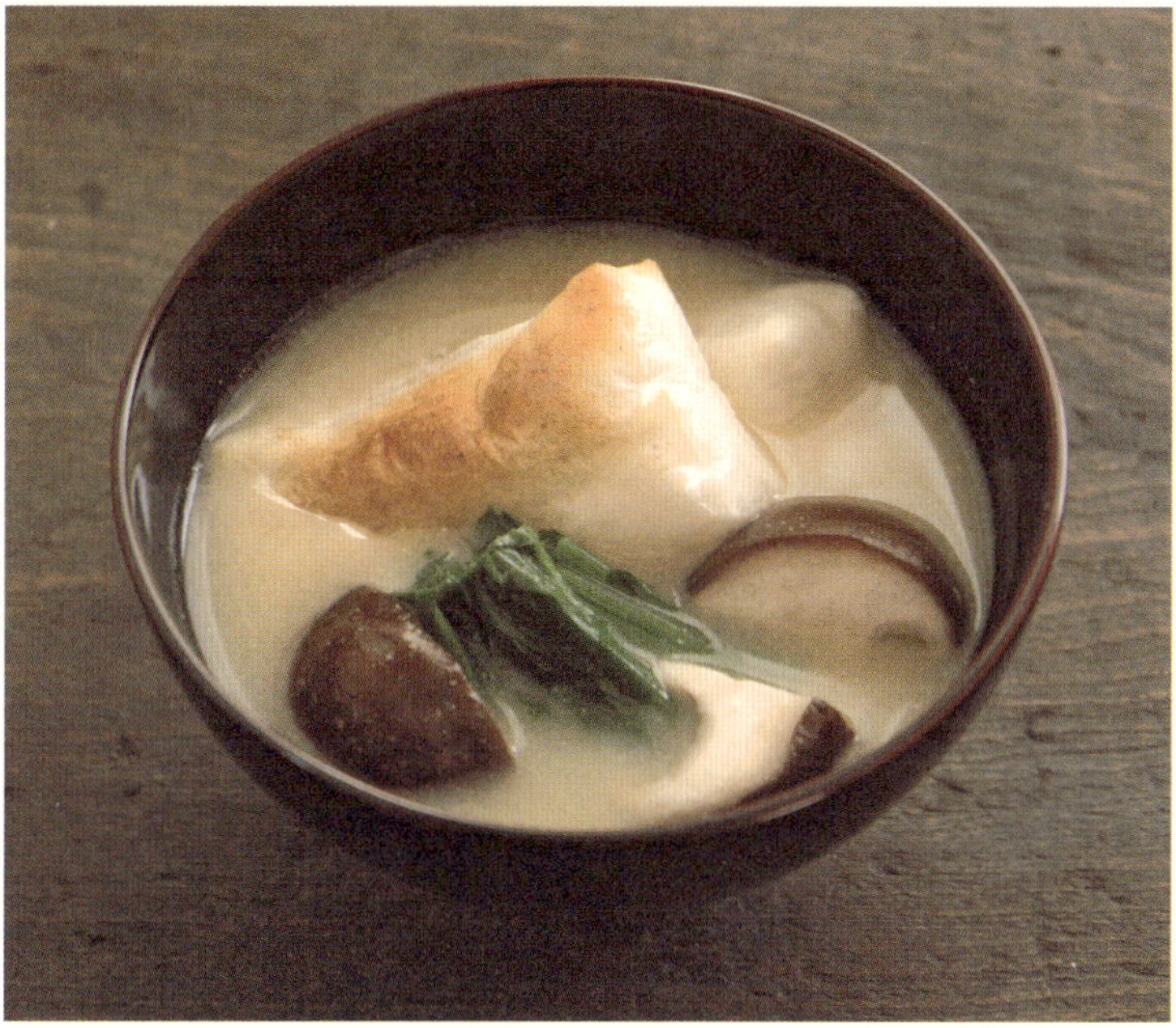

焼き餅と椎茸、ほうれん草の味噌汁

材料（2人分）
餅…4〜6個
ほうれん草
…⅓束（100g程度）
椎茸…3〜4枚
好みのだし…600㎖
味噌…大さじ4程度
◎写真は白味噌を使用。白味噌の場合は大さじ4〜5を目安に

作り方
❶ほうれん草は茎の赤い部分も食べるので、茎の先の部分だけを切り落とし、付け根に十字に切り込みを入れて水の中でしっかり洗う。塩ゆでしてから冷水に取り、3〜4㎝幅に切ったあとに水気をしっかりしぼっておく。また、椎茸は軸を取って半分に切る。
❷餅は焼き網やオーブントースターなどで焼き色がつくように焼き、味噌を溶き入れる前に、あらかじめ餅とほうれん草を椀に盛り付ける。
❸鍋に600㎖のだしを入れ、沸いてきたら椎茸を入れて火を通す。
❹味噌大さじ4を目安に溶き入れ、沸騰直前まで熱くして火を止め、椀に注ぎ、盛り付ける。

冬の味噌汁 10

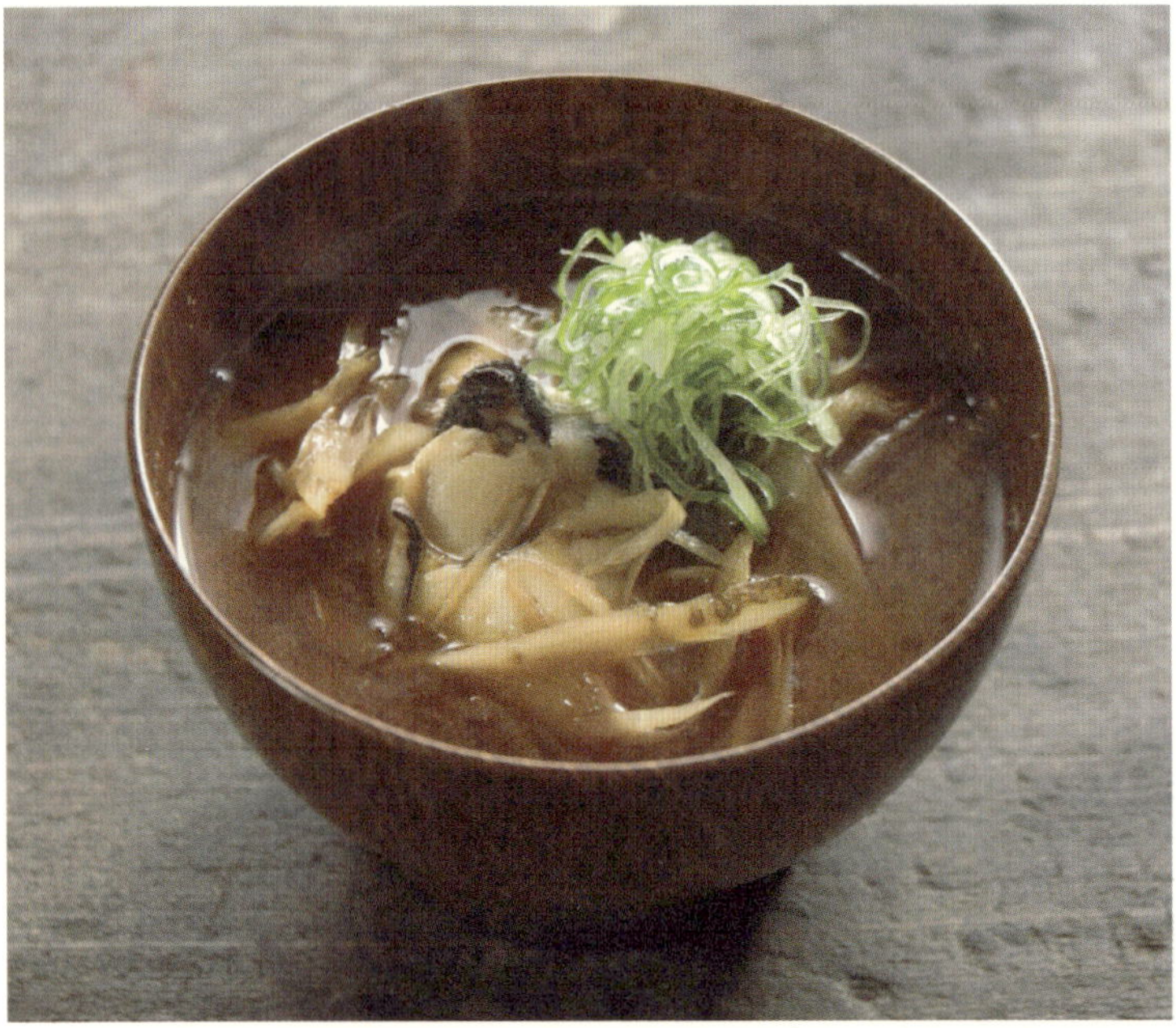

「牡蠣《かき》とごぼうの味噌汁」

冬の味噌汁 11

材料（2人分）
牡蠣（加熱用）
…150g程度
ごぼう…½本
ねぎ…1本
好みのだし…600㎖
味噌…大さじ4程度
◎写真は赤味噌を使用

作り方
❶牡蠣は水洗いして、ごぼうは少し厚めのささがきにしてから一度さっと水にさらし、それぞれしっかり水気を切っておく。また、ねぎは刻みねぎにする。
❷鍋に600㎖のだしを入れ、沸いたら①のごぼうを入れて火を通す。
❸次に牡蠣を加えて火を通し、味噌大さじ4を目安に溶き入れ、沸騰直前まで熱くして火を止め、椀に注ぎ、刻みねぎを盛り付ける。

「しじみの味噌汁」

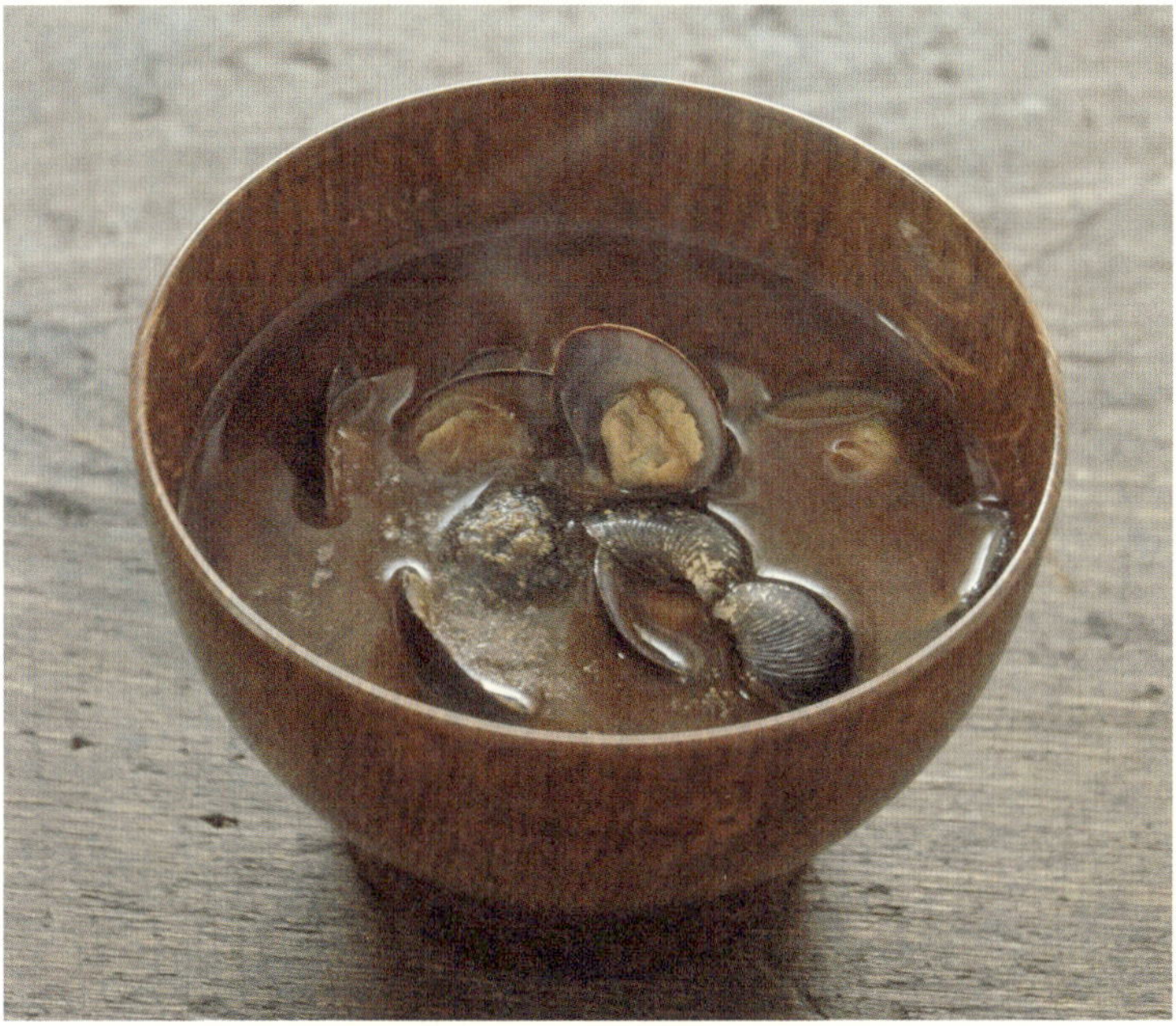

材料（2人分）
しじみ…200〜300g
水…600㎖
昆布…6g（5×5㎝大くらい）
味噌…大さじ4程度
酒…大さじ1
粉山椒…好みで適宜
◎写真は赤味噌を使用

作り方
❶砂抜きしたしじみを用意し、鍋に入れる前に貝同士をこすり合わせて洗う。
❷鍋に600㎖の水と昆布を入れ、①のしじみを加える。水から火にかけ、昆布としじみからじっくりうま味を引き出す（5分くらいで沸騰する程度の弱めの火加減がよい）。
❸沸いてきたらアクを取り除き、しじみの口が開いて1〜2分したら昆布を取り出し、それから味噌を溶き入れる。
❹仕上げに酒大さじ1を加え、沸騰直前まで熱くして火を止め、椀に注ぎ、盛り付ける。好みで粉山椒をふっても美味しい。

冬の味噌汁
12

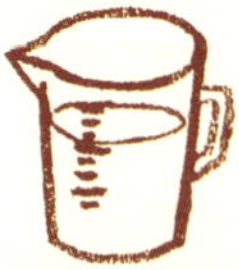

煮干しだし（煮出し）

特徴 煮干しの風味がしっかりと出る、深いコクのある力強いだし。味噌汁などに最適。

材料 水1ℓに対して必要な分量は、昆布10g、煮干し10g

レシピ 鍋に水、昆布、煮干しを入れ、30分以上置いてから鍋を火にかける。鍋の水が10分程度かけて沸騰するくらいの、少し弱めの火加減でじっくり昆布と煮干しのうま味を引き出す。沸騰したら弱火にしてアクをすくい取り、キッチンペーパーなどで昆布と煮干しをこしてできあがり。

ポイント 煮干しの頭と腹わたを取り除いてからだし取りすることで、苦みや雑味を和らげることができる。ただ、味噌汁に使う場合は味噌本来の風味も強いのでそのままだし取りしてもよく、好みで取り除くとよい。

保存 冷蔵庫で2日は保存可能。

補足 鮮度が落ちた煮干しでだし取りをすると、臭みや苦みが出てくるので、封を切った煮干しの保存にも気をくばるとよい。冷凍庫保存が一番望ましい。

かつおと昆布のだし

特徴 かつお節と昆布の2つのうま味をかけ合わせ、相乗効果でおいしくさせる和食の基本のだし。炊き込みごはんと味噌汁に合うよう、5分ほど煮出して濃い目のだしにする。

材料 水1ℓに対して必要な分量は、昆布10g、かつお節10g

レシピ 鍋に水と昆布を入れて30分以上置いてから鍋を火にかける。鍋の水が10分程度かけて沸騰するくらいの、少し弱めの火加減でじっくり昆布のうま味を引き出して、沸騰直前に昆布を取り出す。昆布を取り出したら火を強めて、沸騰させてから一旦火を止め、かつお節を鍋に入れたら再び火をつける。5分ほど弱火で煮出してから、キッチンペーパーなどでかつお節をこしてできあがり。

ポイント かつお節も昆布も、強火で加熱し続けるとアクや雑味が出てくるので注意が必要。

保存 できれば当日中に使いたいが、冷蔵庫保管なら翌日まで保存可能。冷凍すれば香りは若干落ちるが1カ月は大丈夫。

補足 かつお節の香り・昆布のうま味など、素材そのものの風味が活かされただしなので、材料の質や、だし取り工程のちょっとした違いで味が大きく変わる。削り節や昆布にも様々な種類があるので、自分好みのだしを探すのも面白い。

本書で使用している4種類のだしのレシピ

昆布だし（水出し）

特徴　火にかけずに水出しすることで、雑味のない昆布のうま味やほのかな甘みが抽出される。

材料　水1ℓに対して必要な分量は、昆布10g

レシピ　容器に水と昆布を入れて数時間（できれば一晩）ほど冷蔵庫で置いておく。

ポイント　料理に展開する際に昆布を入れたまま火にかけ、さらにうま味を引き出すこともあるが、その場合も沸騰直前には昆布を取り出した方がよい。

保存　冷蔵庫で3日は保存可能。

補足　特に昆布に切り目を入れたりする必要はない。

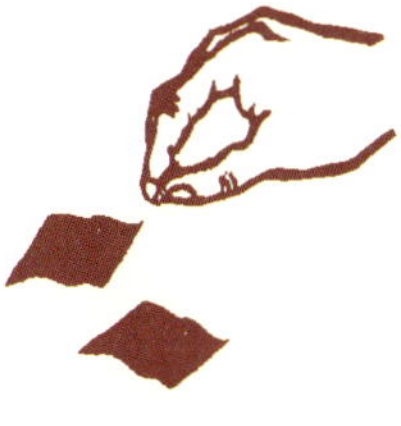

煮干しだし（水出し）

特徴　水出しすることで、煮干しのクセが気にならず、昆布と煮干しのすっきりとしたうま味が出ただし。昆布とかつおのだしに似た上品さもある。

材料　水1ℓに対して必要な分量は、昆布10g、煮干し10g

レシピ　容器に水、昆布、煮干しを入れて数時間（できれば一晩）ほど冷蔵庫で置いておく。

ポイント　水出しなので苦みや雑味自体も出にくいが、煮干しの頭と腹わたを取って水出し抽出をすることで、苦みや雑味をさらに和らげることができる。これも煮出しの煮干しだしと同様に、好みで使い分けるとよい。

保存　冷蔵庫で2日は保存可能。

補足　鮮度が落ちた煮干しでだし取りをすると、臭みや苦みが出てくるので、封を切った煮干しの保存にも気をくばるとよい。冷凍庫保存が一番望ましい。

初女さんのこだわり

お料理をするときに、佐藤初女さんが気を配っていらっしゃることをまとめました

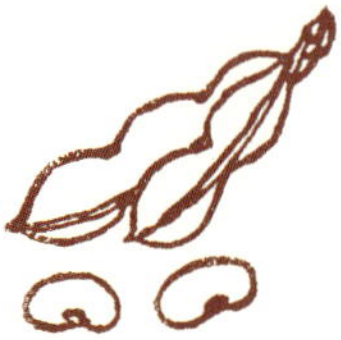

ごはん編

栗ごはんのコツ

秋になると、大きい栗が売っているので、茹でて下ごしらえしたら、緑茶と一緒にごはんに入れます。お茶っ葉も最初から入れると伸びてしまうので、炊きあがったときに茶筒の中の最後に残った細かい粉と煎茶を入れます。ちょっと葉っぱがわかればおいしいから。

豆ごはんのコツ

えんどう豆ごはんを炊くときには、私は豆は最初から入れません。えんどう豆は別に茹でて、その茹で汁でごはんを炊いて、豆はごはんが炊きあがってから入れてさっくり混ぜます。ハリがなくなるから。

白ごはんの炊き方のコツ

お水は、炊飯器に入っているお米の量よりも少し多めに入れ、30分ほど浸けておきます。すると、お米が水分を含んで白くなってくるので、その粒を少し手にとり、お米の色を見て吸水率を確認。この段階で米粒が半分くらい白くなっているようなら、もう少し水に浸けますが、もしほぼまっ白になっていればお水を減らします。だいたい7割程度の白さで炊く方が、お米の炊きあがろうとする力を引き出すことができます。

五目ごはんのコツ

椎茸、筍、鶏肉などの材料は先に醤油やみりんで煮て、全部味付けをしてから炊きあがったごはんに入れてさっくりと混ぜます。最初からは入れません。また、私はよく錦松梅を使います。五目ごはんの下地みたいにするのだけど、それも、炊きあがったごはんに混ぜます。

豆腐とわかめの味噌汁のコツ

お豆腐とわかめは切ってからそれぞれ一度お水に入れます。少ししたらざるにあげて水気を切っておく。温めただしにお味噌をこしながら溶き入れ、味を見ながらお味噌の量を加減、味噌こしには麹が残るから、これも栄養があるのでお味噌汁に加え、最後にお豆腐とわかめを加えてまた味見。

野菜を入れる味噌汁のコツ

じゃがいもなど野菜のうま味を出したいお野菜は、だしと一緒に煮て、お野菜が食べごろになったところでお味噌を入れます。味を確かめたら、再び温めて煮立つ寸前に火を止め、熱いうちにお椀によそいます。お豆腐とわかめは煮ませんが、お野菜はうま味を出すために煮ていきます。ちょっとした心遣いでおいしくなって、栄養も十分にとれます。

味噌汁編

味噌汁のコツ

温めただしに味噌をこしながら溶き入れ、味を見ながら味噌の量を加減します。味噌こしには麹が残りますが、これも栄養があるのでお味噌汁に加えてください。

豆腐の下ごしらえのコツ

お豆腐を味噌汁に入れるとき、切ってすぐに入れるとお豆腐から水が出て味噌汁の味を壊すので、切ったお豆腐をいったんお水に入れます。白い水が出てきたら、ざるにあげて水気をきる。そうしたひと手間を加えてからお豆腐を味噌汁に入れると、味噌汁の味が変わりません。お豆腐は薄切りにするのが私のやりかた。

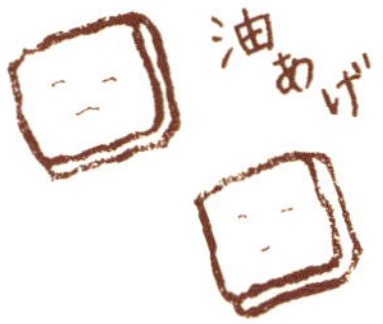

◆読者の皆様には、本書に掲載されているレシピを参考に、初女さんのコツなども試しながら、ご自分のやり方、好みの味などをみつけてくださることを願っています。

青い鳥は身近にいる——あとがき

『粗食のすすめ』（東洋経済新報社・1995年）が発売されて、もうすぐ二十年です。お陰様で現在でも版を重ねています。当時、多くの人から、なぜ「粗食」なのか、和食、日本食、あるいは素食でいいのではないかという意見がありました。でも、私は「粗食」という言葉にこだわりました。

それまでにも、「和食」、「日本食」、あるいは「家庭料理」を勧める本がたくさんありました。それらの本に紹介された料理は、きれいに見せるために手間のかかる料理も多く、一般の家庭で作れるのだろうかと思うものもあります。そのような本の影響なのか、「和食は手間がかかる」、「難しい」、「お金がかかる」という声も多く聞かれました。和食や日本食を勧める本が、和食離れを進める一因になっているのでは、という疑問があったのです。

今や日本は世界一の長寿国と呼ばれています。その長寿を可能にしたのは、稀に食べる料理にあるのではなく、毎日食べるものにあるはずです。それは、ごはんと味噌汁です。それを抜きにした、和食、日本食というのはおかしい、「主役」を忘れているのではないかという思いがあったのです。

ごはんには、空腹を満たすことができるだけの「でんぷん」が豊富に含まれ、味噌汁の味噌には、大豆の「タンパク質」や「脂質」が、「塩」には、さまざまなミネラル類が豊富に含まれています。味噌汁のだしには煮干しや鰹節が使われ、具に野菜や海草、豆類（豆腐など）を入れれば、「タンパク質」や各種ビタミン類もとれます。ごはんと味噌汁は見事な組み合わせなのです。

しかも、ごはんと味噌汁は365日、朝、昼、夕、食べても飽きず、ごはんは味が淡白なので、どんなおかずにも合います。ごはんと味噌汁なら誰でも作ることができ、100円もしないで充分に空腹を満たすことができます。だから、長い間、食生活の「中心」として定着してきたのでしょう。私たちは、生まれたときから、何も考えずにごはんと味噌汁を食べてきました。毎日食べる、ごはんと味噌汁の大切さを思い出して欲しい、その思いから、あえて「粗食」という言葉を使うことにこだわったのです。

今は、空前の「食と健康」に関する情報過多時代です。「糖質制限食」、「原始食」、「ケトン食」、「マクロビオティック」、「地中海ダイエット」……。それらの情報に振り回されて右往左往し疲れ果てた人たちが、新たな「青い鳥」を求めて、佐藤初女さんの『森のイスキア』を訪ねているのだと思います。イスキアで炊き立てのおいしいごはんと味噌汁を食べることで、「青い鳥」は特別な食事にあるのではなく、日本人が「普通」に食べてきた食事にあることに気付く。そのことによって健康を取り戻す方がたくさんいるのだと思います。

本書によって、多くの方が「ふつう」の食事を思い出し、当たり前の食生活を取り戻すきっかけにしていただければ幸いです。

平成25年　新米の季節に　幕内秀夫

「粗食」のきほん
～ごはんと味噌汁だけ、あればいい～

2013年10月25日　初版第一刷発行

著者　佐藤初女　幕内秀夫　冨田ただすけ

佐藤初女写真　栗林成城
料理ページレシピ作成・撮影・スタイリング・ゴム版画　冨田ただすけ
ブックデザイン　近藤真生
編集　長澤智子（P's）
　　　小宮亜里

発行者　木谷仁哉
発行所　株式会社ブックマン社
〒101-0065　千代田区西神田3-3-5
TEL 03-3237-7777　FAX 03-5226-9599
http://www.bookman.co.jp

ISBN 978-4-89308-809-3

印刷・製本：図書印刷株式会社